高等职业教育旅游与酒店管理类专业“十三五”规划系列教材

餐饮营养与卫生

主　编　向　芳

副主编　吕　慧　祝海珍　李　娜

周康莉　焦　锐　朱星桐

东南大學出版社
SOUTHEAST UNIVERSITY PRESS
·南京·

内 容 简 介

本教材顺应高等职业教育专业课程教学改革的发展趋势，采用启发探究式的教材编写模式，旨在激发学生的好奇心，引导学生进行自主学习与探索。在教材内容上进行大幅度改革，不仅融入了现代营养学、传统饮食养生学和烹饪学的精华内涵，而且注重与餐饮岗位的职业标准相衔接，通过真实职业场景的任务再现，以实践案例和工作任务的训练形式，培养学生良好的营养配餐技能和食品安全意识，提升学生的职业综合素养。全书分为六章，分别从绪论、餐饮营养学基础、烹饪营养、餐饮营养分析、餐饮营养配餐、餐饮食品安全卫生基础等方面加以阐述。本书具有鲜明的餐饮职业特色，通俗易懂，融科学性、实用性、实践性与趣味性于一体。既可以作为餐饮相关专业学生的教材，也可以作为餐饮从业人员的参考书，还可以作为普通老百姓的营养类科普书。

图书在版编目(CIP)数据

餐饮营养与卫生 / 向芳主编. 一南京：东南大学出版社，2021.8(2025.1 重印)

ISBN 978-7-5641-9639-4

Ⅰ.①餐… Ⅱ.①向… Ⅲ.①营养学一教材②食品卫生一教材 Ⅳ.①R151②R155.5

中国版本图书馆 CIP 数据核字(2021)第 163765 号

餐饮营养与卫生
Canyin Yingyang Yu Weisheng

主　　编：向　芳
出版发行：东南大学出版社
社　　址：南京市四牌楼 2 号　　邮编：210096
出 版 人：白云飞
网　　址：http://www.seupress.com
电子邮箱：press@seupress.com
经　　销：全国各地新华书店
印　　刷：常州市武进第三印刷有限公司
开　　本：787 mm×1092 mm　1/16
印　　张：13.25
字　　数：339 千字
版　　次：2021 年 8 月第 1 版
印　　次：2025 年 1 月第 3 次印刷
书　　号：ISBN 978-7-5641-9639-4
定　　价：38.00 元

本社图书若有印装质量问题，请直接与营销部联系。电话(传真)：025-83791830

高等职业教育旅游与酒店管理类专业
“十三五”规划系列教材编委会名单

出 版 说 明

当前职业教育还处于探索过程中,教材建设任重而道远。为了编写出切实符合旅游管理专业发展和市场需要的高质量的教材,我们搭建了一个全国旅游与酒店管理类专业"十三五"规划建设、课程改革和教材出版的平台,加强旅游管理类各高职院校的广泛合作与交流。在编写过程中,我们始终贯彻高职教育的改革要求,把握旅游与酒店管理类专业"十三五"规划课程建设的特点,体现现代职业教育新理念,结合各校的精品课程建设,力求对每本书都精雕细琢,全方位打造精品教材,力争把该套教材建设成为国家级规划教材。

质量和特色是一本教材的生命。与同类书相比,本套教材力求体现以下特色和优势:

1. 先进性:形式上,尽可能以"立体化教材"模式出版,突破传统的编写方式,针对各学科和课程特点,综合运用"案例导入""模块化"和"MBA 任务驱动法"的编写模式,设置各具特色的栏目;内容上,重组、整合原来教材内容,以突出学生的技术应用能力训练与职业素质培养,形成新的教材结构体系。

2. 实用性:突出职业需求和技能为先的特点,加强学生的技术应用能力训练与职业素质培养,切实保证在实际教学过程中的可操作性。

3. 兼容性:既兼顾劳动部门和行业管理部门颁发的职业资格证书或职业技能资格证书的考试要求,又高于其要求,努力使教材的内容与其有效衔接。

4. 科学性:所引用标准是最新国家标准或部颁标准,所引用的资料、数据准确、可靠,并力求最新;体现学科发展最新成果和旅游业最新发展状况;注重拓展学生思维和视野。

本套教材的编写聚集了全国最权威的专家队伍和江苏、四川、山西、浙江、上海、海南、河北、新疆、云南、湖南等省区市的近 60 所高职院校最优秀的一线教师。借此机会,我们对参加编写的各位教师、各位审阅专家以及关心本丛书的广大读者,致以衷心的感谢,希望大家在以后的工作和学习中为本丛书提出宝贵的意见和建议。

高等职业教育旅游与酒店管理类专业"十三五"规划系列教材编委会

前 言

随着经济社会快速发展，人们外出就餐的频率增加，餐饮业提供的饮食成为国民营养的重要部分。《“健康中国 2030”规划纲要》提出“开展示范健康食堂和健康餐厅建设”。2019 年，中国营养学会成立餐饮业营养管理协同创新共同体，标志着餐饮业向营养健康转型发展。餐饮行业发展的新业态对餐饮人才的营养素质提出新的要求，如餐饮企业营养健康菜品研发、营养菜单设计和对消费者的营养指导，能够参与并引领健康食堂和健康餐厅示范创建活动等。作为营养学的一个重要分支，餐饮营养与卫生研究起步较晚，且餐饮营养与卫生属于新兴的交叉学科，有关食物原料的营养价值、烹饪加工对食物原料营养素的影响、合理膳食与健康、营养膳食设计与制作等核心内容，大多借鉴预防医学营养学、食品科学、烹饪工艺学，餐饮营养与卫生尚未形成自身的教材体系。

本教材力图突破以往营养学教材内容重学术轻职业、编写形式重逻辑轻趣味等不足，针对高职高专学生的学情，形成具有鲜明餐饮职业特色的、学科结构打散的、趣味性强的科普性体系，既侧重营养配餐技能在烹饪、餐饮服务中的实践应用，又着力于食品安全措施在餐饮行业中的实际应用，同时与中医饮食养生精髓结合，实现中医健康养生文化创造性转化和创新性发展，以培养学生良好的食品安全意识和营养综合素养，希望能为餐饮营养与卫生的学科体系完善贡献力量。

本教材在编写过程中始终贯彻“以生为本”理念，融科学性、实用性与趣味性于一体，顺应最新的翻转课堂课程改革趋势，将教材及课程资源作为学生的先导学习资料，采用启发式的教材编写模式，引导学生进行自主学习。本教材通过职业场景设计、职业问题提出、职业问题解决等，将理论知识与职业要求紧密结合，既可以作为餐饮相关专业学生的教材，也可以作为餐饮从业人员的参考书，还可以作为普通居民的营养类科普书。

本教材由南京旅游职业学院向芳主编，副主编为吕慧、祝海珍、李娜（长沙商贸旅游职业技术学院）、周康莉（南京绿地洲际酒店食品安全经理）。编写分工为：第一章、第四章、第五章由向芳编写；第二章由吕慧编写；第三章由祝海珍编写；第六章由李娜、周康莉编写。最后由向芳对全书进行统稿校阅删改。在此，特别感谢无锡商业职业技术学院孙德伟博士为第五章提供的部分资料和图片，南京绿地洲际酒店食品安全经理周康莉提供的部分酒店真实案例，以及东南大学出版社张丽萍编辑对教材的反复审阅和仔细打磨。

本教材编写出版得到有关部门的领导和专家的关心与支持,全体编者表示衷心的感谢,并恳请广大同仁提出宝贵意见!

编者

2021年5月于南京

目　录

第一章 绪 论

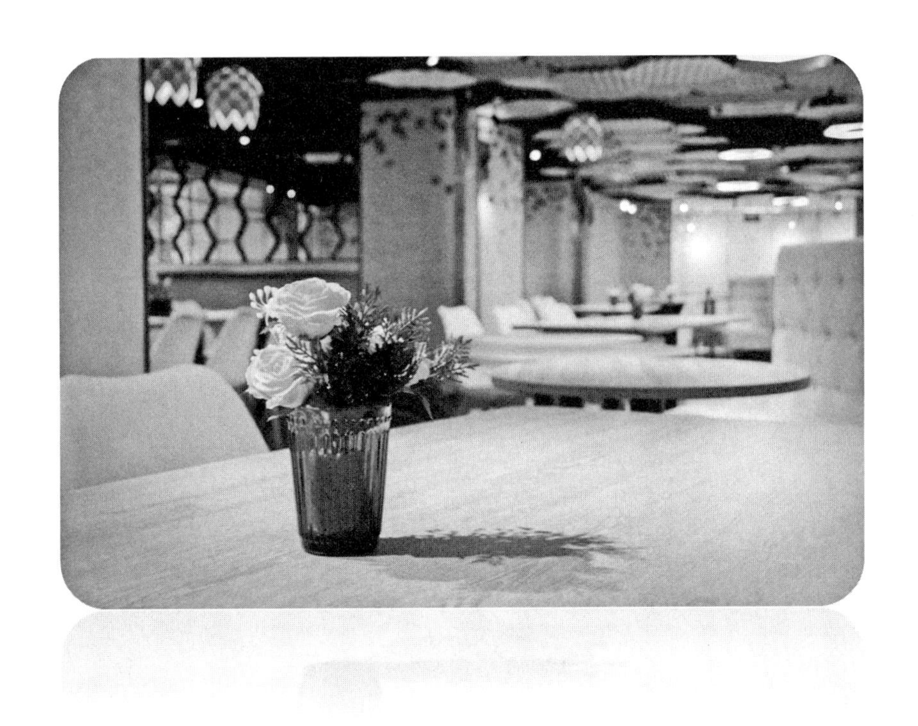

职业情境

基于健康中国的时代背景，国民营养健康水平的提升有赖于餐饮业的营养转型。餐饮从业人员需要具备营养和食品安全的基本常识，培养良好的餐饮营养、餐饮食品安全的意识和习惯，形成终身学习营养与食品安全知识的可持续发展能力，铸就职业品质。

学习目标

- ◆ 激发对餐饮营养和食品安全学的学习热情
- ◆ 了解餐饮营养和食品安全学的学习内容
- ◆ 了解餐饮营养和食品安全相关法规政策

第一节　营养学及餐饮营养

案例导入 1-1

“酸碱体质理论”发明人被罚 1 亿美元，承认是骗局

你听过这样的养生理论吗？“人的体质有酸碱之分，酸性体质会导致包括癌症在内的各种疾病。想要健康，要多吃碱性食物，如蔬菜、水果、茶叶、葡萄酒等；少吃酸性食物，鱼、禽、肉、蛋、奶、豆腐、豆制品等。”这就是大名鼎鼎的“酸碱体质理论”，创始人为罗伯特·欧·扬(Robert O.Young)，他写书，卖保健品、药物，开诊所，宣扬酸碱体质理论。

2018 年 11 月 2 日，美国圣地亚哥法庭判处罗伯特·欧·扬赔偿一名癌症患者 105 000 000 美元。原因是罗伯特让一位癌症患者放弃化疗，采用自己独创的碱性疗法——在静脉注射的药物中添加碱性小苏打，最终导致癌症拖延发展到第四期。

在法庭上他对骗局供认不讳。早在两年前他就承认自己并不是什么微生物学家、血液病专家、医学专家，没有行医资质，连文凭也是买来的假货。关于酸碱体质的理论，压根连一篇简单的文献、一点最简单的研究都没有。

资料来源：http://news.163.com/18/1107/20/E01M3OCR0001875P.html

◆“酸碱体质理论”宣告崩塌，但朋友圈等社交媒体上，关于其他概念的伪养生科普文章比比皆是，培育出大批的粉丝受众。粉丝们很容易受蛊惑，购买价格高昂的“保健食品”或者“保健器械”，最后人财两失得不偿失。你能辨别营养与健康知识的真伪吗？你还知道哪些伪营养知识？

一、营养学

1. 营养学

营养是人体摄入食物，利用食物中营养成分构建组织器官，调节各种生理功能，维持正常生长发育和防病保健的过程。简而言之，营养是人类从外界食物中摄取需要的养料以维持生长发育等生命活动，代表一种“作用”“行为”或“生物学过程”。从传统汉字字义的解释，“营”的含义是“谋求”，“养”的含义是“养生”，“营养”就是谋求养生。

营养学是研究膳食、营养成分对健康影响的学科。研究内容包括：营养成分在人体消化吸收、利用排泄的过程及其对人体健康的作用；营养成分之间的相互作用和平衡；营养成分需要量和膳食营养素参考摄入量；营养缺乏病和营养相关慢性病的预防和营养干预；特殊人群和特殊环境的营养；食物的营养素保存和营养素强化；植物化学物质和保健食品；社区营养管理和营养教育；食物营养政策和营养法规等。

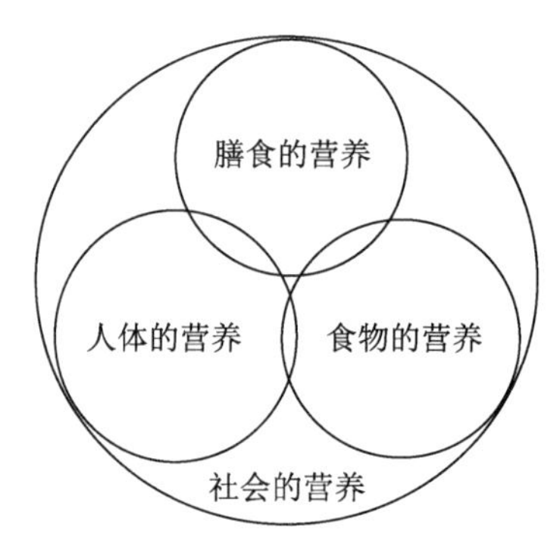

图 1.1　营养学的研究对象

营养学属于自然科学范畴，是预防医学的组成部分，具有很强的实践性。其一般可以划分为特殊营养学、公共营养学、临床营养学等领域。从理论上讲，营养学和生物化学、生理学、病理学、临床医学、食品科学、农业科学等学科都有密切的联系。从实践来看，它可以指导群体或个体合理安排饮食，防病保健，影响国家的食物生产、分配及食品加工政策，改善国民体质，促进国民健康水平提升等。

预防医学关注的是人群健康状况，通过一些干预手段来预防疾病的发生，因为不像临床医学有立竿见影的效果，在历史的很长一段时期内不受重视。正如《鹖冠子·世贤》记载的魏文王和扁鹊的对话一样，扁鹊说："我大哥治病，是治于未发病的时候，所以名气无法传出；我二哥治病，是治于病初起时，一般人以为他只能治小病，所以其名仅闻于乡里；而我治病，是治于病人之病快入膏肓之时，所以我就全国出名了。"《黄帝内经》提出"上医治未病，中医治欲病，下医治已病"，并认为"圣人治未病"，被国际上评为"最先进最超前的预防医学"观点。现代预防医学的观点认为，花 1 元钱预防心脏病，就可以节省 100 元的医疗费。与其在医疗领域投入大量的精力与经费，以获得更先进的医疗水平，不如在疾病预防上花小钱办大事。

知识链接 1-1

芬兰的北卡项目

20 世纪 60 年代末，芬兰是心脏病的高发国家，而地处东部的北卡累利阿省/地区（以下简称"北卡"）则是全世界心脏病死亡率最高的地区。1971 年 9 月，北卡省政府联合芬兰心脏协会、WHO 实施北卡项目。

北卡项目主要通过实施社区子项目，如胆固醇项目、高血压项目、无烟运动、学校健康项目、工作场所项目以及浆果和蔬菜项目来改变不健康的生活方式。以浆果和蔬菜项目为例，之前北卡地区以乳制品业为主，水果和蔬菜多数是从国外进口。随着健康饮食理念的兴起，人们对水果和蔬菜的消耗日益增加，对黄油和脂肪乳制品的消费量急剧减少，乳制品农场主和乳制品企业遇到了经济困难。社区和项目代表通过讨论发现可以利用北卡的气候条件，大面积种植既营养又美味的浆果。1985 年，在当地农户、浆果企业、商业部门和卫生机构的通力合作下，浆果项目正式启动。为了促进当地浆果消费，项目组开展了许多创新活动，涉及信息和教育以及促销、新产品开发和各类辅助活动。随后，当地浆果消费量逐渐上升，北卡多个地区浆果种植数量大幅度增加，许多农民由生产乳制品改为生产浆果产品。

在北卡项目实施的 35 年左右的时间内（1969/1971—2005 年），北卡男性人群的冠心病死亡率下降了 85%，男性的中风死亡率下降了 69%，癌症死亡率下降了 67%。每隔 5 年的风险因素评估调查表明：1972—2007 年，北卡男性的胆固醇水平下降了 21%，女性则下降了 23%；收缩压和舒张压水平分别下降。同时健康行为正在形成，如男性吸烟率不断下降，身体锻炼活动量逐渐增加，血压和胆固醇检测日益受到重视。北卡居民饮食习惯也发生较大变化：一是黄油和高脂牛奶的消耗量急剧下降；二是植物油和新鲜蔬菜的消费量有所上升。如 1972 年，86%的男性和 82%的女性报告，他们主要用黄油抹面包；21 世纪初下降为 10%的男性和 4%的女性。再如 1972 年，北卡仅有 2%的人群使用植物油烹饪食物；21 世纪初上升为 40%。

资料来源：郇建立《慢性病的社区干预：芬兰北卡项目的经验与启示》

与此同时，民间对于营养学的热情一直高涨不减，很多营养学伪理论得以滋生，如酸碱食物理论、不吃主食减肥理论等等。此外，质量参差不齐的营养产品也层出不穷，并存在产品同质化严重、代工生产居多、销售时过度宣传疾病治疗作用等现象。甚至不少“营养师”的认证培训机构也缺乏资质，零基础短期培训便可拿证。这些营养行业乱象，不仅可能会伤害公众身体健康，而且可能会对营养行业产生“反噬”——伪营养师们提出的扑朔迷离甚至自相矛盾的“养生”理论、推广的“养生”产品，会让营养行业成为“骗子集散地”，并最终导致营养行业失去公信力。2016 年中共中央、国务院颁布《“健康中国 2030”规划纲要》，2017 年国务院办公厅颁布《国民营养计划（2017—2030 年）》，2019 年国务院颁布《健康中国行动（2019—2030 年）》，提出要普及营养健康知识，优化营养健康服务，完善营养健康制度，建设营养健康环境，发展营养健康产业，为营养行业的健康发展注入一剂强心剂。

知识链接 1-2

生酮饮食减肥可行吗？

生酮饮食法（Ketogenic Diet，KD）指饮食时摄入高比例的脂肪、中等或者低水平的蛋白质、极低水平的碳水化合物，目的是诱导人体产生酮体的状态。饮食的重点是降低碳水化合物水平（$<$50 g），即少吃主食少吃碳水化合物的饮食法。

早在古希腊希波克拉底时代，就有生酮饮食法，当时叫“饥饿疗法”，用来治疗癫痫。20 世纪 20 年代，美国的梅奥诊所（Mayo Clinic）进一步发现，生酮饮食对儿童难治性的癫痫有一定的治疗效果，传统医学也是用生酮饮食法来治疗癫痫。

生酮饮食法被证实在短时间内的确有减肥效果。因为随着碳水化合物的摄入量降低，人体会被迫进入一种模拟的饥饿状态，体内的脂肪会大量燃烧分解以提供能量。但是其副作用不可小觑，如产生大量酮体，会引起酮体中毒，还会头晕、无力嗜睡、体臭、便秘等，而且生酮饮食法的长期减肥效果尚待验证。因此，不推荐自行实施生酮饮食法减肥，采用此法，一定要在医生的指导下，严格监测血液中酮体的含量，防止酮体中毒，而且仅仅适用于体重指数（BMI）大于 28、肝肾功能正常的单纯性肥胖人群。

此外，阿特金斯饮食法（Atkins Diet）可以说是生酮饮食法的升级版：把蛋白质的占比稍微提高一点，把脂肪的占比减少一点点，然后碳水化合物的占比再增加一点点。但是，其减肥原理和生酮饮食法一样，因此也要限制使用此法。

资料来源：“我是科学家”第十期演讲，何丽，https://www.360kuai.com/pc/9076391f5e18991b2?cota=3&kuai_so=1&sign=360_57c3bbd1&refer_scene=so_1

2. 营养学的发展历史

公元前 400 年至 18 世纪中期为营养学发展的自然主义时期。此时，人们虽然知道要生存就必须饮食，但并不了解各种食物的营养价值，对食物的认识非常模糊。在《圣经》中就曾描述有人将肝汁挤到眼睛中治疗一种眼病。古希腊名医、世称医学之父的希波克拉底在公元前 300 多年就认识到膳食营养对健康的重要性，确信健康只有通过适宜的饮食和卫生才能得到保证。在那时，他已经开始用海藻来治疗甲状腺肿，用动物肝脏来治疗夜盲症，同时用烧红的宝剑淬火的含铁的水来治疗贫血。

现代营养学奠基于 18 世纪中叶，早期的营养学成果都是化学家、生物学家发现的。

1774年，拉瓦锡发现氧，并证明呼吸和燃烧都是氧化作用，随后一大批化学工作者陆续发现蛋白质、脂肪、碳水化合物和常量矿物质，并证明它们是人体必需的营养素。

19世纪和20世纪初期是营养素研究的鼎盛时期。1842年，李比希（Liebig）提出，机体营养过程是对蛋白质、脂肪、碳水化合物的氧化，由此确立食物组成与物质代谢的概念。1909—1914年，人们认识到色氨酸是维持动物生命的基本营养素。1912年，芬克发现第一种维生素——硫胺素（维生素B_1）。到第二次世界大战结束，科学家共发现了14种脂溶性和水溶性维生素。在此期间，科学界接受了坏血病（维生素C缺乏症）、脚气病、佝偻病、癞皮病（烟酸缺乏症）、干眼病（眼干燥症）等致残致死性疾病是营养素缺乏性疾病的观点。

营养学在1934年美国营养学会成立后，正式被承认为一门学科。到20世纪50年代，40种营养素被识别及定性，其功能也得到了系统的探讨；到20世纪六七十年代，由于化学分析技术灵敏度和精密度的提升，陆续发现了一些微量元素对人体健康的重要意义。1973年，世界卫生组织（WHO）专家委员会根据动物研究的成果，将当时发现的14种微量元素确定为动物必需的微量元素，并提出了它们的日摄入范围。1990年，联合国粮食及农业组织（FAO）、国际原子能机构（IAEA）、WHO联合委员会确定8种元素是人体必需的微量元素，对防治贫血、地方性甲状腺肿及克山病等疾病起到重要作用。

20世纪中后期，营养学研究工作日渐深入，从营养素的消化吸收代谢、生理功能、需要量等问题进展到用分子生物学手段从微观水平阐明营养素生理功能的机制，进一步探索各种营养素缺乏病的发病机制和防治手段。20世纪70年代以来，人们开始研究膳食纤维及其他植物化学物质（phytochemical）的特殊生理功能。目前，营养学已经进入深入研究膳食中各种化学成分与预防疾病特别是某些慢性病的关系的新时期。

营养学研究在微观领域深入发展的同时，宏观营养研究也取得很大进展，出现专门研究群体营养的公共营养学，包括营养调查、监测与各种人群的干预研究。1943年，美国学者首次提出推荐营养素供给量（RDA）概念和一系列数量建议。随后一些欧洲和亚洲国家也提出本国的营养素供给量建议。许多国家还编制本国的膳食指南以指导国民合理选择食物。在各国政府改善国民健康的决策中，营养科学的宏观研究起着不可替代的作用。

知识链接1-3

美国的肥胖问题

美国在现代营养学学科独立中起着重要作用，同时关于营养科学领域的研究也颇有造诣。但是让美国公民感到困扰的是他们的肥胖问题：据美国疾病预防控制中心数据，20世纪70年代以来，美国肥胖儿童人数增加了两倍多。

其中非洲裔与拉丁裔的肥胖率较高，而恰恰他们的贫困率也较高，一系列研究也印证了贫穷与肥胖的正向关系：低收入家庭的学前班学生肥胖率上升，而富有家庭的孩子肥胖率在下降。因为罐头食品、碳酸饮料、鸡肉、薯条等高热量食物都很便宜，蔬菜、牛肉、海鲜等比较贵。一方面进食高热量食物，另一方面出门以车代步，回家躺沙发看电视，这都是美国肥胖率居高不下的原因。美国人有“沙发土豆”（couch potato）之称。

过去，美国前“第一夫人”米歇尔·奥巴马向儿童肥胖宣战，在全美推行“让我们行动起来”运动，实施低盐、低脂、低糖校园健康餐饮计划，要求校园午餐提高全谷物食品比例。

但是美国前总统特朗普却决定让此计划“刹刹车”。美国农业部将放宽餐饮标准，给予学校“更多灵活度”，避免学生丢弃被强加的不可口食物。据农业部称，米歇尔提倡的校园餐饮标准过去五年来给学区及各州增加了12亿美元成本，放宽规定将降低成本，给予地方政府更大的控制权，儿童也会更喜欢校园餐，此决定缘于学生、学校以及食品服务专家的多年反馈。康涅狄格州民主党籍众议员罗莎·德劳罗说：“我们向儿童肥胖以及营养不良宣战并取得进步，农业部和特朗普决定让它付诸东流。”

资料来源：https://www.sohu.com/a/137897543_260616

中国的现代营养学初创于20世纪早期，受西方营养学和其他相关学科发展的影响较深。20世纪初到1923年为萌芽阶段。我国营养学研究最早开始于医学院和医院：阿道夫进行了山东膳食调查及大豆产品营养价值研究；瑞德对荔枝进行分析；威尔逊进行了中国食物初步分析；1913年前后首次报告了我国自己的食物营养成分分析，并发布了一些人群营养状况调查报告。

1924年到1937年为成长期。吴宪对营养研究起到带头作用，同时许多营养研究机构也相继成立。1927年后，《中国生理学杂志》问世，《中华医学杂志》《中国化学会会志》《国立北平大学农学院营养专报》《中国科学社生物研究所丛刊》等刊物开始发表营养论文。

1938—1949年为动荡期，此时日本发动了侵华战争。在战争动荡中，1939年，中华医学会提出我国第一个营养素供给量——中国人民最低营养素需要量的建议。1941年和1945年，中央卫生实验院先后召开第一次和第二次营养学会议，并于第一次全国营养学会议上酝酿组织成立中国营养学会，1945年中国营养学会成立。《中国营养学杂志》于1946年出刊，但于出版两年后因战事停刊。

1949年后进入全面发展时期。新中国成立初期，重新设置了营养科研机构，在各级医学院校开设了营养卫生课程，建立专业队伍。而营养工作主要针对紧迫问题展开，如“粮食适度碾磨度”“军粮标准化”“5410豆制代乳粉”及“野菜营养”等研究。1952年，我国出版了第一版《食物成分表》，至今已多次更新和改进；1926年成立了中国生理学会，下设营养专业委员会；1956年《营养学报》创刊；1959年对全国26省市的50万人进行四季膳食调查；1963年提出新中国成立后第一个营养素供给量建议；1982—2002年，每隔十年进行一次全国性的营养调查；1988年中国营养学会修订了每人每日膳食营养素供给量并于1989年又提出我国居民膳食指南；2000年公布我国第一部《膳食营养素参考摄入量(DRIs)》，标志着我国营养学在理论研究和实践结合方面迈出了重要的一步。在此期间，我国的营养工作者进行了一些重要营养缺乏病的防治研究，包括癞皮病、脚气病、碘缺乏病及佝偻病等，并结合对克山病和硒中毒的防治研究，提出人体硒的需要量，得到各国营养学界的认可和采用。

二、中医营养学

1. 食养食疗学

中国作为文明古国，其中医食养食疗学已有两千多年历史，且自成体系，渗透于中医各科之中。中医食养食疗学，是在中医理论指导下，应用食物来保健强身，预防和治疗疾病，或促进机体康复以及延缓衰老的一门学科。

从历代有关文献记载和临床实际情况分析，中医食养学的研究内容基本包括饮食养生、饮食治疗、饮食节制和饮食宜忌四个方面。前两者是指饮食的应用范围；后两者是指饮食应用的方式方法。四者密切相关，不可分离或孤立。

“饮食养生”也称“食养”“食补”，泛指利用饮食来达到营养机体、保持健康或增进健康的活动。关于食养概念较早的记载有《素问・五常政大论》“谷肉果菜，食养尽之”。与现代营养学观点不同，强调饮食不仅能维持人体的正常生命活动，还具有补养作用，即“无病强身”。据文献统计，常用食物的食养作用有：聪耳、明目、乌发、生发、增力、益智、安神、健肤、美容、轻身、固齿、肥人、强筋、壮阳、种子(助孕)、益寿等二十余种。

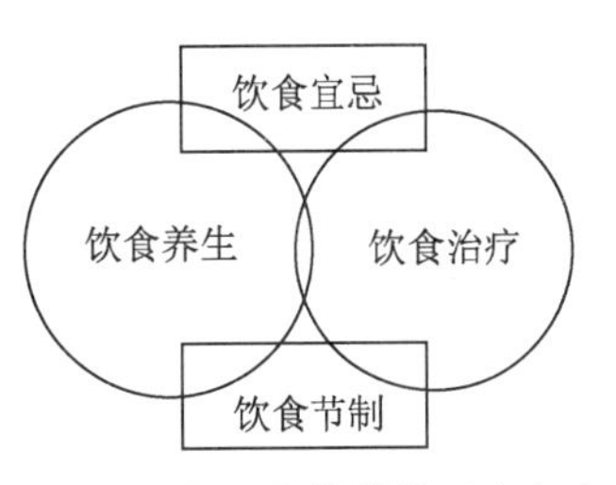

图 1.2 中医食养学的研究内容

“饮食治疗”也称“食治”“食疗”，泛指利用饮食来治疗或辅助治疗疾病的活动。早在一千四百多年前，《千金要方》著有食治篇，而后《食疗本草》等饮食治疗专著问世。食疗的作用和药疗基本一致，主要体现在扶正与祛邪两方面，但是食疗比药疗要安全许多。因此，孙思邈引用扁鹊语“以食治之，食疗不愈，然后命药”。近年来，中医食疗成果已有不少被现代科学所证实，如：应用芹菜防治高血压；应用燕麦防治高脂血症；应用红枣防治贫血；应用木耳防治眼底动脉出血症；应用百合、马齿苋、苦瓜等防治细菌和病毒性感染疾患等。

“饮食节制”也称“食节”“食用”，泛指饮食的方式方法——饮食的合理习俗、饮食卫生制度等。基本观点为“食饮有节，谨和五味”，讲究食物应用的规律和方法，如食物的量、次数、时间、季节，因时、因地、因人而异地正确选用饮食，提倡全面膳食和节制饮食，讲究食物卫生清洁，进茶和进酒适量。

“饮食宜忌”也称“食忌”“食禁”。因为食物相宜较多，因此没有过多描述；而中医“食忌”内容丰富，有别于现代营养学。中医认为，饮食不应是固定模式，应因人、因地、因时、因病而有所不同，强调饮食的针对性，得当则为宜，失当则为忌，要“审因用膳”。饮食禁忌在应用方面有一些具体要求，如：饮食因季节、体质、地域不同在应用方面的禁忌；食物之间、食物与药物之间的配伍禁忌；饮食调配制备方面的禁忌；患病期间的饮食禁忌等。

知识链接 1-4

传统中医药的魅力

传统中医在现代西方医学的冲击下，曾一度边缘化。从理论依据上，传统中医立足于传统的哲学世界观——阴阳五行学说等，既深奥得让人难以理解，又没有严密的逻辑推演，难以让人信服；而现代医学立足于生物、化学等基础学科，试图从分子原子水平对其机理进行解释，更符合逻辑。从诊断上，传统中医通过望闻问切等手段，古代医书关于诊断标准的描述较为主观，如脉象“滑”，什么是滑，全凭医生的自我摸索和主观判断，因此出现“名中医和庸医”并行其道的现象；而现代医学更多借用仪器设备充当医生的眼睛和耳朵，在诊断标准上更为明确。从用药上，传统中药学更多是经验学，在临床上有效果的，多采用的是天然动植物，但是作用机制和副作用研究不明；现代医学用药可能是化学合成，作用机制明确，副作用也较为明确。从使用范围看，传统中医强调因人因病施药，实践可重复性较低且过度依赖于医生本人经验；而现代医学建立普适标准，可重复性高。

但是传统中医有其宝贵价值，中医药学包含着中华民族几千年的健康养生理念及其实践经验，不断被现代科学技术从分子机制上证明有效。2020年初在全球流行的新型冠状病毒肺炎疫情中，钟南山院士向欧洲各国介绍抗疫经验，特别对氯喹和中药——连花清瘟胶囊的有效性做了介绍，向世界宣扬了中医药国粹。正如习近平总书记指出的："加快推进中医药现代化、产业化，坚持中西医并重，推动中医药和西医药相互补充、协调发展，推动中医药事业和产业高质量发展。"

资料来源：https://www.zhihu.com/question/21476991/answer/996934421

2. 食养食疗学的发展历史

中华民族祖先应用饮食养生的历史悠久，距今至少已有三千年。《淮南子·修务训》记载："(神农)尝百草之滋味，水泉之甘苦，令民知所避就。当此之时，一日而遇七十毒。"这标志着人们逐渐将天然物产区分为食物、药物、毒物。火的利用，开启了烹调技术的新纪元，《吕氏春秋·本味篇》描述了许多烹调问题，其中就有"阳朴之姜，招摇之桂"，姜桂既是佳肴中的调味品，也是发汗解表的常用药物。

公元前5世纪的周代，官方医政制度将医生分为四大类：食医、疾医、疡医、兽医。食医排在诸医之首，是专门管饮食营养的医生，也可以说是世界上最早的营养师。《周礼·天官》中记载："食医中士二人"，"掌和王之六食、六饮、六膳、百馐、百酱、八珍之齐"。秦汉时期，饮食保健发展成一门被纳入正规医疗保健行政制度的学科，并从理论上加以总结，初步形成了营养学理论体系，如包括食疗食物在内的本草学的发展，辨证论治医疗原则的确立等。《黄帝内经》约成书于战国时期，是我国现存最早的一部医著，奠定了中医学的理论基础，其中对饮食养生和饮食治疗做了较系统的论述，确定了明确的原则和实施的方法。"五谷为养，五果为助，五畜为益，五菜为充"，可以说是世界上最早的"膳食指南"。《神农本草经》是我国现存最早的一部药物学著作，收载许多食疗食物，对促进食疗本草学的发展起到了重要的作用。

晋唐时期，对一些营养缺乏性疾病的认识和治疗取得较大成就，如对甲状腺肿、脚气病、夜盲症等已利用有关食物来进行治疗。唐代，食疗开始逐渐从各门学科中分化出来，出现了专门论述食疗的专卷，标志着食疗专门研究的开始。孙思邈的《千金要方》设"食治"专篇；《食疗本草》是我国第一本"食物疗法"专著，其他食疗专著还有《食医心鉴》等。宋代，皇家编纂的医学巨著《太平圣惠方》记载有食养食疗内容。元代，对后世影响较大的食疗专著有《饮膳正要》。

明代，李时珍的《本草纲目》共载药1 892种，其中不少是食物，大大丰富了食物品类。清代，《随息居饮食谱》论述食物性味、主治、烹制甚详，是食疗著作中颇有影响力的一本著作。清代著名的《老老恒言》为老年人提供了日常起居寝食养生方法。

在中医教育方面，1976年国家正式批准成立中医养生康复专业，专业下设"中医饮食营养学"课程，从而使传统营养学术与技术得到延续与传播。现在不少中医单位开展了食疗的临床工作，研制了药膳和疗效食品。个别中医院设立了食疗科或食疗门诊，中医的传统保健食品也被广泛地推广应用。中医饮食营养学作为一门独立的学科，已经进入一个新的历史发展时期。

三、餐饮营养

餐饮业是指在一定场所，对食物进行现场烹饪、调制，并出售给顾客，主要供现场消费或者外卖的服务活动，主要分为酒店、餐厅、自助餐和团膳业、冷饮业、外卖、摊贩等。餐饮业的蓬勃发展是人民生活水平提高与生活方式改善的象征，也是社会分工高度细化、家庭服务和单位后勤服务走向社会化的必然产物。

餐饮消费具有方便省时等优点，逐渐成为我国居民的主要饮食途径，因此餐饮业的营养水平也将直接关乎国民的健康水平。然而，在传统营养学者观点中，“外出就餐”与不健康生活方式直接挂钩，认为这会导致肥胖、“三高”人群增多等，因为传统餐饮业的确存在“重口感、轻营养”的现象，有高热量、高油脂、高盐分、低纤维、多添加剂等问题，因此倒逼传统餐饮企业行业向营养型餐饮业转型升级，探索实践营养和美味的双重导向，满足消费者对合理膳食和健康餐饮的需求。此外，餐饮业也是促进合理膳食的一个主阵地，是营养健康知识传播的主渠道，同时餐饮业营养健康的提升对于保障和促进广大人民健康，提升群众幸福感具有重要的意义。

餐饮营养有别于营养学，具有较为明显的行业职业属性，可以理解为营养学在餐饮行业的实际应用，集中于与餐饮业相关的营养实践，如：建设营养示范食堂、营养示范餐厅；传统烹饪方式的营养化改造；研发健康烹饪模式；结合人群营养需求、区域食物资源的特点，开展系统的营养均衡配餐；制定餐饮产品营养标识；将营养健康知识融入餐饮文化建设等，努力探索餐饮行业的创新产业产品、业态和服务模式，引领餐饮业的健康新风尚。

四、餐饮营养的相关政策

我国政府非常重视营养学工作，国务院于 1993 年提出“中国居民膳食结构发展纲要”，1997 年提出了“中国营养改善行动计划”，2001 年又提出“中国食物营养与发展纲要”，2016 年中共中央国务院颁布《“健康中国 2030”规划纲要》，2017 年国务院颁布《国民营养计划（2017—2030 年）》，2019 年国务院颁布《健康中国行动（2019—2030 年）》。2020 年国家卫生健康委员会针对餐饮行业，研究制定《餐饮食品营养标识指南》《营养健康食堂建设指南》《营养健康餐厅建设指南》，为餐饮业营养健康服务提供切实可行的依据。在此仅节选《“健康中国 2030”规划纲要》《健康中国行动（2019—2030 年）》和《国民营养计划（2017—2030 年）》中与餐饮业营养相关内容。

《“健康中国 2030”规划纲要》指出：共建共享、全民健康，是建设健康中国的战略主题。开展示范健康食堂和健康餐厅建设。

《健康中国行动（2019—2030 年）》指出：推动营养立法和政策研究。研究制定实施营养师制度，在幼儿园、学校、养老机构、医院等集体供餐单位配备营养师，在社区配备营养指导员。预期 2030 年每万人口配备营养指导员 1 名。鼓励食堂和餐厅配备专兼职营养师，定期对管理和从业人员开展营养、平衡膳食和食品安全相关的技能培训、考核；提前在显著位置公布食谱，标注分量和营养素含量并简要描述营养成分；鼓励为不同营养状况的人群推荐相应食谱。制定实施集体供餐单位营养操作规范，开展示范健康食堂和健康餐厅创建活动。鼓励餐饮业、集体食堂向消费者提供营养标识。鼓励发布适合不同年龄、不同地域人群的平衡膳食指导和食谱。鼓励发展传统食养服务，推进传统食养产品的研发以及产业升级换代。研究推进制定特殊人群集体用餐营养操作规范，探索试点在餐饮食品中增加糖的标识。

《国民营养计划（2017—2030 年）》指出：以普及营养健康知识、优化营养健康服务、完善营养健康制度、建设营养健康环境、发展营养健康产业为重点。到 2030 年，营养法规标准体系更加健全，营养工作体系更加完善，食物营养健康产业持续健康发展，传统食养服务更加丰富，"互联网＋营养健康"的智能化应用普遍推广，居民营养健康素养进一步提高，营养健康状况显著改善。研究制定餐饮食品营养标识等标准……强化营养人才的专业教育和高层次人才培养，推进对医院、妇幼保健机构、基层医疗卫生机构的临床医生、集中供餐单位配餐人员等的营养培训。开展营养师、营养配餐员等人才培养工作，推动有条件的学校、幼儿园、养老机构等场所配备或聘请营养师。充分利用社会资源，开展营养教育培训。开展健康烹饪模式与营养均衡配餐的示范推广。加强对传统烹饪方式的营养化改造，研发健康烹饪模式。结合人群营养需求与区域食物资源特点，开展系统的营养均衡配餐研究。创建国家食物营养教育示范基地，开展示范健康食堂和健康餐厅建设，推广健康烹饪模式与营养均衡配餐。加强传统食养指导。发挥中医药特色优势，制定符合我国现状的居民食养指南，引导养成符合我国不同地区饮食特点的食养习惯。

思考练习 1-1

1. 作为一名消费者，你希望餐厅能提供哪些营养与健康服务呢？
2. 作为一名餐厅店长，你该如何将营养健康融入餐厅建设中呢？写出你的活动方案。

第二节　食品安全学及餐饮食品安全

案例导入 1-2

快餐店可食冰块细菌超标！

2013 年，暗访者在肯德基、真功夫和麦当劳崇文门店取可食用冰块检测，结果显示，三家快餐店的冰块菌落总数均超过国家标准数倍。

可食用冰块是即食食品，不经加热杀菌就可被直接食用，因此菌落总数超标有可能表示冰块内细菌较多，直接食用可能会导致腹泻等食物中毒症状，存在一定风险。菌落总数可帮助我们了解在食品生产中是否有安全卫生隐患，比如生产环境是否整洁、设备有没有清洗干净、人员管理是否到位等。

食用冰的制作原料要符合生活饮用水的标准，一般是用制冰机制作，从水进入制冰机到食用冰制作完成，有很多个环节可能被污染，比如制冰机、接触食用冰的工具、装食用冰的容器等。虽然食用冰没营养、温度低，细菌存活时间不长，但是也需警惕。

针对媒体曝光的情况，肯德基、真功夫、麦当劳三家快餐企业先后发布了表示整改的声明。

资料来源：http://shipin.people.com.cn/n/2013/0723/c85914-22287563.html

◆ 你如果是快餐店员工，该如何保证可食用冰块的卫生呢？

一、食品安全学

1. 食品安全学

食品安全，据2018年修订的《中华人民共和国食品安全法》(简称《食品安全法》)给出的定义，是指食品无毒、无害，符合应当有的营养要求，对人体健康不造成任何急性、亚急性或者慢性危害。在此之前，中国一直沿用食品卫生学的概念。WHO将“食品卫生”和“食品安全”进行区分，其中食品卫生是指为了确保食品安全性和适用性在食物链的所有阶段必须采取的一切条件和措施；食品安全则为对食品按其原定用途进行制作和(或)食用时不会使消费者健康受到损害的一种担保。前者注重过程，后者注重结果，学者普遍认为食品安全的范围要广于食品卫生，因此一般使用食品安全。

食品安全学是一门新兴的交叉学科，涉及预防医学、农学、工学、理学和人文社会科学多个领域。其研究领域包括重要食品安全问题、食品安全标准、检验方法、食品安全监测体系、食品安全控制技术、食品安全溯源与预警、食品安全风险评估等。其主要面向食品企业行业，如乳制品、肉制品、饮料、水产品、酱油、益生菌类保健食品等。

2. 我国食品安全监管的历史

新中国成立以来，我国食品安全监督管理经历从无到有、从有到逐步完善的多次演变。早期，食品卫生监督管理主要集中在对消费环节的中毒突发事件进行监督管理。法制化管理始于20世纪50年代，1953年全国开始建立卫生防疫站，食品卫生工作是卫生防疫工作的重点之一。1964年国务院转发《食品卫生管理试行条例》，正式确立以主管部门管理为主、卫生行政部门管理为辅的监督管理体制。1982年11月《中华人民共和国食品卫生法(试行)》颁布，这是我国第一部内容比较完整、比较系统的食品卫生法律，宣示国家食品卫生监督制度的正式建立。1995年10月《中华人民共和国食品卫生法》颁布，成为我国食品卫生法制建设的重要里程碑。

2009年2月28日《食品安全法》颁布，食品卫生问题上升到食品安全问题，与国际接轨，扩大了监督管理范围；“食品安全”包括食品卫生、食品营养、食品质量等立法要素，涉及生产、流通、消费等立法环节，更加全面、宏观和系统。2015年修订的《食品安全法》用“最严谨的标准、最严格的监管、最严厉的处罚、最严肃的问责”来保障食品质量安全。2018年国务院新一轮机构改革全面推进，将行政机构职责整合，组建国家市场监督管理总局，食品安全监督管理的综合协调工作由新组建的国家市场监督管理总局负责，并于2018年12月29日颁布修订的《食品安全法》。2019年5月，《中共中央 国务院关于深化改革加强食品安全工作的意见》再次提出，我国食品安全实行最严格的监管，包括严把产地环境安全关、严把农业投入品生产使用关、严把粮食收储质量安全关、严把食品加工质量安全关、严把流通销售质量安全关和严把餐饮服务质量安全关，确保人民群众“舌尖上的安全”。

二、餐饮食品安全

餐饮消费作为食品从“农田”到“餐桌”的最后一个环节，已经成为公众日常生活的重要组成部分，随着时代的发展和社会的进步，消费者对安全饮食、健康生活的需求越来越高，餐饮食品安全所受到的社会舆论和公众关注也越来越多。伴随着餐饮业发展的是接连不断的食品安全问题，作为整个食品供应链的最末端，餐饮消费的安全风险具有较强的积累性、复杂性和现实性。

餐饮食品安全是食品安全学的分支，具有较为明确的加工场所——餐饮厨房，而且不同于食品厂的食品加工，餐饮企业具有现场加工立即食用等特点，因此其食品安全管理与食品工厂的食品安全管理稍有区别。但是餐饮食品安全也是食品安全管理知识在餐饮行业的实际应用，如：厨房布局与设施；厨房颜色与标识；健康的个人卫生计划；采购及验货；原料的储存；食物制备；供餐及服务；外卖、送餐及宴会食品安全；清洁与消毒；虫害管理等。限于本书篇幅，本教材仅阐述餐饮食品安全的基础知识。

知识链接 1-5

福州市餐饮食品安全管理亮点

截至2019年6月，福州市完成量化分级管理、实施动态等级评定的餐饮服务单位达35 250户。开展各类餐饮业示范创建，共创建75家放心餐厅、15家放心食堂、37条餐饮食品安全示范街和746个餐饮食品安全示范店。开展餐饮服务单位“明厨亮灶”创建，共创建17 574家，占比达45.38%。同时“明厨亮灶”工程拓展到线上，建成100余家网络餐饮“明厨亮灶”，创建示范效应凸显。

近年来，随着“互联网+餐饮”模式的快速崛起，网络订餐逐渐成为社会生活中不可或缺的新消费模式。为了规范网络订餐市场秩序，有效保障外卖餐饮食品安全，福州市“从建立内部举报人奖励制度，对举报人实施重奖”的角度出发，在全国率先出台实施《福州市网络餐饮服务从业人员食品安全违法行为举报奖励办法》，推行网络订餐“吹哨人”制度。

资料来源：https://www.tech-food.com/news/detail/n1429661.htm

餐饮业作为食物供应链的末端，与消费者关系最为密切。而餐饮业又是食品安全风险极高、发生食物中毒最为集中的食品行业之一。目前，我国星级酒店、连锁或大型餐饮单位的食品安全意识不断增强，食品安全管理制度日渐完善，能按照食品安全法规要求设立专职或者兼职的食品安全管理员，配备基本的检验检测设备，做好相应的台账登记，完善加工环节的监管，定期对餐饮从业人员进行培训，这些保障措施对保障餐饮食品安全起到积极作用。但是近年来发生的连锁餐饮企业因供应商原材料、烹饪加工方式不妥等问题而导致的食品安全事件，说明大型餐饮企业仍需进一步完善产品从采购、加工到销售的全过程的安全管理。而对于大部分中小型餐饮服务单位而言，食品安全现状不容乐观。国家通过食品安全示范城市建设等活动，努力保障餐饮食品安全。

三、餐饮食品安全的相关政策

1. 餐饮食品安全法律法规体系的构成

(1) 法律：是指全国人大及其常委会制定的规范文件。主要有《食品安全法》《中华人民共和国行政许可法》《中华人民共和国行政处罚法》《中华人民共和国行政强制法》。

(2) 行政法规：是指国务院根据宪法和法律所制定的规范性文件。主要有《中华人民共和国食品安全法实施条例》。

(3) 地方性法规：是指省、自治区、直辖市以及省级人民政府所在地的市和国务院批准的、较大的市的人民代表大会及其常务委员会，根据宪法、法律和行政法规，结合本地区的实际情况制定的规范性文件。

(4) 行政规章:是指国务院各部委以及省、自治区、直辖市的人民政府和省、自治区的人民政府所在地的市以及国务院批准的、较大的市的人民政府,根据宪法、法律和行政法规等制定的行政性规范文件。主要有《餐饮服务许可管理办法》《餐饮服务食品安全监督管理办法》等。

(5) 其他规范性文件:是指除政府规章外,各级行政机关依据法定职责制定发布的,对公民、法人或者其他组织具有普遍约束力的,可以反复适用的文件。目前餐饮食品安全方面的规范性文件较多,主要有《餐饮服务许可审查规范》《餐饮服务食品安全操作规范》等。

(6) 食品安全标准:是指对食品及其生产、加工、经验过程安全以及食品检验方法与规程所作的技术规定。食品安全标准是强制执行的。目前有国家标准、地方标准、行业标准、企业标准、农业标准。2021 年 3 月,国家卫生健康委、国家市场监管总局联合发布《食品安全国家标准餐饮服务通用卫生规范》(GB 31654—2021)。该标准是我国首部餐饮服务行业规范类食品安全国家标准,对于提升我国餐饮业安全水平、保障消费者饮食安全、适应人民群众日益增长的餐饮消费需求具有重要意义。

2. 餐饮业应遵循的法律法规

(1) 食品安全通用的法律法规:《食品安全法》《中华人民共和国食品安全法实施条例》。

(2) 餐饮业适用的专项法律法规:

表 1.1 餐饮食品安全相关法律法规

发布年份	发布单位	法规名称
2002	卫生部	《食品添加剂卫生管理办法》
2005	教育部、卫生部	《学校食堂与学生集体用餐卫生管理规定》
2007	卫生部	《食品卫生监督量化分级管理指南》
2010	卫生部	《餐饮服务许可管理办法》
2010	卫生部	《餐饮服务食品安全监督管理办法》
2011	国家食品药品监督管理总局	《餐饮服务食品采购索证索票管理规定》
2011	国家食品药品监督管理总局	《重大活动餐饮服务食品安全监督管理规范》
2017	国家市场监督管理总局	《网络餐饮服务食品安全监督管理办法》
2017	住房和城乡建设部	《饮食建筑设计标准》
2018	国家市场监督管理总局	《餐饮服务食品安全操作规范》
2019	国家市场监督管理总局	《餐饮服务食品安全监督检查操作指南》
2019	教育部、国家市场监督管理总局、国家卫生健康委员会	《学校食品安全与营养健康管理规定》
2020	国务院应对新型冠状病毒肺炎疫情联防联控机制综合组	《冷链食品生产经营新冠病毒防控技术指南》

3. 餐饮食品安全监管制度

（1）食品经营许可制度：在我国从事餐饮服务活动，应当依法取得食品经营许可证，许可制度的具体工作指“食品经营许可证”的核发、变更、延续、补发和注销。

（2）餐饮服务食品安全监管制度：县级以上人民政府食品安全监督管理部门履行食品安全监督管理职责，对生产经营者遵守《食品安全法》的情况进行监督检查，有权采取下列措施：进入生产经营场所实施现场检查；对生产经营的食品、食品添加剂、食品相关产品进行抽样检验；查阅、复制有关合同、票据、账簿以及其他有关资料；查封、扣押有证据证明不符合食品安全标准或者有证据证明存在安全隐患以及用于违法生产经营的食品、食品添加剂、食品相关产品；查封违法从事生产经营活动的场所。

安全监管的目的在于发现和纠正餐饮服务单位影响食品安全的操作行为，其分为日常监管和专项监管。日常监管主要依据餐饮单位的许可办理、监督检查记录、量化分级、信用记录等，确定日常检查次数。专项监管是针对性的检查，一般以舆论热点、食品风险特征、重点地区为因素重点开展检查。

（3）量化分级管理制度：是指监督管理部门根据餐饮服务经营规模，建立并实施餐饮服务食品安全监督管理量化分级、分类管理制度，分为动态等级和年度等级评定。动态等级评定标准分为A级（代表食品安全状态良好）、B级（代表食品安全状态一般）、C级（代表食品安全状态较差）三个等级。年度等级评定标准分为A级（良好）、B级（一般）、C级（较差）三个等级。

思考练习1-2

1. 我国的法律法规中，餐饮从业人员培训制度有什么要求？
2. 关注你最常去的餐饮店，它的动态等级和年度等级分别是什么？

本章小结

1. 营养学研究营养素、饮食结构对健康的影响。
2. 中医食养学研究饮食养生、饮食治疗、饮食节制和饮食宜忌。
3. 在营养健康知识的社会宣传方面只需少量投入，便能大大节省医疗费。
4. 现代餐饮业应该探索营养和美味的双重导向，保障和促进广大人民健康。
5. 餐饮业是促进合理膳食宣传的一个主阵地，是营养健康知识传播的主渠道。
6.《“健康中国2030”规划纲要》《国民营养计划（2017—2030年）》《健康中国行动（2019—2030年）》等国家文件的颁布，为营养行业的健康发展注入一剂强心剂。
7.“食品卫生”注重过程，“食品安全”注重结果，学者普遍认为“食品安全”的范围要广于“食品卫生”，因此普遍使用“食品安全”。
8. 餐饮业是食品安全风险较高、发生食物中毒最为集中的食品行业之一，因此应该进行餐饮食品安全管理。
9. 餐饮食品安全法律法规体系由法律、法规、规章、标准等构成。

本章测评

1. 通过健康酒店的实地调研,研究现代餐饮业应该如何宣传营养健康知识。以小组为单位,以《餐饮店营养知识宣传》为题写一篇不少于1 000字的调研报告,在班级中进行交流。

2. 通过餐饮店的实地调研,研究这家店的食品安全管理做得怎么样。以小组为单位,以《某餐饮店食品安全管理》为题制作PPT,在班级中进行交流。

第二章 餐饮营养学基础

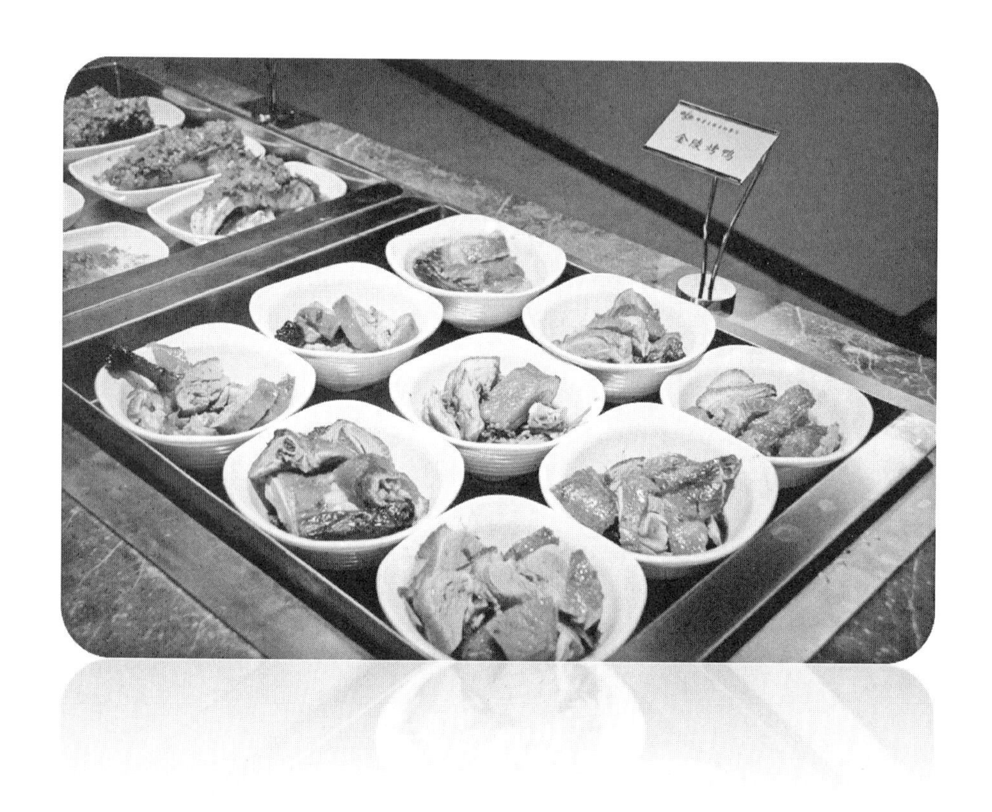

职业情境

作为一名公民，你需要了解生活中常见的营养性疾病与各营养素的关系，做好自身的营养保健。而作为餐饮提供者，你需要具备更专业的营养素养，从微观层面，既要识别各类食物原料中的典型营养素，又要把握不同顾客的特殊营养素需求，从而做到精准地因人施食；从宏观层面，需要在餐饮服务中大力宣传和践行健康膳食模式。

学习目标

- ◆ 了解生活中常见的营养性疾病与营养素的关系
- ◆ 掌握各营养素的易缺乏人群与食物来源
- ◆ 掌握科学的健康膳食模式

任务导入

请你列举身边出现的各种保健品，你觉得它们都有必要吃吗？为什么？

营养性疾病：人体内各种营养素过多、过少或不平衡引起的人体营养代谢异常的一类疾病，如肥胖症、维生素缺乏、矿物质缺乏、矿物质中毒等。

营养素：为维持人体一切生命活动的需要，从外界食物中摄取的基本营养元素。来自食物的营养素种类繁多，根据其化学性质和生理作用可将主要的营养素分为六大类，即蛋白质、脂类、碳水化合物、矿物质、维生素和水，其中碳水化合物中的“膳食纤维”因为生理功能独特，也被称为第七大类营养素。除七大营养素之外，食物中还含有其他对人体有益的生物活性物质，如花青素、黄酮类化合物等。

营养素的分类：根据人体对营养素的需要量或营养素所占膳食比例的多少，将营养素分为宏量营养素和微量营养素。宏量营养素包括碳水化合物、脂类、蛋白质、膳食纤维和水，微量营养素包括矿物质和维生素。根据营养素能否在人体内燃烧提供能量，将营养素分为产能营养素和非产能营养素。产能营养素包括碳水化合物、脂类、蛋白质，非产能营养素包括矿物质、维生素、膳食纤维和水。

表 2.1　七大营养素的分类

按需要量分类	宏量营养素					微量营养素	
七大营养素	碳水化合物	脂类	蛋白质	膳食纤维	水	矿物质	维生素
按能量分类	产能营养素			非产能营养素			

健康膳食模式：膳食模式是指膳食中不同食物的数量、比例、种类或者组合，以及习惯性消费的频率。膳食模式与身体健康密切相关。“健康膳食模式”是借鉴世界长寿地区人群膳食模式，结合中国人的饮食习惯特点，以人群基本达到膳食营养推荐量为目标，推荐各类人群的各类食物摄入量，形成理想的膳食模式，可作为日常膳食计划的重要依据。

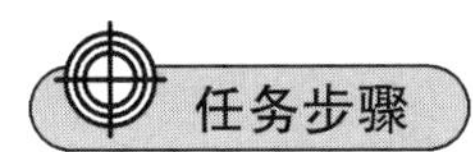

步骤 1：了解保健品中的典型营养素。

步骤 2：分析相关营养性疾病和营养素易缺乏人群。

步骤 3：找到富含该营养素的食物。

步骤 4：如果食物可以替代，形成替代该保健品的食物方案建议；如果针对特殊人群，食物无法完全替代，明确该保健品的食用限制条件。

第一节 能量与肥胖

案例导入2-1

肥胖与癌症

俗语说“一胖毁所有”，肥胖不只毁了美感，还会影响健康。它不仅会成为心脑血管疾病的“导火索”，更是引起人类致命杀手“癌症”的诱因。早在2016年，国际癌症机构(International Agency for Research on Cancer，IARC)体脂工作组就曾表示，有证据表明体脂(body fatness)和13种癌症相关并且存在因果关系。2016年，英国著名医学杂志《柳叶刀》发表全球成年人体重健康水平调查报告，发现全球肥胖形势严峻，全球肥胖人口数量已经超过体重正常人口。

肥胖是一种可预防的疾病，任何时候开始减肥都不晚。美国布朗大学研究发现，肥胖的人只要减轻20磅(约9 kg)的重量，就能对身体产生长远的积极影响，即使反弹也有助于维持身体健康，能长期改善睡眠呼吸暂停、高血压、骨关节疾病等问题。尤其运动可显著降低癌症风险，专家表示：运动是减肥的最佳选择，快走、游泳、跑步、骑车等是较好的方式。一般来说，每周进行3～5次户外运动，运动时间至少要持续30分钟以上，中到大强度间歇运动减肥效果较佳。

资料来源：https://whb.cn/zhuzhan/yiliao/20190401/253156.html

◆ 你对自己的体重满意吗?

◆ 如果要减肥，该怎样做呢?

一、能量平衡与肥胖

1. 肥胖的定义与分类

肥胖是多因素引起的人体内脂肪积聚过多，达到危害健康程度的慢性代谢性疾病，其机制大多是因为人体长期能量摄入量大于能量消耗量，导致富余能量以脂肪形式存储于人体。肥胖的判定标准有很多，常见的有：

(1) 体重指数(Body Mass Index，BMI)：是目前国际最常用来量度体重与身高比例的工具，也是世界卫生组织(WHO)对肥胖程度的诊断标准。体重指数简单易用，但不适用于某些特殊人群如运动员等。

$$BMI = 体重(kg) / 身高^2(m^2)$$

由于亚洲人群体型偏小，WHO(1997年)的建议标准不适宜用来衡量我国人群，我国的评价标准见表2.2：

表 2.2 我国 BMI 判断标准

BMI 值	＜18.5	18.5～23.9	24～27.9	＞28
结果	消瘦	正常	超重	肥胖

知识链接 2-1

中国人的 BMI 与死亡率

2011 年《加拿大医学协会期刊》(*CMAJ*)上的一篇研究报告称，中国人的 BMI 在 24～25.9 之间，无论男性女性，其死亡风险均为最低。而白色人种死亡率最低的人群被认为是 BMI 在 22.5～24.9 之间。BMI 属于较低或较高级别的人群要面对的死亡风险均更高，呈现“U”形曲线。

资料来源：http://news.medlive.cn/all/info-news/show-16098_97.html

(2) 体脂率：是指人体内的脂肪重量在人体的总体重中所占的比例，是评价肥胖程度和运动减肥效果的敏感指标。体脂率＝人体脂肪组织重量÷人体体重，我国男性＞25%、女性＞30%则可诊断为肥胖。

知识链接 2-2

有一种胖叫“隐性肥胖”

通常在体检时，很瘦的人也会收到“脂肪肝”的诊断，很多人为此感到困惑不解，这其实是一种典型的隐形肥胖。所谓“隐形肥胖”，指的 BMI 是正常的，但身体脂肪组织超标，体脂率很高，脂肪都藏在我们肉眼看不见的内脏附近，如肝脏、胰脏、肠道等，如同给内脏穿了一层厚厚的衣服。所以“隐形肥胖”者们体内的脂肪囤积越多，对代谢循环系统带来的负面影响也越大，会增加患各类代谢综合征、心脑血管疾病等慢性病的风险，还会增加患肿瘤的概率。“隐形肥胖”由于比普通肥胖更难被觉察，所以更易被人忽视，变成影响健康和寿命的潜在“杀手”。

资料来源：https://www.sohu.com/a/234107176_477898

按照脂肪在人体内不同的堆积位置，可将肥胖分为中心性肥胖和周围性肥胖。周围性肥胖(四肢型或皮下型肥胖)的脂肪主要分布于四肢和臀部，以女性为多；中心性肥胖(腹型或内脏型肥胖)的脂肪主要分布于腹部，以男性为多。中心性肥胖对人类健康危害最大，与高血压、糖尿病、冠心病等疾病密切相关，因此是需要积极预防控制的肥胖种类。目前采用腰臀比(Waist-to-Hip Ratio，WHR)来判断中心性肥胖。腰臀比(WHR)＝腰围÷臀围。我国判定正常成年男性的 WHR＜0.90，正常成年女性的 WHR＜0.85，超过此值即为中心性肥胖。

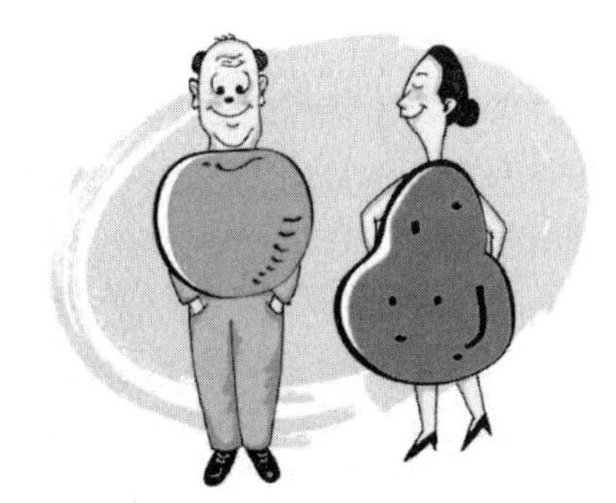

图 2.1 中心性肥胖和周围性肥胖

图片来源：南通市体育科学研究所，https://www.sohu.com/a/221629078_500007

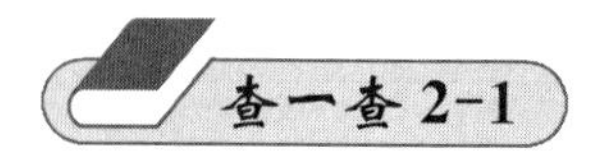

人为什么会发胖呢？和哪些不良习惯有关？请列举原因并归纳总结。

2. 能量

能量看不见摸不着，但是人体的一切活动都与能量有关。人就像一辆汽车，汽油燃烧产生的“能量”是汽车工作的动力，食物中的“能量”也同样给予人体源源不断的工作动力，这些工作既包括各种身体动作活动，也包含维持心跳、呼吸等基本生命力的活动。

国际上能量的单位是焦耳（简称焦，符号 J），因焦耳单位较小，通常使用的是千焦（kJ）。营养学仍然沿用卡路里（简称卡，符号 cal）作为能量的单位，同样因卡路里单位较小，常用的是千卡（kcal）。1 kcal 能量为 1 kg 纯净水由 15 ℃升高至 16 ℃所吸收的能量。千卡和千焦之间的换算关系如下：

$$1\ \text{kcal}=4.184\ \text{kJ} \qquad 1\ \text{kJ}=0.239\ \text{kcal}$$

3. 能量平衡

对人体而言，一天 24 小时都在源源不断地消耗能量，另外，也从一日三餐的食物中摄入能量，消耗的能量和摄入的能量维持着动态平衡。如果出现不平衡，身体健康就会受损。假如人体摄入的能量少，消耗的能量多，即长期处于食不果腹的饥饿状态，生长发育期的儿童、青少年将会出现生长迟缓甚至停止生长的情况，成人则持续消瘦并工作能力下降。假如人体能量摄入过多，消耗的能量又少，即长期处于吃多动少的富余状态，多摄入的能量则会在人体内储存起来，一开始是以糖原的形式存在肝脏和肌肉中，如果 12～24 小时内人体仍然没有将能量消耗掉，则能量会转化为脂肪在体内长期贮存，脂肪一堆积，肥胖就形成了。从表面上看，肥胖与脂肪过多有关，而实质上，肥胖是与长期的能量不平衡有关，尤其是与摄入能量长期持续大于消耗能量密切相关。

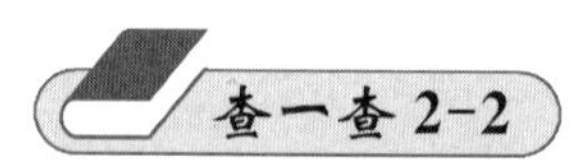

1. 请你就“花钱、存钱、挣钱”三者关系描绘一个模型图。
2. 把钱替换成能量，就能量消耗、能量存储、能量摄入的三者关系修正这个模型图。
3. 如果要减肥，从模型图上看，能量消耗、能量存储、能量摄入这三者应该怎样变化？

二、人体的能量消耗

人体消耗能量的途径很多，归纳起来主要有基础代谢、体力活动、食物热效应和生长发育四个方面。

1. 基础代谢

基础代谢（Basal Metabolism，BM）是指人体维持呼吸、心跳、体温、循环等生命活动所消耗的能量。生命不终止，基础代谢就一刻不停地进行，源源不断地消耗能量，无论身体处于活动状态还是静息状态。此外，基础代谢占人体一天能量消耗的 60%～80%，是能量消耗的最主要途径。

知识链接 2-3

基础代谢与减肥

生活中往往存在这样的现象：两个人吃得一样多，运动量也一样大，可是一个胖一个瘦。很多人会归因于肥胖基因，其实这可能和基础代谢有关。如图 2.2 所示，假设两人的食量和运动量都是一致的，但是两个人基础代谢有差别，基础代谢“高”意味着无论是运动还是静坐，消耗的能量都更多，无形中消耗掉很多能量。因此吃同样的食物，做同样的运动，基础代谢高的人消耗的能量更多，存储的能量更少，更不容易发胖，也就是俗称的“易瘦体质”。

提高基础代谢可以减肥，降低基础代谢意味着更容易发胖。可是基础代谢该如何改变呢？如图 2.2 所示，身体组成中肌肉含量更多，基础代谢也会更高，因此男性的基础代谢比女性高。只有通过运动训练肌肉，提高肌肉含量，升高基础代谢，才能成为易瘦体质。年龄越大，基础代谢越低，也越容易发胖。研究发现，禁食、少食、饥饿会降低基础代谢，因此节食减肥不被推荐，它降低了节食者的基础代谢，反而使其成为易胖体质。

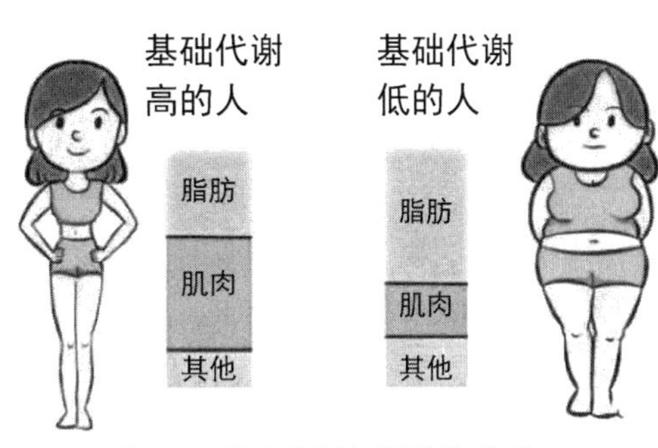

图 2.2　基础代谢与肥胖的关系

图片来源：ELLEfit 杂志

2. 体力活动

体力活动是指人在工作和生活中进行多种身体活动时肌肉做功消耗的能量，是人体能量消耗的第二大途径，占人体一日能量消耗的 15%～30%，也是人体控制能量消耗、保持能量平衡和维持健康的重要部分。人的体力活动包含三个方面，即职业活动、家务劳动和休闲活动，通常所说的运动只是休闲活动的一部分，不能用运动来代表体力活动。影响体力活动消耗能量的因素有：①肌肉越发达者，活动时消耗能量越多；②体重越重者，做相同的运动所消耗的能量越多；③工作越不熟练者，消耗能量越多。

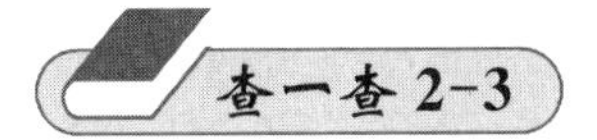

连连看，下列哪些是有氧运动？哪些是无氧运动？（答案扫封底二维码）

短跑		慢跑
游泳	有氧运动	举重
俯卧撑	无氧运动	打篮球
跳远		跳绳

知识链接 2-4

有氧运动和无氧运动

汽车发动机通过燃烧汽油产生动力，汽油的燃烧离不开氧气。同样，人类运动也需要燃烧燃料以获得动力，人类的“燃料”是碳水化合物、脂肪和蛋白质。

运动强度比较低时，耗能也小，氧气有足够的时间被输送到组织细胞中，身体内的“燃料”得到充分的氧化燃烧，能够满足运动的能量需要，这样的运动就是有氧运动。简单地说，低强度、能长时间进行的运动，基本上都是有氧运动，比如：快走、慢跑、长距离慢速游泳、慢骑自行车等。有氧代谢是缓慢但持久的供能过程，主要燃料是碳水化合物和脂肪，其对心、肺是很好的锻炼，可以增强肺活量和心脏功能。

而当人们在做剧烈的运动时，比如 100 米跑，10 多秒钟就已经跑过终点，而起跑时吸的那口氧气，却根本还来不及到达细胞当中去参加“燃烧”的活动。也就是说，氧气还没有起作用，而运动就已经结束了，这就是无氧运动。无氧代谢只能使用糖分为燃料，特点是供能迅速但是产能量比较少，如短跑、举重、跳高等都是无氧运动。

资料来源：https://www.sohu.com/a/227325770_526054

3. 食物热效应

食物热效应（Thermic Effect of Food，TEF）也称食物特殊动力作用，是指人体在摄食时胃肠蠕动、消化吸收营养素时的能量消耗。蛋白质的食物热效应最大，增加能量消耗的30%～40%，碳水化合物增加能量消耗 5%～6%，脂肪增加能量消耗 4%～5%。一般包含蛋白质、脂肪、碳水化合物的混合膳食，约增加基础代谢的 10%。摄食越多，能量消耗也越多；进食快者比进食慢者食物热效应高，吸收和贮存的速率更高，能量消耗也相对更多。

4. 生长发育

对于一些特殊人群，如婴幼儿、儿童、孕妇、乳母、病人等，维持其机体生长、乳汁分泌等特殊生理活动所消耗的能量，称为生长发育的能量消耗。

正在生长发育的婴幼儿、儿童、青少年需要额外消耗能量满足新生组织形成及新生组织的新陈代谢；孕妇的生长发育能量消耗主要用于子宫、乳房、胎盘、胎儿的生长发育及体脂储备；乳母的能量消耗用于乳汁合成与分泌；创伤病人康复时合成新细胞组织也需要能量。

三、食物的能量供应

食物中的营养素很多，但能够提供能量的只有四种——蛋白质、脂类、碳水化合物和乙醇，其中乙醇在食物中并不常见，因此将常见的蛋白质、脂类、碳水化合物称为三大产能营养素，其中脂类主要以脂肪为代表。除三大产能营养素和乙醇之外，其他营养素均不产生能量，因此衡量一餐饭食的能量高低，往往是对其所含有的三大产能营养素和乙醇进行比较。

知识链接 2-5

低碳水化合物饮食可行吗？

低碳水化合物饮食曾是一种风靡美国且受肥胖人士追捧的减肥方法，其减肥法又称作阿特金斯减肥法或吃肉减肥法，是由美国的罗伯特·阿特金斯提出的一种减肥方法。他认为只要不摄入碳水化合物，随便吃高蛋白、高脂肪的食品就可以减肥，其阐述的原理是人体在消耗热量时首先要消耗的是碳水化合物，其次是人体自身的脂肪，如果食物中少有碳水化合物，那么人体自然就会消耗自身的脂肪，从而达到减肥的目的。阿特金斯自己也一直执行这种减肥方法，但他于 2003 年去世时人们发现，他有严重的高血压和心脏病，他的疾病与他实行的减肥方法有很大关系。

从医学角度来说，这种不科学的饮食方法（过高的蛋白质和脂肪摄入，却严重缺乏碳水化合物），对身体造成很大负担，对心脏病和高血压患者来说，更是一种不可忽视的诱导因素。想减轻体重的话，可通过减少摄取简单碳水化合物，如蛋糕、饼干等，而尽量吃些谷类、蔬菜、全麦面包等高纤维复合碳水化合物，且搭配多做运动，提高新陈代谢以燃烧过多的热量，这才是有效长远的减肥之道。

资料来源：https://www.boohee.com/user_ask/show/289

1. 产能营养素

产能营养素在体内氧化燃烧产生的能量数值称为能量系数。1 g 蛋白质完全氧化燃烧可产生 4 kcal 能量；脂肪在体内是产能最高的物质，1 g 脂肪可产生 9 kcal 能量；1 g 碳水化合物产生 4 kcal 能量；除此之外，1 g 酒精（乙醇）也可在体内产生 7 kcal 能量。

因此，一顿餐食的能量值为食物所含蛋白质、脂肪、碳水化合物、乙醇产生的能量值的总和。即膳食总能量＝总蛋白质重量×蛋白质能量系数＋总脂肪重量×脂肪能量系数＋总碳水化合物重量×碳水化合物能量系数＋总乙醇重量×乙醇能量系数＝总蛋白质重量（g）×4 kcal/g＋总脂肪重量（g）×9 kcal/g ＋总碳水化合物重量（g）×4 kcal/g＋总乙醇重量（g）×7 kcal/g。

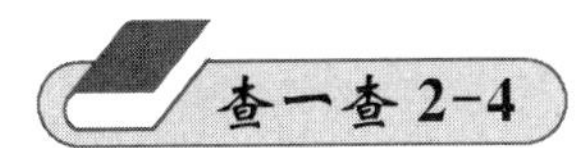

假设你需要减肥，从以下食材中选出一荤一素做成菜肴，要求菜肴的能量值最低。（答案扫封底二维码）

猪肉	鸡肉	鱼肉
番茄	芹菜	胡萝卜

知识链接 2-6

食材能量的一般规律

天然食材中很少含有乙醇，因此往往用三大产能营养素的含量来衡量食材的能量高低。一般而言，肉类中碳水化合物和蛋白质的含量相近，脂肪含量差异较大，因此肉类能量值的高低往往取决于脂肪含量的高低。肉类脂肪含量一般为畜肉＞禽肉＞水产，因此能量值畜肉＞禽肉＞水产，当然也有例外，但大多数遵循此规律。而蔬菜的脂肪和蛋白质含量都不多，差异较大的是碳水化合物的含量，因此蔬菜能量值的高低往往取决于碳水化合物含量的高低。

2. 最佳供能比

三大产能营养素在体内都有其特殊的生理功能，并能相互转化和影响，如碳水化合物与脂肪可以相互转化等。因此，三大产能营养素在一日膳食中都应摄入，但是三者摄入比例应该是多少呢？研究发现了最佳供能比——三大产能营养素提供的能量分别占一日总能量的比重。根据我国的饮食习惯，最佳供能比为：成人碳水化合物占一日总能量供给量的 55%～65%，脂肪占 20%～30%，蛋白质占 10%～15%。年龄越小，蛋白质及脂肪占比越应适当增加，而成年人脂肪摄入量不宜超过总能量的 30%。

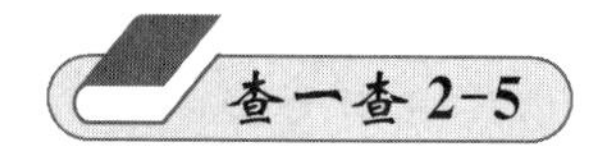

如何做到科学减肥？

3. 肥胖人群的饮食原则

肥胖人群在减轻体重时，不宜过快或过急，每周减轻体重不宜超过 1 kg，可分阶段进行科学减重。肥胖人群在饮食方面，应做到以下几方面：①控制总能量；②限制脂肪摄入量；③碳水化合物的供给要适量；④限制辛辣及刺激性食物及调味品的摄入量；⑤膳食中必须有足够量的新鲜蔬菜和水果；⑥应注意烹饪方法的运用；⑦限制高糖的摄入，增加膳食纤维的摄入；⑧养成良好的饮食习惯；⑨保证适当的饮水量；⑩减肥要着眼于预防。

思考练习 2-1

请你为一名肥胖男性大学生设计一份减肥菜单(午餐)。

第二节　宏量营养素

案例导入 2-2

我国Ⅱ型糖尿病的患病趋势

近 40 年来，我国Ⅱ型糖尿病患病率持续上升。截至 2019 年，我国糖尿病人群数目庞大，且患者控制现状不容乐观：知晓率 38.6%，治疗率 35.6%，达标率 5.6%。更值得关注的是，中国糖尿病诊断率存在显著的地域差异，我国西南部的糖尿病诊断率仅 16.4%，而其他地区，如北部地区可达 42.1%，东北部和东部均为 34%左右，西北部地区是 20.7%。

目前已证实，在中国，不健康的生活方式、年龄增长、肥胖是诱发糖尿病的三大主因。控制肥胖在糖尿病防治中非常重要，77%的糖尿病可以通过控制代谢来预防，以及通过减少饮酒、合理饮食、增加体力活动、减肥、治理空气污染等因素来消除。

资料来源：https://www.sohu.com/a/355981320_377345

◆ 你身边有Ⅱ型糖尿病患者吗？

◆ 糖尿病患者在饮食上应注意什么呢？

一、碳水化合物与糖尿病

1. 糖尿病

糖尿病(Diabetes Mellitus，DM)是以慢性血葡萄糖(简称“血糖”)水平增高为特征的代谢性疾病，和调节血糖的胰岛素分泌有关。症状为“三多一少”，即多饮、多尿、多食和消瘦，后期并发症较多，如失明、肢端坏疽、肾功能衰竭等。

糖尿病可分为Ⅰ型糖尿病、Ⅱ型糖尿病、妊娠期糖尿病和其他类型糖尿病等。Ⅰ型糖尿病多为遗传型，患者年纪偏小，且存活率不高。生活中最常见的是Ⅱ型糖尿病，患者往往年纪偏大，致病因素较复杂，目前尚无法根治而仅能控制病情。饮食控制正是控制Ⅱ型糖尿病病情的重要手段。

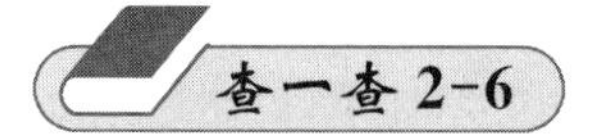

Ⅱ型糖尿病患者应该少吃糖吗？

2. 碳水化合物的生理功能和分类

碳水化合物(Carbohydrate)也称糖类，是由碳、氢、氧三种元素组成的有机化合物。碳水化合物在人体中被称为“生命的燃料”，意指其是人体中最重要的提供能量的营养素，如葡萄糖、糖原在身体内都可以直接燃烧提供能量，是人体内简单易得的供能物质。碳水化合物的生理功能有：①储存和提供能量；②构成组织及重要生命物质；③血糖调节作用；④节约蛋白质作用；⑤抗生酮作用；⑥保肝、解毒作用；⑦增强肠道功能。

根据化学结构可将碳水化合物分为单糖、双糖、寡糖、糖醇、多糖等，详见表2.3。

表2.3　主要膳食碳水化合物分类和组成

分类(DP)	亚组	组成
糖(1～2个单糖)	单糖	葡萄糖、半乳糖、果糖
	双糖	蔗糖、乳糖、麦芽糖、海藻糖
	糖醇	山梨糖醇、甘露糖醇
寡糖(3～9个单糖)	异麦芽低聚糖	麦芽糖糊精
	其他寡糖	棉子糖、水苏糖、低聚果糖
多糖(≥10个单糖)	淀粉	直链淀粉、支链淀粉
	非淀粉多糖	纤维素、半纤维素、果胶

知识链接 2-7

糖的甜度

甜味往往是我们在生活中判断食物是否含糖的重要标准，但是舌头有时也会欺骗你，很甜的食物不一定含有天然糖，如糖醇很甜，但它既不损害牙齿也不会升高血糖，可以作为糖尿病人的甜味剂。而不甜的食物含糖量可能也不少，如淀粉等。

糖甜度的高低与糖的分子结构、分子量、分子存在状态及外界因素有关。不同种类的糖混合时，对其甜度有协同增效作用。甜味的强弱用甜度来表示，一般以10%或15%的蔗糖水溶液在20 ℃时的甜度为1.0，其他糖的甜度通过与之相比较得到。以下是部分糖的甜度：

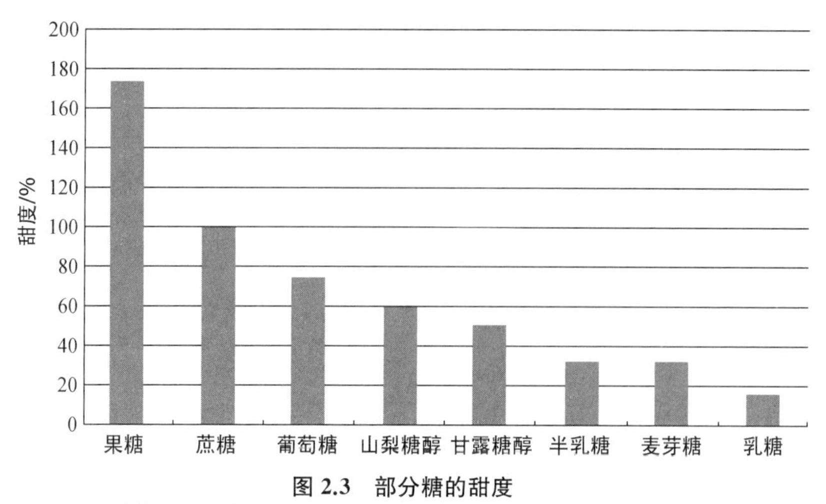

图 2.3 部分糖的甜度

图片来源:百度知道,https://zhidao.baidu.com/question/7820564.html

资料来源:https://www.sohu.com/a/223829837_487948

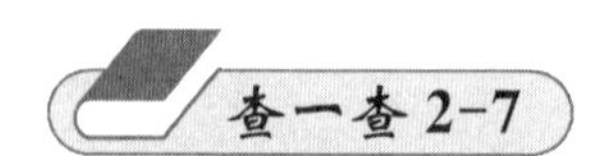

所有碳水化合物中,哪些碳水化合物糖尿病患者能吃?哪些要少吃?

3. 糖尿病人的饮食原则

血糖生成指数(Glycemic Index, GI)是以标准葡萄糖为参照,反映某种食物升高血糖的效应,衡量具体食物进入人体后引起血糖升高的程度。GI 高,代表食物进入胃肠后消化快、吸收率高,血糖升得很快;GI 低,代表食物在胃肠中停留时间长,吸收率低,血糖升得慢。很明显,糖尿病患者适合低 GI 的食物。目前,GI 值低于 55 为低 GI 食物,GI 值在 55～75 之间为中等 GI 食物,GI 值大于 75 为高 GI 食物。表 2.4 为常见食物的 GI 值。

表 2.4 常见食物 GI 值

糖类	水果	粮食类	大豆及豆制品类	根茎类	其他
麦芽糖 105	西瓜 72	馒头 88.1	大豆 18	煮红薯 76.7	蚕豆 79
葡萄糖 100	菠萝 66	米饭 83.2	豆腐干 23.7	土豆泥 73	南瓜 75
白糖 83.5	葡萄干 64	油条 74.9	炖豆腐 31.9	胡萝卜 71	扁豆 38
蜂蜜 73	芒果 55	汉堡包 61	冻豆腐 22.3	土豆 62	绿豆 27.7
蔗糖 65	猕猴桃 52	玉米 55	—	山药 51	花生 14
巧克力 49	苹果 36	面条 55	—	—	四季豆 27
乳糖 46	梨 36	烙饼 79.6	—	—	—
果糖 23	桃子 28	—	—	—	—

糖尿病患者膳食除了考虑 GI 值之外,更应考虑少食多餐的进食方式,如三餐两点制。粮食类的 GI 值很高,但粮食类是糖尿病患者必须要食用的,因此可以一方面增加复合碳水

化合物，尤其是富含膳食纤维的粗杂粮的摄入，另一方面采用少食多餐的方式，让餐后血糖不致上升过快。对超重或肥胖的患者而言，应降低脂肪摄入量，同时适当补充矿物质、维生素。

4. 碳水化合物的食物来源与参考摄入量

我国推荐居民一日膳食的碳水化合物所提供的能量占总能量的55%～65%。碳水化合物的来源主要是粮谷类和薯类食物，一日推荐量为250～400 g，其中应包括复合碳水化合物淀粉、不消化的抗性淀粉、非淀粉多糖和寡糖等。限制纯能量食物如糖的摄入量，一日精制糖的食用量低于50 g，最好不超过25 g。

知识链接 2-8

不吃主食健康吗？

网上很多减肥达人在介绍"减肥秘诀"时，估计都会主张一个观点——戒主食，并以水果、蔬菜、水煮鸡胸肉食品等替代主食。然而，不吃主食真能达到减肥效果吗？如果人长期不吃主食的话是否会对身体产生某些危害呢？

我们所讲的主食，通常指米饭、面包、面条、米粉等，这些食物是人体碳水化合物的主要来源，可为人体提供热能。研究显示，长期不吃主食会影响人的大脑，导致记忆能力、认知能力下降，思维迟钝，精神不振，注意力不集中等，严重的甚至会引起抑郁症或厌食症。长期不吃主食或会导致身体营养不良，进而影响身体的新陈代谢，造成体弱，诱发身体各种问题。若在减肥运动期间戒断主食，很容易造成肌肉乏力，且还会令脑功能受损，引发头晕、心悸、无力等不适症状，严重危害身体健康。

资料来源：http://fitness.39.net/a/191105/7589897.html

二、膳食纤维与便秘

1. 便秘

便秘(Constipation)指大便次数减少，一般每周少于3次，且排便困难、粪便干结。

人体在摄入食物后，胃会将食物进行初步消化，然后输送到小肠中，小肠则将其中的蛋白质、脂肪、葡萄糖等物质吸收，将剩余的食物残渣转运到大肠中，大肠进一步吸收食物残渣中的水分，结肠在蠕动中将剩余的残渣也就是粪便挤压、浓缩，排泄出来就会形成大便。便秘一方面是因为人体饮水不足，大肠会竭尽全力吸收粪便中的水分，大便会变得干结难以排出，另一方面当人体进食量少或者食物缺乏膳食纤维，粪便的体积就会变小，在肠道停留的时间增加，变得难以排出。

2. 膳食纤维

知识链接 2-9

膳食纤维的神奇作用

20世纪50年代末期，欧美国家组织专家团进入文明病发病率极低的非洲进行考察。非洲人过着一种近似原始人的生活，没有牛排、牛奶、可口可乐、炸鸡腿和汉堡包，更没有舒适干净的卫生间，非洲人的粪便随处可见。非洲人的排便量很大，每次在 1 kg 左右，与牛粪很相似，还没有臭味。但这里的人们没有便秘，慢性肠炎也很少见，糖尿病、高血压、高脂血症、肠癌在这里更是很少见到。

科学家将膳食纤维定义为：人体消化酶不能消化的食物成分的总和。因为不能消化，膳食纤维长期以来都被认为没有营养价值，直到 1989 年举办膳食纤维国际专题研讨会。这次研讨会的内容包括膳食纤维与肠胃功能、脂肪吸收与糖尿病、动脉粥样硬化、大肠癌等，并宣布膳食纤维对这类慢性疾病有预防和控制作用。因为膳食纤维的生理功能较多，故而把膳食纤维称为第七大营养素。

资料来源：http://blog.sina.com.cn/s/blog_915664540101616s.html

膳食纤维（Dietary Fiber）指不被人体消化、吸收、利用的多糖。虽然被称为第七大营养素，但是膳食纤维属于多糖，是碳水化合物的一种，因其功能特殊，所以单列。膳食纤维主要包括纤维素、半纤维素、果胶、木质素、抗性淀粉等。

膳食纤维虽然不被消化吸收，但是经过人体消化系统时可以带走富余的营养素和食物残渣，因此也被称为“肠道的清洁工”。其主要生理功能包括：维持口腔健康、增加饱腹感、降低血糖、减少对脂肪和胆固醇的吸收、预防便秘和结肠癌等。膳食纤维能够软化大便，同时增加粪便体积，促进肠道蠕动，帮助排便通畅，改善大肠功能。然而膳食纤维摄入过多会影响人体对矿物质和脂溶性维生素的吸收。

3. 膳食纤维的食物来源

中国营养学会推荐每人每日 20～35 g 总膳食纤维。食物中的膳食纤维主要来自植物性食物，如水果、蔬菜、豆类和谷类，尤其是全谷物和麦麸等的膳食纤维含量较高，同时加工程度越精细，其膳食纤维损失也越多。

三、蛋白质与增肌

1. 蛋白质

蛋白质（Protein）分子主要由碳、氢、氧、氮构成，少量含有硫、磷、碘等元素。与碳水化合物和脂类不同，氮元素是蛋白质独有的，所以在人体内脂类和碳水化合物可以相互转化，但是只有在氮存在的前提下，才能合成蛋白质。

没有蛋白质就没有生命，可以说人体从头到脚、从内到外，大多由蛋白质构成。而蛋白质不仅构成人体，也是人体内重要的功能因子和调控因子。蛋白质的生理功能如下：①构成和修复组织：人体很多组织和器官都主要由蛋白质构成，人体的生长发育就是蛋白质不断增加的过程。②调节生理功能：人体内调节各种生理活动的生物活性物质有酶、激素和抗体等，它们大都属于蛋白质。③供给能量：这不是蛋白质的主要功能，只是在人体碳水化合物和脂肪均不足的前提下，才被迫燃烧提供能量。

知识链接 2-10

蛋白质为什么珍贵？

蛋白质是荷兰科学家格利特·马尔德在 1838 年发现的，他发现有生命的东西离开蛋白质就不能生存。蛋白质是生物体内一种极重要的高分子有机物，占人体干重的 54%，人体中估计有10万种以上的蛋白质。因蛋白质是自然界中唯一含有氮元素的物质,而人类在膳食中如果长期蛋白质摄入不足,可能会出现消化吸收不良、慢性腹泻、水肿、肌肉萎缩、抵抗力下降以及智力下降等问题,故人体的生长、发育、运动、遗传、繁殖等一切生命活动都离不开蛋白质。生命需要蛋白质,也离不开蛋白质,故而其尤为珍贵。

资料来源:https://baike.so.com/doc/968469-1023692.html#968469-1023692-10

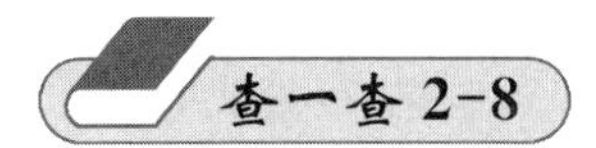

从蛋白质利用的角度,空腹喝牛奶好吗?

2. 蛋白质缺乏症

蛋白质缺乏症是蛋白类摄入不足或者消耗过多导致的营养不良性疾病。成人和儿童均会发生,但处于生长发育期的儿童更为常见。

WHO估计全球约500万儿童患有"蛋白质-能量营养不良"(Protein-Energy Malnutrition,PEM),很多由贫困饥饿导致。一般分为三种类型:①消瘦型:蛋白质和能量摄入均严重不足,属于饥饿导致,患儿表现为消瘦、无力、发稀、没有肌肉和皮下脂肪。②水肿型:能量摄入基本满足但蛋白质严重不足,即患儿不至于挨饿,但是没有蛋白质来源,表现为腹腿部水肿、虚弱、生长滞缓、头发变脆和易脱落。③混合型:以上两种症状并存。

知识链接 2-11

大头娃娃事件&三鹿奶粉事件

2003年,安徽阜阳100多名婴儿陆续患上一种怪病,脸大如盘,四肢短小,当地人称之为"大头娃娃",相关媒体报道使安徽阜阳"空壳奶粉害人"事件引起社会关注。国务院调查组调查证实,不法分子用淀粉、蔗糖等价格低廉的食品原料全部或部分替代乳粉,导致婴幼儿奶粉中蛋白质含量严重不足,处于生长发育期的婴儿出现水肿、生长停滞、免疫力下降等蛋白质缺乏症状。于是国家出台婴幼儿奶粉的蛋白质含量标准,并对婴幼儿奶粉的蛋白质含量进行严格检测,而当时的蛋白质检测技术并不是直接检测奶粉中的蛋白质,而是检测含氮量。

2008年,三鹿奶粉三聚氰胺事件引起轰动,很多食用三鹿奶粉的婴儿被发现患有肾结石,随后在其奶粉中发现化工原料三聚氰胺。事件迅速恶化,包括伊利、蒙牛、光明、圣元及雅士利在内的多个厂家的奶粉均检出三聚氰胺。为什么要在奶粉中添加三聚氰胺?它既不能让奶粉口感更好,也不能增加营养,反而危害婴幼儿身体健康。答案很简单,只是因为一分子的三聚氰胺含有3个氮原子,添加进奶粉能够让奶粉的含氮量增加,也就能间接提高蛋白质的含量,通过国家检测。

近年来,随着国家实施食品安全战略,国务院发布《"十三五"国家食品安全规划》,将食品安全提升至前所未有的高度。2019年5月23日,国家发展改革委联合有关部门制定《国产婴幼儿配方乳粉提升行动方案》。国家质检总局对全部在产的婴幼儿配方奶粉生产企业实施了驻厂监管,提高婴幼儿配方乳粉产品质量抽查频次,三聚氰胺成了必检项目。

资料来源:https://baike.so.com/doc/5422570-5660769.html;https://baike.so.com/doc/5381224-5617536.html

3. 蛋白质的组成单位——氨基酸

氨基酸是分子结构中既有“氨基”又有“羧基”的化合物，是组成蛋白质的基本单位。

组成蛋白质的氨基酸共有 20 种，可以分为三类：①必需氨基酸（Essential Amino Acid）：指不能在体内合成或合成速度不能满足人体需要，必须从外界食物获得的氨基酸。成人必需氨基酸共有 8 种，分别为缬氨酸、异亮氨酸、亮氨酸、苯丙氨酸、甲硫氨酸（蛋氨酸）、色氨酸、苏氨酸、赖氨酸。对于婴儿而言，须增加 1 种——组氨酸。因为必须从食物获得，必需氨基酸是营养学关注的重点。②非必需氨基酸（Nonessential Amino Acid）：指人体可以自身合成，不需要从食物中获取的氨基酸，主要包括丙氨酸、精氨酸、天冬氨酸、天冬酰胺、谷氨酸、谷氨酰胺、甘氨酸、脯氨酸和丝氨酸 9 种。③条件必需氨基酸（Conditionally Essential Amino Acid）：又称半必需氨基酸，指在人体内可以由必需氨基酸转化合成而来的氨基酸。如果增加半必需氨基酸的食用，可以节约必需氨基酸，包括半胱氨酸和酪氨酸 2 种。

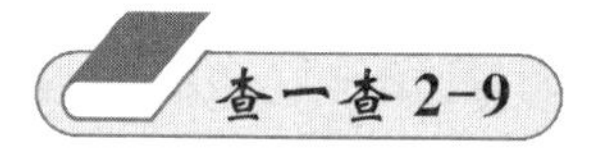

必需氨基酸是人体必需的意思吗？非必需氨基酸就是人体不需要？

4. 蛋白质的营养评价

蛋白质的营养评价主要从食物的蛋白质含量、消化吸收程度和被人体利用程度三方面进行。

（1）蛋白质的含量：衡量某食物中蛋白质的多少。食物中豆类、肉类、乳类、蛋类蛋白质含量较高，谷类较少，蔬菜水果则更少。食物中蛋白质含量常常通过检测含氮量，再乘以换算系数而得到，如蛋白质含量＝含氮量×6.25。

（2）蛋白质消化率：某食物的蛋白质在消化道内被分解和吸收的程度。蛋白质真消化率（%）＝[摄入氮－（粪氮－粪代谢氮）]÷摄入氮×100%，部分食物的真消化率详见表 2.5。

表 2.5　部分食物的真消化率

食物	真消化率/%	食物	真消化率/%
鸡蛋	97±3	燕麦	86±7
牛奶	95±3	小米	79
肉、鱼	94±3	大豆粉	86±7
玉米	85±6	菜豆	78
大米	88±4	花生酱	88
面粉（精制）	96±4	生大豆	60
豆腐	90	熟豆浆	85

（3）蛋白质利用率：食物蛋白质被消化吸收后在体内利用的程度，“利用”是指最终成为人体构成、调节人体功能的蛋白质。衡量蛋白质利用率的指标常用：生物价、功效比值和净利用率。

生物价（Biological Value，BV）指食物蛋白质中被人体吸收的氮与吸收后在人体内储留的氮的比值，生物价＝储留氮÷吸收氮×100％。生物价越高，表明被人体利用程度越高，最大值为100。常见食物的生物价见表2.6。

表2.6 部分食物的生物价

食物	生物价	食物	生物价
鸡蛋	94	大米	77
鸡蛋白	83	小麦	67
鸡蛋黄	96	生大豆	57
脱脂牛奶	85	熟大豆	64
鱼	83	扁豆	72
牛肉	76	蚕豆	58

蛋白质功效比值(Protein Efficiency Ratio, PER)是以生长发育中的幼小动物为研究对象，测定其摄入1 g某食物蛋白质所增加的体重数，蛋白质功效比值＝动物体重增加数(g)÷摄入某食物蛋白质重量(g)。

蛋白质净利用率(Net Protein Utilization, NPU)是指蛋白质在人体内的储留量占蛋白质摄入量的百分比，是将蛋白质生物价与消化率结合起来评价的指标。蛋白质净利用率(％)＝消化率×生物价＝储留氮÷摄入氮×100％。

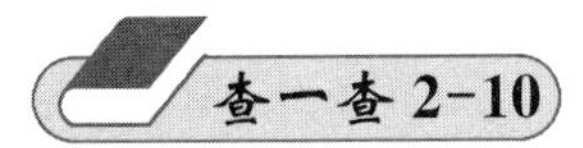

根据蛋白质的营养评价指标，想一想如果某大学生正在训练肌肉，增肌效果好的食物有哪些？应该使用哪些指标评价增肌效果？

营养学常将食物的蛋白质分为三类：①完全蛋白质：所含必需氨基酸种类齐全、数量充足、比例适当，不仅能维持人体健康而且能促进人体的生长发育，如蛋类、乳类、肉类、大豆等食物中的蛋白质属于此类。②半完全蛋白质：所含必需氨基酸种类齐全，但有的数量不足、比例不适当，可维持生命，但不能促进人体生长发育，如小麦、大麦中的麦胶蛋白等。③不完全蛋白质：所含必需氨基酸种类不全，既不能维持生命，也不能促进人体生长发育，如玉米中的玉米胶蛋白、动物结缔组织和肉皮中的胶质蛋白等。

知识链接 2-12

鱼翅的蛋白质评价

鱼翅是由软骨鱼类的鱼鳍制成，大部分来自鲨鱼。自古以来，鱼翅就是传统的名贵食材，现在捕鱼业极为发达，鱼翅的产量也大幅度上升，价格虽然有所下落，但仍是非常昂贵的食材。鱼翅中蛋白质含量确实较高，而且绝大部分都是胶原蛋白，其含量占粗蛋白的92％以上，可其氨基酸构成比例与人体蛋白质相比差异显著，其所含的必需氨基酸也仅占氨基酸总量的20.5％，并不是优质蛋白。从蛋白质的营养价值上来看，鱼翅还不如牛奶、鸡蛋等食物。

许多人认为，鱼翅的胶原蛋白具有美容功效。皮肤衰老确实可能由人体胶原蛋白含量减少造成,但胶原蛋白是生物大分子,人体无法从食物中直接吸收,不是吃胶原蛋白就能补胶原蛋白。目前没有确切的科学根据证明鱼翅对健康有效,且鲨鱼属于野生动物,拒绝捕捞、加工、食用野生动物及制品,是每个公民应尽的责任。

资料来源:https://www.360kuai.com/pc/9cd37791fea317b3b? cota=3 & kuai_so=1 & sign=360_57c3bbd1 & refer_scene=so_1

5. 限制氨基酸和蛋白质的互补作用

限制氨基酸(Limiting Amino Acid):当蛋白质中一种或几种必需氨基酸的含量较低,导致整个蛋白质在体内不能被充分利用,这些含量较低的必需氨基酸称为限制氨基酸。其中含量最低的称为第一限制氨基酸,含量次低的称为第二限制性氨基酸,余者以此类推。如大米、面粉中的第一限制氨基酸为赖氨酸,大豆中的第一限制氨基酸为甲硫氨酸(蛋氨酸)。

知识链接 2-13

完美蛋白质——鸡蛋

食物蛋白质中各种必需氨基酸的构成比例与人体越接近,被人体利用的程度就越高,蛋白质营养价值也越高。对人体而言,在所有食物中,鸡蛋的蛋白质仅次于人类母乳,鲜鸡蛋主要包含蛋清的卵蛋白和蛋黄的卵黄蛋白,吸收率相当高,可达99.7%,同时鸡蛋没有限制氨基酸,因而鸡蛋被称为完美蛋白。在实验中常以它作为参考蛋白,用来对比其他蛋白质的质量。

资料来源:https://baike.so.com/doc/5350939-5586396.html

除了鸡蛋和母乳,几乎所有食物的蛋白质都有限制氨基酸,会降低蛋白质的营养价值。研究发现,将两种或两种以上食物蛋白质(限制氨基酸不同)混合食用,必需氨基酸能够取长补短、相互补充,提高这几种蛋白质的利用率,该现象称为蛋白质的互补作用(Protein Complementary Action)。如大豆中的第一限制氨基酸为甲硫氨酸,米、面中的第一限制氨基酸为赖氨酸,大豆及其制品与米面同食,即可相互补充其甲硫氨酸与赖氨酸含量,使整体营养价值上升。食物蛋白质的互补作用遵循三原则:①食物的生物学"种属"越远越好,如荤素搭配比单纯吃肉或单纯吃素要好;②搭配食物的种类越多越好;③各种食物同时食用,尽量在4小时之内。

6. 蛋白质的食物来源

蛋白质的食物来源为动物性食物和植物性食物,前者如蛋类、肉类、水产类和乳类,均为优质蛋白质,后者如豆类、谷薯类等,以豆类质量稍佳。推荐一日膳食的蛋白质2/3为动物性蛋白,1/3为植物性蛋白。推荐我国成人蛋白质摄入量占膳食总能量的10%~12%,儿童、青少年为12%~14%,成人男性每日80 g,女性70 g,怀孕、哺乳期应增加蛋白质摄入量。

四、脂类与高脂血症

1. 高脂血症

高脂血症:血液中胆固醇或甘油三酯过高,或者高密度脂蛋白胆固醇(HDL)过低,也称血脂异常。血脂增高,会在血管内逐渐沉积呈黄色粥样斑块,逐渐形成动脉粥样硬化。血管因沉积堵塞，管腔变狭窄，血液流过时对血管壁的压力就会增加，慢慢形成高血压。加上血管硬化等因素，导致血管很容易破裂，尤其是心脏和脑部的血管破裂，会使心脏、大脑及全身组织发生严重缺血或出血的情况，这就是所谓的心脑血管疾病。全世界每年死于心脑血管疾病的人数高达 1 500 万，致死率、致残率均较高，被称为全球第一杀手。而高脂血症、高血压和心脑血管疾病的关系是相互影响、密不可分的。

知识链接 2-14

我国心脑血管疾病报告

随着现代生活方式的改变和饮食结构的变化，我国心脑血管疾病患病率呈现持续上升的趋势。2018 年推算，心血管疾病现患人数 2.9 亿。2016 年心血管疾病死亡率仍居首位，高于肿瘤及其他疾病，且农村高于城市。2003—2016 年中国脑血管疾病死亡率也呈上升趋势，农村地区脑血管疾病死亡率高于城市地区。与 2015 年相比，2016 年中国脑血管疾病死亡率城市居民略有下降，农村居民明显上升。究其原因，心脑血管疾病危险因素包括高血压、血脂异常、糖尿病、超重与肥胖、吸烟、身体活动过少、膳食结构不健康和空气污染等。

资料来源：http://news.medlive.cn/heart/info-progress/show-156687_129.html

2. 脂类及分类

脂类(Lipids)分为类脂和脂肪。类脂分为磷脂和固醇类；脂肪也称甘油三酯，由一分子甘油和三分子的脂肪酸合成而来。脂肪酸按饱和程度分为“饱和脂肪酸”和“不饱和脂肪酸”。其中，“不饱和脂肪酸”根据不饱和双键的个数，分为“单不饱和脂肪酸”(含有单个双键，如油酸)和“多不饱和脂肪酸”(含有两个或两个以上双键，如亚油酸)。中国营养学会推荐一日脂肪摄入中饱和脂肪酸∶单不饱和脂肪酸∶多不饱和脂肪酸为 1∶1∶1。

脂类生理功能有：①贮存和提供能量，其中储存能量是脂类的重要功能；②起保温及润滑作用；③是机体构成成分；④起内分泌作用；⑤提供脂溶性维生素。

知识链接 2-15

反式脂肪酸的危害

脂肪酸按空间结构可分为顺式脂肪酸和反式脂肪酸。天然食物中的油脂，其脂肪酸空间结构多为顺式，而人造奶油和黄油中，脂肪酸空间结构会由顺式变成反式。近年来，反式脂肪酸对人体的危害引起了人类的广泛关注，它会增加人体患肿瘤、Ⅱ型糖尿病等疾病的风险。反式脂肪酸主要存在于人造黄油、人造奶油、植物奶油、植脂末、氢化植物油、咖啡伴侣、西式糕点、薯片、炸薯条、珍珠奶茶等之中。

资料来源：https://baike.baidu.com/item/%E5%8F%8D%E5%BC%8F%E8%84%82%E8%82%AA%E9%85%B8/5157188? fr=aladdin

动物脂肪一般含有“饱和脂肪酸”，在室温下呈固态，也称为“脂”，如猪油、牛油、奶油；植物油一般含有“不饱和脂肪酸”，在室温下呈液态，也称为“油”，如豆油、花生油、菜籽油、芝麻油、玉米油等。植物油的消化吸收率比动物脂肪高，微量营养素也多。同时饱和脂肪酸的摄入被证实与高脂血症、心脑血管发病率密切相关，因此提倡少吃动物脂肪，多吃植物油。

知识链接 2-16

“液体黄金”“地中海甘露”——橄榄油

地中海地区是世界上心脑血管疾病、癌症、阿尔茨海默病发病率最低的地区，研究证实这和地中海地区人群长期食用橄榄油关系密切。橄榄油是由新鲜的油橄榄果实直接冷榨而成的，不经加热和化学处理，保留天然营养成分，被誉为“液体黄金”“植物油皇后”“地中海甘露”。

研究证实：橄榄油中的ω-3脂肪酸可以促进人体血液循环，降低患高血压、心脏病等疾病的风险；其中含有的独特的单不饱和脂肪酸——油酸，能调整人体血浆中高密度脂蛋白胆固醇、低密度脂蛋白胆固醇的比例，从而能防止人体内胆固醇过量。此外，橄榄油含有丰富的维生素A、维生素D、维生素E、维生素K和胡萝卜素等脂溶性维生素及抗氧化物等多种成分，能够起到保护消化系统、抗衰老、防辐射、防癌、保护心脑血管等作用。橄榄油作为食用油，能有效降血脂，有助于减少高血压、心脑血管疾病的发生风险。

资料来源：https://baike.so.com/doc/5333901-5569338.html#5333901-5569338-5

磷脂是一类含有磷酸的脂类，具有亲水性和亲脂性双重特性，常见的有卵磷脂、脑磷脂和神经鞘磷脂，广泛存在于动物的脑、肝、蛋黄和植物的种子中。磷脂的主要功能有：①提供能量；②是细胞膜的构成成分；③起乳化剂作用；④改善心血管；⑤改善神经系统功能。

固醇类是一类含有多个环状结构的脂类化合物。其中，胆固醇(Cholesterol)与人体关系密切，既是细胞膜的重要成分，也是人体内许多重要活性物质如胆汁、性激素、肾上腺素等的合成原料。重要的是，人体自身可以合成胆固醇，一般不存在胆固醇缺乏，所以每天从食物中摄入的胆固醇量应低于300 mg，相当于1～2个鸡蛋黄的胆固醇含量。胆固醇较高的食物包括蛋黄、动物脑以及肝、肾等动物内脏。

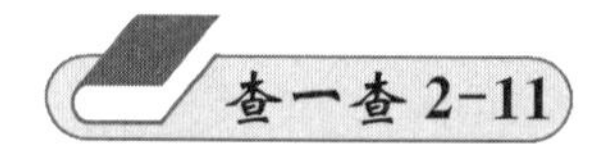

根据脂类的分类，对于高脂血症患者，哪些油应该少吃？哪些油反而可以降血脂？

3. 必需脂肪酸

必需脂肪酸(Essential Fatty Acid, EFA)：人体自身无法合成，必须通过食物摄入的脂肪酸，包括亚油酸和α-亚麻酸。必需脂肪酸的缺乏，可引起生长迟缓、生殖障碍、皮肤损伤以及肾脏、肝脏、神经和视觉疾病，多发生在婴儿、以脱脂奶或低脂膳食喂养的幼儿及慢性肠道疾病患者中。

知识链接 2-17

DHA和EPA

DHA为二十二碳六烯酸，俗称“脑黄金”。DHA是神经系统细胞生长及维持的一种主要成分，是大脑和视网膜的重要构成成分，对胎婴儿智力和视力发育至关重要。DHA的主要食物来源有母乳、配方奶粉、深海鱼类、坚果、鸡蛋、藻类等。

EPA即二十碳五烯酸，是鱼油的主要成分，俗称“血管清道夫”。EPA具有帮助降低血液中胆固醇和甘油三酯的含量，促进体内饱和脂肪酸代谢，从而起到降低血液黏稠度，防止脂肪在血管壁沉积，预防动脉粥样硬化的形成，预防高脂血症、高血压和心脑血管疾病等作用。

资料来源：https://baike.so.com/doc/5368439-5604248.html；https://baike.so.com/doc/1468153-1552326.html

4. 脂肪的食物来源

脂肪的食物来源主要有食用油、动物性脂肪组织、动物瘦肉组织、坚果等，尤其是动物瘦肉组织，脂肪含量不可小觑。中国营养学会推荐成人脂肪摄入量应占总能量的20%～30%，每日控制脂肪量摄入量不超过50 g，胆固醇量摄入量不超过300 mg。

知识链接2-18

油要换着吃?

生活中，许多人习惯一种油长期食用。其实，不同种类的食用油各具特点，从营养平衡角度出发，不妨经常轮换着吃。而且中国营养学会推荐一日脂肪摄入中饱和脂肪酸：单不饱和脂肪酸：多不饱和脂肪酸为1：1：1。如豆油含丰富的多不饱和脂肪酸和维生素E、维生素D，有降低心血管疾病、提高免疫力、对体弱消瘦者有增加体重的作用；玉米油极易消化，人体吸收率高达97%，其中富含的亚油酸是人体自身不能合成的必需脂肪酸，还含有丰富的维生素E；橄榄油所含的单不饱和脂肪酸是所有食用油中最高的一类，它有良好的降低低密度脂蛋白胆固醇，提高高密度脂蛋白胆固醇的作用，所以具有预防心脑血管疾病，减少胆囊炎、胆结石发生的作用。选择多种油换着吃，可以满足食物多样化的需求。

资料来源：https://wenda.so.com/q/1533742815214572

5. 高脂血症的饮食原则

高脂血症的饮食原则有：①应控制碳水化合物、脂肪和总能量的摄入，在脂肪选择上，控制动物脂肪摄入，建议食用植物油，推荐橄榄油、深海鱼油及大豆油等；②增加纤维素含量高的食物的摄入量；③增加维生素C和烟酰胺的摄入量；④保持能量摄入与消耗的动态平衡；⑤吃清淡少盐的膳食，可多喝茶。

五、水

1. 水的生理功能

水是一切生命不可缺少的物质，也被称为生命之源。水在人体的主要功能有：①构成细胞和体液的重要组成部分；②参与人体的新陈代谢；③是各种营养物质的载体；④调节体温，中暑就与身体缺水有关；⑤起润滑作用。

人体的含水量随着年龄增长而递减。新生儿的含水量约占80%，婴幼儿的含水量为70%，成年男性的含水量约为60%，成年女性的含水量约为55%，50岁老人的含水量降低至50%以下。可以看出，人体一半以上的重量都是水，可见水对于人体的重要性。人体如果失去10%的水分，就会出现脱水症状；如果失水量达到15%，就可能会出现昏迷的情况。

知识链接 2-19

如何判断自己是否缺水?

《中国水与生命质量认知调查报告》显示,有95.3%的人不会喝水,65.9%的人渴了才会喝水,定时定量规律喝水的人只有4.7%。缺水会导致便秘、出现皮肤干痒,增加尿路感染和肥胖、肾脏疾病、过敏以及一些精神类疾病的风险,缺水严重的话会让人感到疲劳,反应迟钝,并损伤认知能力。如何判断自己的身体是否缺水?美国"福克斯新闻网"公布了身体缺水的十大信号:口腔干燥、舌头肿胀、小便深黄、便秘、皮肤缺乏弹性、心悸、肌肉痉挛、头晕疲惫、感觉过热、没有眼泪。

资料来源:http://www.360doc.com/content/11/1113/10/6695827_163950070.shtml

2. 水的需要量

人体水的来源包括饮水、食物水和内生水三种。水的进入和排出量应保持动态平衡,一般维持在2 500 mL左右,中国营养学会建议每人每日的饮水量应保持在1 500～1 700 mL。同时饮水讲究少量多次,建议分八次饮用,俗称"一日八杯水"。

思考练习 2-2

请结合自身膳食情况,阐述宏量营养素的摄入量是否合理?植物性食物与动物性食物比例如何?

第三节 微量营养素

案例导入 2-3

中国成年居民营养素摄入状况的评价

中国疾病预防控制中心专家针对43 672名成年居民的饮食营养素进行调查,并与推荐量进行比较发现:我国成年居民碳水化合物和蛋白质供能比均值均在推荐范围之内,脂肪供能比均值稍高。我国成年居民钙、锌、硒、镁、维生素B_1和维生素B_2摄入不足的比例均较高,其中钙摄入不足的比例超过95%,维生素B_1和维生素B_2摄入不足的比例均达到了80%以上。因此,我国成年居民宏量营养素供能比例不合理,膳食中钙、锌、硒、镁、维生素B_1和维生素B_2摄入不足状况较为严重。

资料来源:范铁欧 ,刘爱玲,何宇纳,等.中国成年居民营养素摄入状况的评价[J].营养学报.2012(1):15-19.

◆ 你身边有吃微量营养素补充剂的吗?你觉得有必要吗?

◆ 富含这些易缺乏营养素的食物有哪些呢?

一、矿物质

1. 矿物质

矿物质(Mineral)又称无机盐,是人体无机物的总称。矿物质按照在人体内含量是否大于体重的0.01%分为常量元素和微量元素;按照人体能否自身合成,是否必须从食物中获得,分为必需元素和非必需元素。人体必需常量元素包括钾、钠、钙、镁、硫、磷、氯7种;必需微量元素包括铁、铜、锌、硒、铬、碘、钴和钼8种。矿物质在人体内一般不提供能量,需要量甚微,但是不可缺少,一旦缺少就会有相关疾病发生,同时矿物质摄入过多也有中毒风险。一般情况下也不容易缺乏,因为饮水和食物富含矿物质。矿物质与地理环境关系十分密切。我国人比较容易缺乏的矿物质是钙、铁、锌、硒、碘。

2. 钙

钙(Calcium)是人体含量最多的矿物质元素,约99%的钙构成骨骼和牙齿,其余1%的钙分布于软组织、细胞外液和血液中,统称为混溶钙池,以调节神经和肌肉活动。钙的生理功能主要体现在:①构成骨骼和牙齿;②维持神经和肌肉的活动;③促进细胞的信息传递;④是血液凝固的催化剂;⑤维持细胞膜的稳定性;⑥调节机体酶活性;⑦其他功能,如参与激素的分泌、维持体液酸碱平衡等。

缺钙的初期症状是抽筋,即混溶钙池的钙含量降低,引起神经兴奋性增强;后期逐渐出现骨骼病变,即儿童时期的佝偻病、膝内翻畸形(O形腿)、膝外翻畸形(X形腿)和成年人的骨质疏松症。

知识链接2-20

骨质疏松的三级预防

骨质疏松指骨微结构疏松,造成脆性增加,很容易发生骨折,多见于绝经后女性和老年男性。树立健康骨骼意识,骨质疏松可分为三级预防。

一级预防:从儿童、青少年时期开始。注意多食用富含钙的食品,如牛奶、豆制品等。坚持锻炼,多做“日光浴”,不吸烟酗酒,少喝咖啡、浓茶和碳酸饮料。将骨峰值提高到最大值,储备最充足的骨量。

二级预防:中年以后,尤其是妇女绝经后。人体骨量丢失速度加快,建议每1～2年进行一次骨密度检查,进行长期预防性的补充钙和维生素D,坚持良好的生活习惯,如规律的体力活动、合理的膳食营养、不吸烟、少饮酒。

三级预防:步入老年后。坚持适当运动,加强防摔措施,预防骨折。老年人仍应积极补充钙和维生素D。如已发现骨密度低下或已患有骨质疏松,可适当配合药物治疗,阻止骨丢失并降低骨折风险。

资料来源:http://www.chinacdc.cn/jkzt/jkcj/aer_8284/201610/t20161020_134891.html

奶和奶制品是钙的理想来源,人体比较容易吸收。豆腐和黄豆制品含有异黄酮,可以降低骨破坏,增加骨形成和骨密度。虾蟹等带壳动物的肉本身含钙,如果带壳一起吃,补钙效果更好。菌藻类食物如紫菜、海带、黑木耳等,以及全鱼干、芝麻酱、杏仁、花生、莲子等也富含钙质。中国营养学会推荐成年人对钙的适宜摄入量为 800 mg/d,不同人群对钙的适宜摄入量见表 2.7。

表 2.7 不同人群膳食钙参考摄入量

<table>
<tr><th>年龄/岁</th><th>适宜摄入量/(mg·d^{-1})</th><th>中毒剂量/(mg·d^{-1})</th><th colspan="2">年龄/岁</th><th>适宜摄入量/(mg·d^{-1})</th><th>中毒剂量/(mg·d^{-1})</th></tr>
<tr><td>0～0.4</td><td>200</td><td>1 000</td><td colspan="2">18～49</td><td>800</td><td>2 000</td></tr>
<tr><td>0.5～0.9</td><td>250</td><td>1 500</td><td colspan="2">50 以上</td><td>1 000</td><td>2 000</td></tr>
<tr><td>1～3</td><td>600</td><td>1 500</td><td rowspan="3">孕妇</td><td>早期</td><td>800</td><td>2 000</td></tr>
<tr><td>4～6</td><td>800</td><td>2 000</td><td>中期</td><td>1 000</td><td>2 000</td></tr>
<tr><td>7～10</td><td>1 000</td><td>2 000</td><td>晚期</td><td>1 000</td><td>2 000</td></tr>
<tr><td>11～13</td><td>1 200</td><td>2 000</td><td colspan="2">乳母</td><td>1 000</td><td>2 000</td></tr>
<tr><td>14～17</td><td>1 000</td><td>2 000</td><td colspan="2"></td><td></td><td></td></tr>
</table>

注:引自中国营养学会《中国居民膳食营养素参考摄入量》,2013 年。

钙的吸收率随年龄的增长而降低,正在生长的婴幼儿、青少年、孕妇、乳母对钙的吸收利用率最高,其吸收率一般在 40%以上,普通成年人对钙的吸收率为 20%～30%,老年人仅为 15%左右。此外,女性进入更年期,随着体内雌激素水平下降,对钙的吸收率也会降低。膳食中影响钙吸收的有利因素为:维生素 D(是促进钙吸收的主要因素),乳糖(与钙螯合成低分子可溶性物质),某些氨基酸如赖氨酸、色氨酸、精氨酸等(与钙形成可溶性钙盐),适当的钙磷比。不利于钙吸收的膳食因素为:谷物中的植酸、蔬菜中的草酸、膳食纤维、碳酸饮料、未被吸收的脂肪酸、(碱性)磷酸盐等。

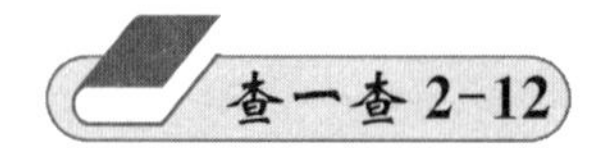

请你综合判定以下哪些食物适合补钙。(答案扫封底二维码)

牛奶、干酪、蛋黄、海带(干)、虾皮、大豆、花生仁、雪里蕻

3. 铁

铁(Iron)是人体中必需微量元素含量最多的一种。约 70%的铁存在于血红蛋白中,为功能性铁;约 30%主要以铁蛋白和含铁血黄素形式存在于肝、脾和骨髓中,为贮存铁。铁的生理功能主要体现在:①参与体内氧的运送和组织呼吸过程;②维持正常的造血功能;③参与维持正常的免疫功能。

知识链接 2-21

全球女性铁缺乏情况

铁缺乏成为全球三大微量营养元素缺乏之首。据联合国儿童基金会统计,全球大约有 37 亿人缺铁,其中大多数是妇女,发展中国家 40%～50%的 5 岁以下儿童、20%的成年女性和 50%以上的孕妇存在铁缺乏现象。我国居民大约每两人就有一人缺铁,每四人就有一人患缺铁性贫血。孕妇贫血，不仅容易造成流产，而且胎儿易出现智商低下、生长发育迟缓、免疫力低下等问题。缺铁儿童大脑发育迟缓，智商降低8到15个百分点，严重缺铁性贫血的儿童会免疫力降低，从而经常患病，生长不良。

应用铁强化酱油，是改变目前中国人群缺铁现状的有效手段。之所以选择酱油为铁强化食物载体，是因为中国80%以上的家庭食用酱油。

资料来源：http://www.doc88.com/p-2989724694374.html

缺铁的症状包括面色、眼睑和指甲苍白，心慌、全身乏力、疲倦、食欲不振、头晕耳鸣，儿童会因缺铁出现注意力不集中、记忆力减退、身高和体重增长缓慢等症状。

食物中的铁可分为血红素铁和非血红素铁两种，其中血红素铁易于吸收。动物性食物富含血红素铁，是推荐的补铁食物，如动物血、肝脏、畜禽瘦肉等。推荐用生铁锅炒菜。牛奶及奶制品和蛋类补铁效果并不理想。推荐每日成人男子摄入量为15 mg、成人女性摄入量为20 mg。

膳食中促进铁吸收的因素有：维生素C、某些单糖、有机酸、动物肉类、维生素B_2等。而钙、锌、植物性食物中的植酸和草酸、茶叶及咖啡的多酚类物质、鸡蛋中的卵黄高磷蛋白会阻碍铁的吸收。

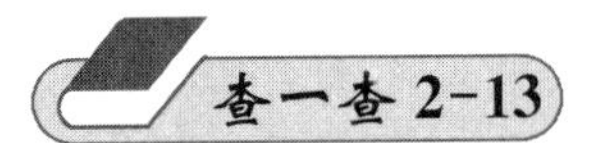

下列是补铁的误区，请你说明原因。

蔬菜水果对补铁无益　　多吃肉对身体不好　　蛋、奶对贫血者多补益

通过吃菠菜补铁　　多喝咖啡和浓茶无害

4. 锌

锌(Zinc)分布于人体所有的组织、器官、体液及分泌物中，被称为“生命的火花”。锌的生理功能主要体现在：①是金属酶的组成成分或酶的激活剂；②维持细胞膜结构和功能；③维持机体免疫功能；④促进生长发育；⑤影响味觉与食欲。

知识链接 2-22

锌&味觉

锌能帮助维持正常味觉、嗅觉功能，促进食欲。这是因为维持味觉的味觉素是一种含锌蛋白，它对味蕾的分化及有味物质与味蕾的结合有促进作用。人一旦缺锌，就会出现味觉异常、食欲减退、消化功能不良等症状，故把锌称为“味觉的指示灯”。

资料来源：https://baike.so.com/doc/166873-176312.html

锌缺乏的症状为：生长迟缓、创伤不易愈合、味觉迟钝甚至丧失、脱发、免疫力降低、性成熟延迟、第二性征发育障碍等。

动物性食物中锌的生物利用率较高。高蛋白、维生素D_3、葡萄糖可促进人体对锌的吸收；而膳食纤维、植酸盐、铜、钙、亚铁离子会阻碍人体对锌的吸收。贝壳类海产品（如牡蛎、蛏干、扇贝）、红色肉类、动物内脏类均是锌的良好来源。蛋类、豆类、谷类胚芽、燕麦、花生等也富含锌。其中牡蛎含锌量最高，被誉为“海洋牛奶”。

5. 硒

硒(Selenium)存在于人体所有的细胞和组织中,主要分布在肝、肾、胰、心、脾等内脏中。硒的生理功能主要有:①抗氧化;②保护心血管和心肌健康;③抗肿瘤;④起对有毒重金属的解毒作用;⑤增强免疫功能。

知识链接 2-23

富硒食品的光环

硒有"长寿元素"的美称,很多长寿地区被证实土壤中硒含量较高。硒具有较强的抗氧化抗衰老作用,能够有效延缓人体器官与组织的衰老。同时,硒能够保护心脏和预防心血管疾病,被称为"心脏守护神"。研究表明每日补硒 200 μg,癌症总发病率下降 37%。美国食品药品管理局(FDA)表示,"硒能降低患癌风险""硒可在人体内产生抗癌变作用"。因为硒的诸多功效,富硒食品风靡全球,如富硒大米、富硒苹果、富硒茶叶等。

资料来源:https://baike.so.com/doc/5398457-5635863.html

硒缺乏是引发心肌病变——克山病的主要原因,同时还可引起大骨节病和肿瘤疾病,但硒摄入过多也会导致硒中毒。

食物的含硒量与生产地的地表土壤硒元素水平有关。富硒地区的农作物一般被认为是富硒食物,反之则缺硒。当然,动物性食物补硒效果要比植物好,特别是富硒地区的海产品和动物内脏,如鱼子酱、海参、牡蛎、蛤蜊和猪肾等。

6. 碘

碘(Iodine)是人体甲状腺激素的重要组成成分,至今未发现碘的独立功能。而甲状腺激素的生理功能主要有:①参与能量代谢,维持体温;②促进生长发育;③促进神经系统发育;④起垂体激素作用。

碘与自然环境关系密切,内陆地区较易缺碘,沿海地区则很少缺碘。碘缺乏的症状如下:成人为甲状腺肿(大脖子病),补碘后可治愈;孕妇严重缺乏碘可影响胎儿神经和肌肉的发育及引起胎儿死亡率上升;婴幼儿缺碘可引起生长发育迟缓、智力低下,严重的可引起以"呆、小、聋、哑、瘫"为典型特征的克汀病(呆小症),补碘后效果不佳。为防止呆小症儿童的出生,我国采取食盐加碘的营养干预措施。

而沿海地区居民,不仅常食用海产品,还食用加碘盐,长期高碘摄入可导致高碘性甲状腺肿、甲状腺功能亢进、甲状腺癌等疾病。针对该情况,推出加碘食盐和普通食盐两种,供消费者自行选择。

海产品中的碘含量明显高于陆地食物,如海带、紫菜、淡菜、海参、虾皮、鲜海鱼等是碘的良好食物来源。成人碘的推荐摄入量为 150 μg/d,孕妇和乳母增加 50 μg/d。此外,甲亢、甲状腺炎、自身免疫性甲状腺疾病等患者应当注意控制碘的摄入。

7. 钠和钾

钠(Sodium)是人体必需的常量元素,主要存在于人体细胞外。钠的生理功能主要体现在:①调节体内水分与渗透压;②维持酸碱平衡;③参与能量代谢;④维持血压正常;⑤增强神经肌肉兴奋性。

在正常情况下,钠缺乏问题较为少见,更多的是钠摄入过量,长期摄入较多的食盐,可诱发高血压和增加胃癌发病率。人体钠的食物来源主要为食盐、酱油、盐渍或腌制食品、咸菜类和咸味食品等。

钾(Potassium)主要存在于人体细胞内,钾的生理功能有:①维持糖类和蛋白质的正常代谢;②维持细胞内正常的渗透压;③维持神经肌肉的应激性和正常功能;④维持心肌的正常功能;⑤维持细胞内外正常的酸碱平衡和电离子平衡;⑥降低血压。

钾缺乏主要引起神经肌肉、消化、心血管、泌尿等系统的功能性和病理性改变,同时补钾有降低血压的作用。大部分食物都含钾,但蔬菜、水果为钾的最好来源,尤其是紫菜、黄豆、冬菇、赤小豆(每 100 g 食物的钾含量高于 800 mg 以上)。

知识链接 2-24

高血压饮食——高钾低钠

高血压是与不良饮食、缺乏运动等密切相关的慢性疾病,目前我国高血压患者接近 2 亿人。高血压患者的饮食原则应坚持“高钾低钠”。低钠即减少与盐相关的含钠食物的摄入量,如盐、味精、酱及各种咸味零食等,建议每天食盐的摄入量小于 5 g;高钾则是指患者每天要吃到 3 100 mg 以上的钾(几乎是普通人的 1.5 倍)。新鲜蔬菜水果含钾很丰富,是膳食中钾的主要来源,所以务必多吃新鲜蔬菜和水果,每天至少要吃 750 g 以上的蔬菜。

资料来源:http://jibing.qiuyi.cn/ys/2016/0613/422410.html

二、维生素

1. 维生素

维生素(Vitamin)是维持机体生命活动过程所必需的一类微量的低分子有机化合物。维生素具有以下特点:①不构成人体;②不提供能量;③绝不可缺少;④需要量很少;⑤人体无法合成(维生素 D、维生素 K 除外);⑥存在于天然食物中。

维生素可分为脂溶性维生素和水溶性维生素。脂溶性维生素能溶于脂肪及脂溶剂,包括维生素 A、维生素 D、维生素 E、维生素 K;水溶性维生素易溶于水,包括维生素 B 族和维生素 C。脂溶性维生素能够在人体内储存,因此在一段时间内补充一次即可,补充过多容易发生中毒;而水溶性维生素不能在人体内储存,需要每日补充,多余的随尿液排出,不易中毒。

2. 维生素 A

维生素 A 也称视黄醇。维生素 A 的生理功能有:①构成视觉细胞内的感光物质;②维持皮肤黏膜的完整与健康;③促进生长发育和维护生殖功能;④维持和促进免疫功能;⑤增强机体造血功能。

维生素 A 缺乏症状主要有:①眼睛:暗适应能力降低是维生素 A 缺乏最早出现的症状,随后出现夜盲症、眼干燥症、失明、结膜干燥症等。②皮肤:干燥、增生、角化,如毛囊和毛囊旁角化过度病、维生素 A 缺乏症(蟾皮病)。③儿童生长发育迟缓。一般情况下不容易发生维生素 A 中毒,只有食用营养补充剂、野生动物肝脏时,可能会出现恶心、呕吐、嗜睡、食欲不振、脱发、复视、黄疸等维生素 A 中毒症状。

知识链接 2-25

维生素 A 与孕妇

维生素 A 是孕妈妈和胎宝宝的必需品。缺乏维生素 A，孕妇会发生夜盲、贫血等症状；胎儿会发生宫内生长发育迟缓和出生体重低、早产等情况，并且，患有先天性心脏病、心脏畸形的概率会增加。孕期补充维生素 A 虽好，但若是补充过量也可引起中毒，并能导致胎儿先天畸形，如兔唇、脑积水和严重心脏缺陷等。建议孕期摄入量 900 μg/d，不能超过 2 400 μg/d。目前类胡萝卜素来源的致畸性不明确。

资料来源：https://www.sohu.com/a/305844215_482714

维生素 A 仅存于动物体内，如动物内脏、全脂乳、蛋类、鱼肝油、鱼卵等，而黄、绿、红色植物中含有的是类胡萝卜素——维生素 A 原，在人体内可转换成维生素 A，吸收率不高。维生素 A 原的良好来源是红黄色及绿色蔬菜和水果。脂肪和优质蛋白质都可以促进维生素 A 的吸收。

3. 维生素 D

维生素 D 也称抗佝偻病维生素，在人体内主要参与钙磷调节，以维生素 D_2（麦角钙化醇）和维生素 D_3（胆钙化醇）最为常见。维生素 D 的生理功能主要有：①促进钙、磷的吸收；②促进骨组织的钙化；③调节血钙平衡。

知识链接 2-26

我国居民维生素 D 缺乏情况

在全球，约有 14％的人口面临维生素 D 不足问题。2 岁以下的婴幼儿易因缺乏户外日光照射而发生维生素 D 缺乏性佝偻病，它是各国婴幼儿的多发病。在我国，此疾病以北方地区高发，因北方冬季较长，日照短，佝偻病发病率高于南方。另外一个容易缺乏维生素 D 的群体为老年人。我国中老年人群血液维生素 D 整体水平较低，维生素 D 缺乏和不足分别占 69.2％和 24.4％，而维生素 D 充足的个体仅占 6.4％，其中城市居民缺乏程度远比农村人口严重。这和老年人户外活动减少、日光照射缺乏、身体合成维生素 D 的效率降低有关。

资料来源：https://bbs.iiyi.com/thread-2622362-1.html

婴儿缺乏维生素 D 将引起佝偻病；成人，尤其是孕妇、乳母和老人，缺乏维生素 D 可诱发骨质软化、骨质疏松和手足搐搦症。但维生素 D 摄入过多也会产生毒副作用，故应合理摄入维生素 D。

经常晒太阳是人体获得充足有效的维生素 D 的最好方法，成年人只要经常接触阳光，一般不会发生维生素 D 缺乏的情况。维生素 D 还主要存在于海水鱼、肝、蛋黄等动物性食品及鱼肝油制剂中。

4. 维生素 E

维生素 E 也称生育酚，包含 8 种化合物，其中以 α-生育酚为代表。维生素 E 的生理功能有：①抗氧化；②提高免疫功能；③促进胚胎发育和生殖；④保护神经系统和骨骼肌；⑤抗动脉粥样硬化；⑥预防癌症和保持红细胞完整性。

知识链接 2-27

淡斑美容——维生素 E

通过补充适量的维生素 E 来达到养颜护肤、延缓衰老的目的，是近年来美容潮流中一股清新、自然的时尚风气。维生素 E 的主要功效体现在：能稳定细胞膜的蛋白活性结构，促进肌肉的正常发育及保持肌肤的弹性，令肌肤和身体保持活力。维生素 E 进入皮肤细胞更能直接帮助肌肤对抗自由基、紫外线和污染物的侵害，防止肌肤因一些慢性或隐性的伤害而失去弹性直至老化，从而起到保护肌肤、增强弹性的作用。此外，它们本身也具有防止衰老、调节内分泌等作用，故而对女性较为重要。

资料来源：https://baike.so.com/doc/4682244-4896097.html#4682244-4896097-1

缺乏维生素 E 时，可出现溶血性贫血、神经退行性病变等，婴幼儿可出现低体重早产儿等。但是如果补充维生素 E 过量，也会出现中毒症状，如肌无力、视觉模糊、复视、恶心、腹泻等。

维生素 E 在自然界分布广泛，一般情况下人体不会缺乏。维生素 E 只能在植物中合成，其主要食物来源为植物油、麦胚、坚果、种子类、豆类及其他谷类。维生素 E 极容易氧化，在食物加工、贮存和制备过程会有损失。孕期妇女、婴幼儿、老人建议适量补充维生素 E，但每天不宜超过 400 mg。

5. 维生素 K

维生素 K 也称抗出血维生素，生理功能包括参与凝血功能等。因健康成人的肠道细菌可以合成，维生素 K 缺乏并不常见。而肠道细菌尚未形成的新生儿、胃肠疾病的患者则容易发生维生素 K 缺乏，呈现出血性症状。针对该类人群，应注意食物补充。绿叶蔬菜维生素 K 含量高，其次是奶及肉类。菜花、甘蓝、莴苣、菠菜、豌豆、香菜、海藻、黄油、大豆油等食物维生素 K 含量较为丰富。

6. 维生素 C

维生素 C 又称抗坏血酸，维生素 C 的生理功能有：①抗氧化；②是各种酶的辅助因子；③参与体内氧化还原反应；④解毒；⑤提高铁、钙和叶酸的利用率等。

知识链接 2-28

海上凶神

1740 年，一艘西班牙帆船上的 50 多名海员全被航海者的“凶神”——坏血病夺走了生命。当时这种病流行于海员之中，因此人们把它称为“海上凶神”。起初，生这种病的人牙龈出血，腿上出现斑点，接着，全身关节疼痛，皮下出血，小便带脓，最后会变得呼吸困难，牙齿脱落，腿和腹部肿胀，两脚麻木。病人往往因受不了深入骨髓的痛苦而自杀，即使强忍剧痛，还是会因大量出血而死。这种怪病是水手们的噩梦，甚至以为它会传染，于是将出现症状的人扔到海里或者荒岛上。神奇的是，被扔到荒岛上的人居然靠吃野果和野菜活下来了。后来有科学家发现柠檬可以治疗坏血病，现代营养学证实其实是柠檬中的维生素 C 在起作用。而当时的水手由于长年漂泊在海上，没有新鲜蔬菜和水果摄入，体内缺乏维生素

C，从而引起了坏血病。

资料来源：http://www.dxhx.pku.edu.cn/article/2019/1000-8438/20190819.shtml

维生素C缺乏的早期，齿龈肿胀易出血，继而可发展为皮下组织、肌肉、关节和腱鞘等处出血，甚至形成血肿或瘀斑，最终导致坏血病。

维生素C的食物来源为新鲜的蔬菜和水果，一般叶菜类的维生素C含量比根茎类多。同时，酸味水果比无酸味水果维生素C含量高，因为在酸性条件下，维生素C较为稳定。蔬菜的烹饪方法以急火快炒为宜，同时可适当加醋或柠檬汁等酸味调料减少维生素C的损失。维生素C的推荐摄入量为100 mg/d。在高温、寒冷和缺氧条件下劳动或生活，或从事经常接触铅、苯和汞的有毒作业工种和吸烟的人群，以及孕妇、乳母均应增加维生素C的摄入量。

7. 维生素B族

维生素B族是维生素B_1（硫胺素）、维生素B_2（核黄素）、泛酸、烟酸、叶酸、维生素B_6、维生素B_{12}（钴胺素）等的统称。

(1) 维生素B_1：又称抗脚气病维生素，也称硫胺素（Thiamin）。生理功能包括：①构成辅酶，维持体内正常代谢；②抑制胆碱酯酶活性，促进胃肠蠕动；③对神经组织有强化作用。维生素B_1缺乏会出现脚气病（包括干性脚气病、湿性脚气病、婴儿脚气病），表现为神经和血管系统损害，多发生于以精白米面为主食的人群。维生素B_1主要存在于谷物表皮和胚芽中，故米面若碾磨得过于精细可造成其大量损失，同时主食摄入量少、加碱烹调、去米汤等也是维生素B_1缺乏的主要原因。富含维生素B_1的食物有全谷类、粗粮、豆类及干果类，动物内脏（肝、肾、心）、瘦肉、禽蛋中含量也较多。

知识链接2-29

脚气&脚气病

“脚气”可不是“脚气病”。脚气是足癣，是由真菌（又称毒菌）感染所引起的一种常见的脚部皮肤病，又叫脚湿气；而脚气病是因缺乏维生素B_1引起的全身性疾病，可分为湿性脚气病和干性脚气病两类。脚气病主要累及神经系统、心血管系统和消化系统，其症状表现为多发性神经炎、食欲不振、大便秘结，严重时可出现心力衰竭，即脚气性心脏病。其中婴儿脚气病最为凶险，常于症状出现后1～2天内突然死于心力衰竭。症状表现为发绀、失声、水肿、心脏扩大和心动过速。因多发生于2～5月龄，针对该月龄婴儿应注重富含维生素B_1的辅食补充，如米粉、肝泥等。

资料来源：https://health.pclady.com.cn/healthzq/1109/738309_all.html#content_page_1

(2) 维生素B_2：又称核黄素（Riboflavin）。维生素B_2的生理功能主要是：①参与体内生物氧化与能量代谢；②参与烟酸和维生素B_6的代谢；③参与体内其他一些生化过程以及提高机体对环境的应激适应能力等。一般情况下很少发生维生素B_2的缺乏，长期大量酗酒会导致维生素B_2缺乏，出现“口腔生殖系综合征”，表现为口腔、皮肤和生殖器官出现炎症，如口角炎、唇炎、舌炎、地图舌、脂溢性皮炎、阴囊炎等。维生素B_2广泛存在于动物性食物和植物性食物中，谷类中的含量也很丰富，正常饮食基本能保证维生素B_2的摄入量。

(3) 烟酸:又称尼克酸、维生素PP、抗癞皮病因子等,生理功能主要包括:①参与体内物质和能量代谢;②与核酸的合成有关;③降低血胆固醇水平;④是葡萄糖耐量因子的组成成分;⑤保护心血管。长期以高粱和玉米为主食地区的居民易发生烟酸的缺乏,出现癞皮病,其症状为皮炎(Dermatitis)、腹泻(Diarrhea)和痴呆(Dementia),简称"3D"症状。烟酸广泛存在于各种动物性、植物性食物中,尤其在动物肝脏、肾脏、瘦禽肉、鱼、全谷物以及坚果类食物中含量丰富,且在一般烹饪加工中损失较少,故不容易缺乏。

(4) 叶酸:也称维生素B_9、抗贫血因子。缺乏叶酸可出现巨幼红细胞贫血、高同型半胱氨酸血症以及增加患癌症的风险,其中最为严重的是,若孕早期叶酸缺乏可导致胎儿神经管缺陷,主要表现为脊柱裂和无脑畸形等中枢神经系统发育异常。叶酸广泛存在于各种动物性、植物性食品中,动物肝脏和肾脏、鸡蛋、豆类、酵母、绿叶蔬菜、水果及坚果中均富含叶酸,但其在烹饪过程中损失较多,故孕早期女性建议每日服用叶酸补充剂。

知识链接 2-30

叶酸与孕妇

孕妇对叶酸的需求量比正常人高4倍。孕早期是胎儿器官系统分化、胎盘形成的关键时期,此时叶酸缺乏可导致胎儿畸形,如在中国发生率约为0.38%的神经管缺陷,包括无脑儿、脊柱裂等。到了孕中晚期,叶酸不足,孕妇易发生胎盘早剥、妊娠高血压综合征、巨幼红细胞性贫血,胎儿易发生宫内发育迟缓、早产和出生低体重,而且这样的胎儿出生后的生长发育和智力发育水平都较低下。孕妇应在怀孕前就开始每天服用400 μg的叶酸。研究发现,女性如果在怀孕初期就开始补充叶酸,可降低将来婴儿出现畸形的概率。

资料来源:https://baike.so.com/doc/5344195-5579639.html

思考练习 2-3

根据各营养素的缺乏症状,判断自己缺乏哪种营养素,以及是否需要服用营养补充剂。并按照"药补不如食补"的原则,给出该营养素的食物补充方案。

第四节 健康的膳食模式

案例导入 2-4

长寿老人的秘诀

世界长寿区是指拥有全球最长寿、最健康人群的地方。统计学者米歇尔·普兰通过研究找到5个符合标准的地区——希腊的伊卡里亚岛、日本的冲绳岛、意大利的撒丁岛、美国加利福尼亚州的洛马林达、哥斯达黎加的尼科亚半岛。

长寿的人群无论出自何处，都有相似的习惯与行为。根据这些共性，专家总结出“九条箴言”：①自然而然地运动，即在生活中融入体力活动，如种菜、整理庭院、出行方式以走路为主；②生活有目标，即“清晨我为何要醒过来”，明确生活的目标能让人多活 7 年；③找到舒缓压力的方法，如冲绳人每天会花一点时间思念他们的祖先，基督复临安息日会教徒要祈祷等；④八分饱；⑤多吃蔬菜和豆类，肉类每月平均只吃 5 次，每次只吃 85～142 g；⑥适度饮酒，每天少量喝酒的人比不喝酒的人更长寿；⑦合适的社交圈，如冲绳人有“摩埃”，长寿人群的社交网络也塑造他们的健康行为；⑧社区文化，大部分的百岁老人都有信仰；⑨以亲人为先，多和上年纪的父母或祖父母住在一起，或是就近居住。这样做同样也降低他们孩子的发病率与死亡率。他们对配偶忠贞不贰，而且会拿出时间来关爱孩子，这样在他们年事已高时，孩子们也更有可能照料他们。

资料来源：https://baijiahao.baidu.com/s?id=1621339768868849638&wfr=spider&for=pc

◆ 你身边有 80 岁以上的长寿老人吗？他们有什么样的良好生活习惯？
◆ 你可以从长寿老人身上获得什么启发？

一、地中海膳食模式

地中海膳食模式被 WHO 推荐为最适合人类的健康膳食模式。地中海膳食模式是居住在地中海地区的居民所特有的饮食方式，以意大利南部和希腊为代表。该模式的特点见图 2.4：①每天规律的体力活动，离开体力活动谈饮食是虚妄之谈。要想达到健康目标，运动和饮食同样重要。②每天以五谷杂粮为主食（每日 6 至 8 份），包含一定全谷物的粗粮。③每天食用新鲜的当地当季蔬菜和水果（每日 5 至 8 份）。④每天食用豆类和坚果、奶酪和酸奶。⑤每天食用橄榄油。⑥每周食用适量的鱼类、禽肉、蛋类和甜食。⑦每月食用几次畜肉。⑧每日饮用 6 杯水和适量的红酒。

二、日本膳食模式

日本居民的平均寿命 20 多年蝉联世界第一，因而日本膳食模式也备受推崇。其饮食的特点包括：①八分饱。日本人吃饭用较小的盘子，不主张家庭型用餐，而是采用吧台式取餐方式，限制进食量。“少而精致”是日料的核心特点。②食材多样化。虽然一天食用 30 种食材的建议已被修改，但是多样化的饮食观点深入人心。③饮食清淡。重视食材本味，生食是日料的重要特点。④多食时令蔬菜水果和谷物，尤其是豆类，少吃红肉、多吃海鱼。⑤控制食盐，1975 年开始开展国民减盐运动。⑥偏爱绿茶。⑦细嚼慢咽。⑧少开车多运动。

日本膳食指南，被称为“生命的陀螺”（图 2.5），要想陀螺旋转，必须保持运动；中心位置是饮水或饮茶；每日饮食最多应是 5～7 份主食，如米饭、谷类、面食等；其次是 5～6 份副菜，如蔬菜类、菌类、芋类、海藻等；然后是 3～5 份主菜，如肉、鱼、蛋、大豆制品；然后 2 份奶制品，如奶酪、酸奶等；还有 2 份水果。陀螺旁的鞭子是小点心、酒类、甜的饮料等，要限制食用。

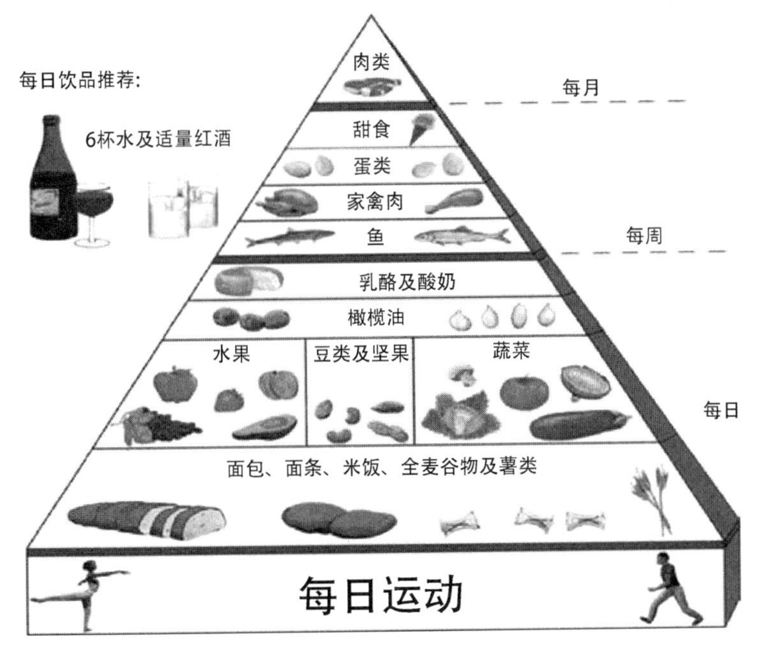

图 2.4　地中海膳食模式

图片来源:福建师范大学离退休干部工作处网站,http://ltxc.fjnu.edu.cn/bb/6b/c2411a113515/page.psp

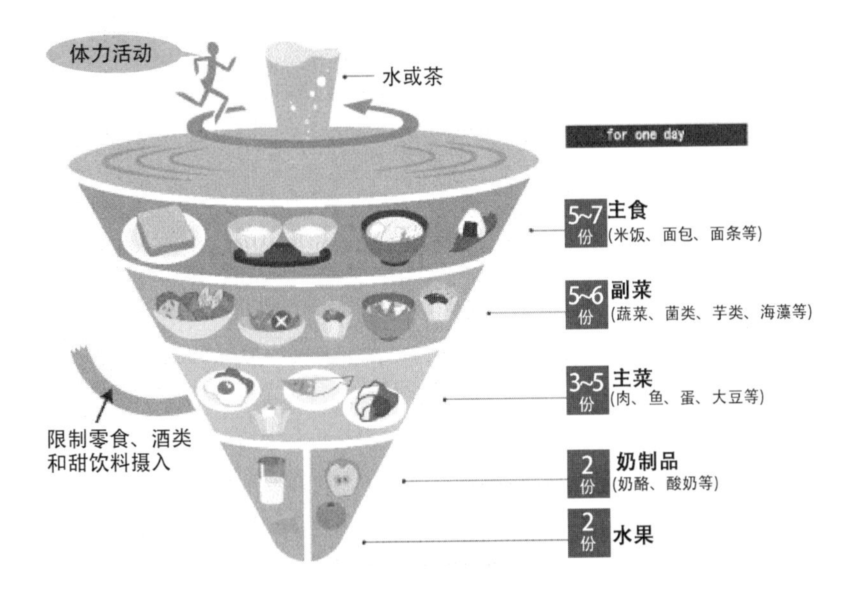

图 2.5　日本居民膳食指南

图片来源:中国营养学会

三、中国居民膳食指南

膳食指南(Dietary Guidelines, DG)作为国际组织和各国政府政策文件已经有很长的历史。国际上第一部膳食指南正式出台是1968年,我国第一部是1989年。国家居民膳食指南(National Dietary Guidelines for Residents)是根据营养科学原则和当地百姓健康需要,结合当地食物生产供应情况及人群生活实践,以政府或权威机构研究并提出的食物选择和身体活动的指导意见。

膳食指南是健康教育和公共卫生政策的基础性文件,是国家实施和推动食物合理消费及改善人群健康目标的一个重要组成部分。为公众提供所需的营养保障,培养健康的饮食习惯和生活方式,以促进人群整体健康和预防慢性疾病。《中国居民膳食指南》是我国健康教育和公共政策的基础性文件,是国家实施《健康中国行动》(2019—2030年)和《国民营养计划》(2017—2030年)的一个重要技术支撑。《中国居民膳食指南(2022)》于2022年4月26日在北京发布。

为了对特殊人群的特别问题给与指导,还特别制定了孕妇膳食指南、乳母膳食指南,0～6个月婴幼儿喂养指南,7～24个月喂养指南,3～6岁儿童膳食指南,7～17岁青少年膳食指南,老年人膳食指南、高龄老人膳食指南,素食人群膳食指南9个人群的补充说明。除了24个月以下的婴幼儿,素食人群外,其他人群都需要结合膳食平衡八大准则而应用。

知识链接 2-31

中国居民营养与慢性病状况报告

《中国居民营养与慢性病状况报告》显示,虽然我国居民膳食能量供给充足,体格发育与营养状况总体改善,但居民膳食结构仍存在不合理现象。如豆类、奶类消费量依然偏低,脂肪摄入量过多,部分地区营养不良的问题还依然存在,超重肥胖问题凸显,与膳食营养相关的慢性病对我国居民健康的威胁日益严重。十年来我国居民的膳食营养结构及疾病谱都发生了新的较大变化,面临营养缺乏和营养过剩双重挑战的情况。

1. 中国居民膳食指南

中国居民膳食指南遴选8条基本准则,作为2岁以上健康人群合理膳食的必须遵循原则,强调了膳食模式、饮食卫生、三餐规律、饮水和食品选购、烹饪的实践能力。

(1) 食物多样,合理搭配:坚持谷类为主的平衡膳食模式。每天的膳食应包括谷薯类、蔬菜水果、畜禽鱼蛋奶和豆类食物。平均每天摄入12种以上食物,每周25种以上,合理搭配。每天摄入谷类食物200～300 g,其中包含全谷物和杂豆类50～150 g;薯类50～100 g。

(2) 吃动平衡,健康体重:各年龄段人群都应天天进行身体活动,保持健康体重。食不过量,保持能量平衡。坚持日常身体活动,每周至少进行5天中等强度身体活动,累计150分钟以上;主动身体活动最好每天6 000步。鼓励适当进行高强度有氧运动,加强抗阻运动,每周2～3天。减少久坐时间,每小时起来动一动。

(3) 多吃蔬果、奶类、全谷、大豆:蔬菜水果、全谷物和奶制品是平衡膳食的重要组成部分。餐餐有蔬菜,保证每天摄入不少于300 g的新鲜蔬菜,深色蔬菜应占1/2。天天吃水果,保证每天摄入200～350 g的新鲜水果,果汁不能代替鲜果。吃各种各样的奶制品,摄入量相当于每天 300 ml 以上液态奶。经常吃全谷物、大豆制品,适量吃坚果。

(4) 适量吃鱼、禽、蛋、瘦肉:鱼、禽、蛋类和瘦肉摄入要适量,平均每天 120～200 g。每周最好吃鱼 2 次或 300～500 g,蛋类 300～350 g,畜禽肉 300～500 g。少吃深加工肉制品。鸡蛋营养丰富,吃鸡蛋不弃蛋黄。优先选择鱼,少吃肥肉、烟熏和腌制肉制品。

(5) 少盐少油,控糖限酒:培养清淡饮食习惯,少吃高盐和油炸食品。成年人每天摄入食盐不超过 5 g,烹调油 25～30 g。控制添加糖的摄入量,每天不超过 50 g,最好控制在 25 g 以下。反式脂肪酸每天摄入量不超过 2 g。不喝或少喝含糖饮料。儿童青少年、孕妇、乳母以及慢性病患者不应饮酒。成年人如饮酒,一天饮用的酒精量不超过 15 g。

(6) 规律进餐,足量饮水:合理安排一日三餐,定时定量,不漏餐,每天吃早餐。规律进餐、饮食适度,不暴饮暴食、不偏食挑食、不过度节食。足量饮水,少量多次。在温和气候条件下,低身体活动水平成年男性每天喝水 1 700 ml,成年女性每天喝水 1 500 ml。推荐喝白水或茶水,少喝或不喝含糖饮料,不用饮料代替白水。

(7) 会烹会选,会看标签:在生命的各个阶段都应做好健康膳食规划。认识食物,选择新鲜的、营养素密度高的食物。学会阅读食品标签,合理选择预包装食品。学习烹饪、传承传统饮食,享受食物天然美味。在外就餐,不忘适量与平衡。

(8) 公筷分餐,杜绝浪费:选择新鲜卫生的食物,不食用野生动物。食物制备生熟分开,熟食二次加热要热透。讲究卫生,从分餐公筷做起。珍惜食物,按需备餐,提倡分餐不浪费。做可持续食物系统发展的践行者。

2. 中国居民膳食宝塔

中国居民平衡膳食宝塔是中国居民膳食指南图形化直观化呈现,适用于健康成年人。宝塔一共分为 5 层,每层面积大小表现 5 类食物推荐的量。

第一层是谷薯类食物:建议成年人每人每天摄入谷类 200～300 g,其中包含全谷物和杂豆类 50～150 g;另外,薯类 50～100 g,从能量角度,相当于 15～35 g 大米。谷类包括小麦、稻米、玉米、高粱等及其制品,如米饭、馒头、烙饼、面包、饼干、麦片等。全谷物保留了天然谷物的全部成分,是理想膳食模式的重要组成,也是膳食纤维和其他营养素的来源。杂豆包括大豆以外的其他干豆类,如红小豆、绿豆、芸豆等。薯类包括马铃薯、红薯等,可替代部分主食。

第二层是蔬菜水果类:推荐成年人每天蔬菜摄入量至少达到 300 g,水果 200～350 g。深色蔬菜是指深绿色、深黄色、紫色、红色等有颜色的蔬菜,推荐每天占总体蔬菜摄入量的 1/2 以上。推荐吃新鲜水果。

第三层是鱼、禽、肉、蛋等动物性食物:推荐每天鱼、禽、肉、蛋摄入量共计 120～200 g。建议每天畜禽肉的摄入量为 40～75 g,少吃加工类肉制品。推荐每天摄入水产品 40～75 g,有条件可以优先选择。推荐每天 1 个鸡蛋(相当于 50 g 左右),吃鸡蛋不能丢弃蛋黄。

第四层是奶类、大豆和坚果:推荐每天应摄入至少相当于鲜奶 300 g 的奶类及奶制品。推荐大豆和坚果摄入量共为 25～35 g,其他豆制品摄入量需按蛋白质含量与大豆进行折算。建议每周摄入坚果 70 g 左右(相当于每天 10 g 左右)。

第五层是烹调油和盐:推荐成年人平均每天烹调油不超过 25～30 g,食盐摄入量不超过 5 g。烹调油也要多样化,应经常更换种类,以满足人体对各种脂肪酸的需要。除了少用食盐外,也需要控制隐形高盐食品的摄入量。酒和添加糖不是膳食组成的基本食物,烹饪使

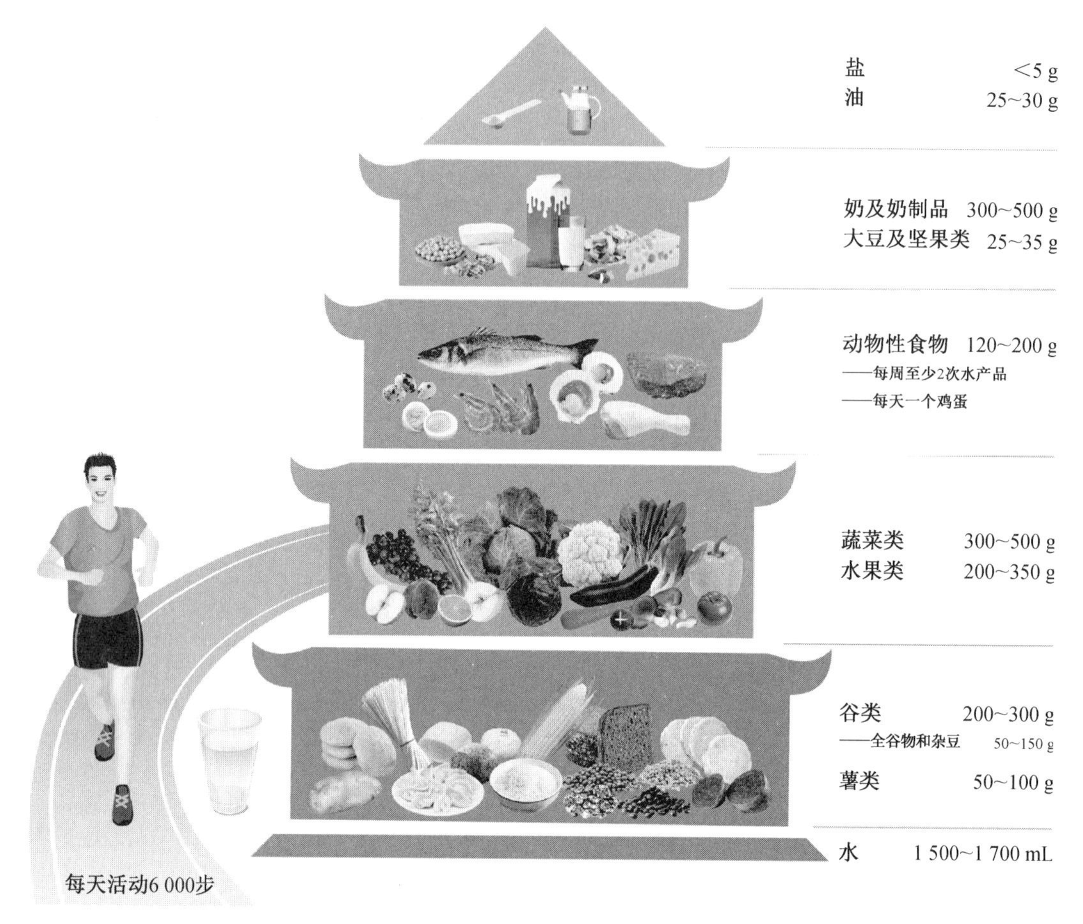

图 2.7　中国居民膳食指南(2022)

图片来源:中国营养学会

用和单独食用时也都应尽量避免。

身体活动和水的图示仍包含在可视化图形中,强调增加身体活动和足量饮水的重要性。低身体活动水平的成年人每天至少饮水 1 500～1 700 ml(7～8 杯)。在高温或高身体活动水平的条件下,应适当增加饮水量。身体活动是能量平衡和保持身体健康的重要手段。鼓励养成天天运动的习惯,坚持每天多做一些消耗能量的活动。推荐成年人每天进行至少相当于快步走 6 000 步以上的身体活动,每周最好进行 150 分钟中等强度的运动,如骑车、跑步、庭院或农田的劳动等。加强和保持能量平衡,需要通过不断摸索,关注体重变化,找到食物摄入量和运动消耗量之间的平衡点。

3. 中国居民平衡膳食餐盘

中国居民平衡膳食餐盘是按照平衡膳食原则,描述了一个人一餐中膳食的食物组成和大致比例。餐盘更加直观,一餐膳食的食物组合搭配轮廓清晰明了。

餐盘分成 4 部分,分别是谷薯类、动物性食物和富含蛋白质的大豆及其制品、蔬菜和水果,餐盘旁的一杯牛奶提示其重要性。此餐盘适用于 2 岁以上人群,是一餐中食物基本构成的描述。

与膳食平衡宝塔相比,平衡膳食餐盘更加简明,给大家一个框架性认识,用传统文化中的基本符号，表达阴阳形态和万物演变过程中的最基本平衡，一方面更容易记忆和理解，另一方面也预示着一生中天天饮食，错综交变，此消彼长，相辅相成的健康生成自然之理。2岁以上人群都可参照此结构计划膳食，即便是对素食者而言，也很容易将肉类替换为豆类，以获得充足的蛋白质。

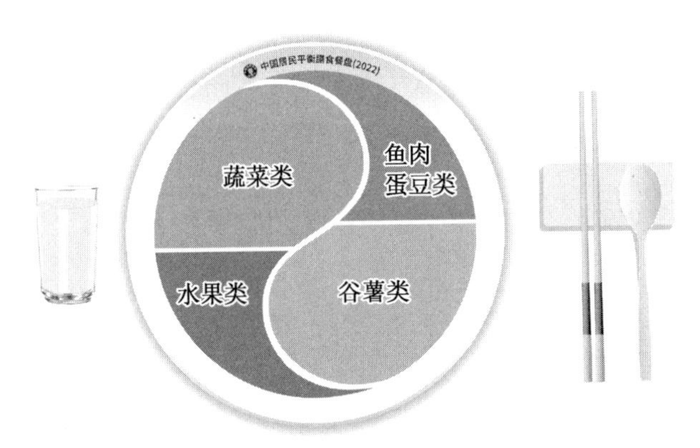

图 2.8　中国居民平衡膳食餐盘(2022)

图片来源：中国营养学会

思考练习 2-4

请根据健康膳食模式，评价自己的饮食模式是否健康。若不健康，该如何改善?

本章小结

1. 营养素是为维持人体一切生命活动的需要，从外界食物中摄取的基本营养元素。营养素可以分为七大类，即蛋白质、脂类、碳水化合物、矿物质、维生素、水和膳食纤维。

2. 宏量营养素包括碳水化合物、脂类、蛋白质、膳食纤维和水，微量包括矿物质和维生素。产能营养素包括碳水化合物、脂类、蛋白质，非产能营养素包括矿物质、维生素、膳食纤维和水。

3. 膳食模式是指膳食中不同食物的数量、比例、种类或者组合，以及习惯性消费的频率，膳食模式与身体健康密切相关。

4. 最佳供能比为：成人碳水化合物占一日总能量供给量的 55%～65%，脂肪占 20%～30%，蛋白质占 10%～15%为宜。

5. 碳水化合物的来源主要是粮谷类和薯类食物，一日推荐量为 250～400 g，推荐一日膳食蛋白质 2/3 为动物性蛋白，1/3 为植物性蛋白，每日控制脂肪量 50 g，胆固醇量 300 mg。

本章测评

通过身边或者自身的实践经验，以小组为单位，以"减肥经验分享"为题制作 ppt，在班级中进行交流。

第三章 烹饪营养

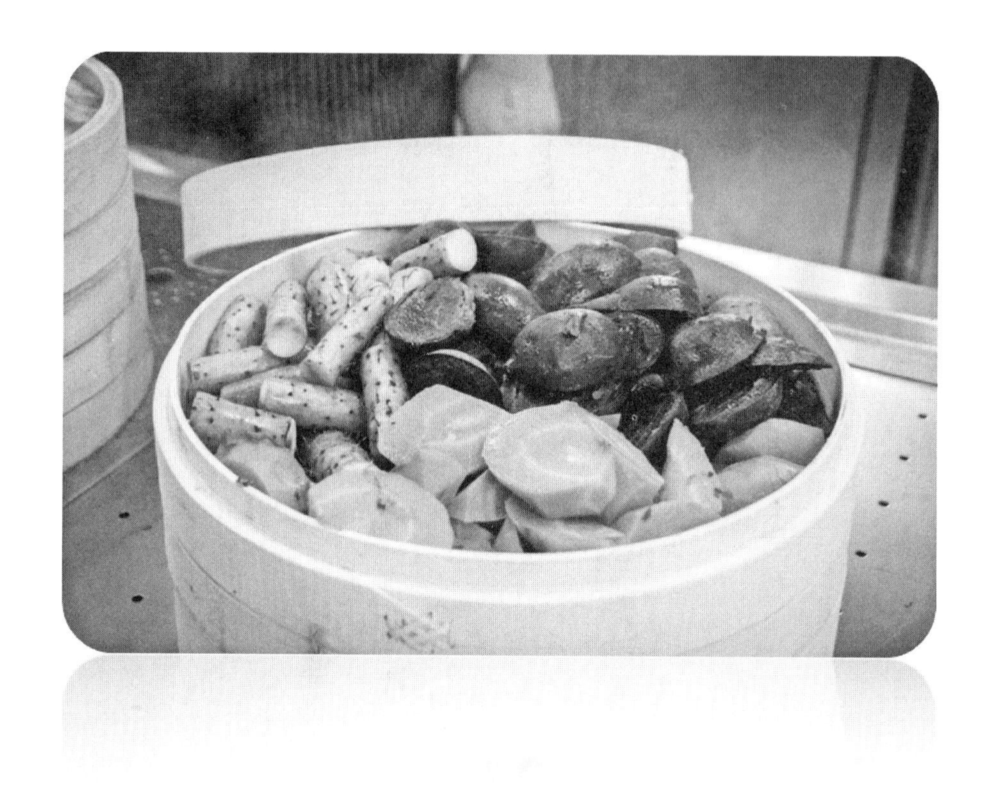

职业情境

作为餐饮加工者，你需要了解烹饪加工对各营养素的影响，从而在烹饪操作中增强营养素保护意识；同时应了解不同烹饪方式对菜品营养的影响，掌握烹饪中的营养强化，从而在烹饪实践中推行健康的烹饪模式。

学习目标

- 了解烹饪加工对不同营养素的影响
- 了解不同烹饪方式对菜品营养的影响
- 掌握健康的烹饪模式
- 掌握烹饪中的营养强化

任务导入

对鲫鱼进行烹饪,请你选择健康的烹饪方式。

健康的烹饪模式:国务院办公厅发布的《国民营养计划(2017—2030 年)》提出,加强对传统烹饪方式的营养化改造,研发健康烹饪模式。健康烹饪模式是以保障人体健康为目的,坚持"三减三健"等最新营养理念,在烹饪过程中保护食物原料的营养素,做好营养强化,同时避免有害物产生的烹饪模式。

烹饪方式的分类:烹饪方式按是否需要加热分为热烹饪和非热烹饪。非热烹饪是不经过加热,原料通过其他方式调制直接食用的烹饪方式,如凉拌、醉制、腌制等。热烹饪按加热的介质可以分为:①水介质:通过水或者水蒸气等将原料烹制成熟,如蒸、煮;②油介质:利用油脂将原料烹制成熟,如煎、炸、炒;③空气介质:利用强烈的辐射与热空气对流将原料烹制成熟,如烧烤、烟熏;④其他:利用泥土、锡箔为加热介质等。

烹饪的营养强化:为增强营养成分,在烹饪过程中添加天然的或者人工合成的属于天然营养素范围的营养强化调料,从而提高菜品的营养价值的过程。常见的有添加强化碘、铁和维生素 A、维生素 D 等。

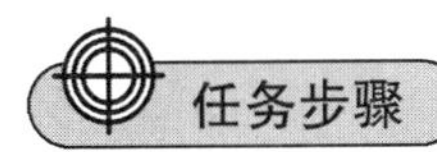

任务步骤

选择健康烹饪方式对食材进行烹饪,你需要:

步骤 1:分析原料的典型营养素,评估烹饪方式对这些营养素的影响——详见第一节。

步骤 2:分析不同烹饪方式的优劣——详见第二节。

步骤 3:选择并实施健康烹饪方式——详见第二节、第三节。

第一节 烹饪加工对不同营养素的影响

案例导入 3-1

烹饪在营养学上的利与弊

现代观点认为烹饪加工过程中营养素会大量流失,因此推崇极简烹饪甚至不烹饪,如生食。一方面烹饪会造成天然植物的热敏营养素分解破坏,如维生素 C、叶绿素等,另一方面烹饪中加入的油、盐、糖等调味料,也被认为不太健康。此外,用油炸、熏烤等烹饪方式加工食物会在烹饪过程中产生苯并芘等致癌物,可能对人体造成危害。

但是从人类进化的历史来看,火的运用和吃熟食,都是人类进化史上里程碑式的进步。吃熟食对人类的演化有重大的实质性意义:①食物经过烹煮,蛋白质等大分子开始初步分解,相当于在体外进行部分消化。消化是一项消耗能量的生理活动,如果挪至体外,节约的能量将被大脑利用，长期以来改变人类的大脑结构，促使智力大大提升。②食物经过烹煮后，大量有害微生物被杀灭，提高了远古时代人类的存活率。

资料来源：https://www.zhihu.com/tardis/landing/360/ans/733653979?query=%E7%86%9F%E9%A3%9F%E4%BF%83%E8%BF%9B%E4%BA%BA%E7%B1%BB%E8%BF%9B%E5%8C%96&mid=49e22bc90bba5f4b78019da3908db531&guid=12F099FFD93FB9251EA579D8B411594D.1573197459969

◆ 你认为烹饪对食物营养价值的影响是利大于弊，还是弊大于利？

一、宏量营养素

1. 蛋白质

蛋白质在烹饪加工中会发生一系列变化。如：加热促使蛋白质发生变性，水促使蛋白质发生水解，生成氨基酸，使其更易被人体吸收。但是蛋白质在烹饪不当的情况下也会生成杂环胺，对人体产生致癌性。

（1）蛋白质的变性

天然蛋白质受物理或化学因素的影响，其内部结构变得松散，从而导致其性质和功能发生部分或全部丧失。变性后的蛋白质，首先会丧失原有的生物活性，如酶失活、细菌病毒失活等；其次，理化性质也发生改变，如溶解度降低而产生沉淀、黏度增加等，例如鸡蛋经加热后变性熟化成固体；最后，更容易被水解，有助于人体的消化吸收。在烹饪过程中，蛋白质是否变性也常作为食材是否成熟的标志。

厨房常用的导致蛋白质变性的方法有加热、搅拌、振荡和加酸碱等。①加热变性：一般蛋白质在45～75 ℃发生变性，随着温度升高，变性速度加快。快炒、氽烫、速炸等方法，通过对食材进行快速高温加热，加快食材表面的蛋白质变性速度，食材表面因变性凝固、细胞孔隙闭合，从而锁住内部的营养素和水分。如：鱼、肉烹制前先用沸水烫一下，或在温度较高的油锅中速炸等。②搅拌变性：制作肉馅、鱼圆时，在肉泥中加入水和盐，朝一个方向搅拌，使肉中的肌动蛋白和肌球蛋白溶于盐水溶液，形成有黏性的肌动球蛋白。③振荡变性：制作芙蓉菜或蛋糕时，通常将蛋清搅拌振荡，变性后的蛋清蛋白质形成一张有黏膜的网，将空气包裹进蛋白质分子中间，蛋清体积扩大成黏稠泡沫，即蛋泡糊。鸡蛋越新鲜，振荡越容易形成蛋泡糊。④酸碱变性：当pH值超过一定范围，蛋白质也会变性。如加纯碱等对肉进行腌制，会使肉中的蛋白质变性，从而使得肉的口感嫩滑等。

（2）蛋白质的水解

蛋白质的水解是指蛋白质在强酸强碱或者水解酶的作用下分解成氨基酸和小分子肽的过程。变性后的蛋白质在水中继续加热，将逐渐被水解生成蛋白胨、缩氨酸、肽等中间产物。这些小分子物质更利于人体吸收，同时能提升菜肴的色、香、味。

长时间加热的烧、煮、炖、煨、焖等烹调方式会使蛋白质发生水解，菜品产生鲜香味。蛋白质水解后产生的氨基酸和低聚肽有很好的呈味作用。如谷氨酸有鲜味，甘氨酸有甜味，甲硫氨酸有时显苦味。天冬氨酸、谷氨酸和亮氨酸之类的低聚肽，呈味作用也比较柔和。酱油不仅含有呈鲜味的氨基酸，还含有天冬氨酸、谷氨酸和亮氨酸构成的低聚肽。如炖牛肉因产生肌肽、鹅肌肽等低聚肽，形成了牛肉汁特有的风味；烧鱼因生成天冬氨酸、谷氨酸之类的低聚肽，所以鱼汤的滋味特别鲜美。

知识链接 3-1

氨基酸——美味又营养

氨基酸具有一定的味感，如酸、甜、苦、咸等。其味感的种类与氨基酸的种类、立体结构有关。从立体结构上讲，一般来说，D型氨基酸都具有甜味，其甜味强度高于相应的L型氨基酸。氨基酸是组成大脑的重要物质，大脑中的氨基酸含量高达90%以上。现代生物研究发现，人之所以聪明、智慧，与其硕大的大脑分不开。人在进化的过程中，掌握了获取蛋白质（氨基酸）的本领，因此头脑发达、智商极高，逐渐主宰这个世界。实验证明，大脑中氨基酸含量的多少，决定了人的智力的高低，补脑、提高记忆的关键是补足氨基酸营养。此外，氨基酸还具有消除疲劳，保持精力旺盛，改善睡眠质量，提高免疫力，改善亚健康状态，促进病后、术后恢复等功效。

资料来源：https://baike.pcbaby.com.cn/qzbd/3843.html

(3) 氨基酸的损失

加热温度过高，不仅蛋白质会发生变化，氨基酸的结构和含量也会产生变化，蛋白质和氨基酸的营养价值都受影响。研究表明，加热会降低氨基酸含量，微波加热相对于水浴、蒸煮等传统烹饪方式，氨基酸的损失最小；而烘烤加热的面点，面皮中氨基酸的损失尤为严重。面制品越薄、加热温度越高、加热时间越长，对其中氨基酸的破坏越大。

(4) 杂环胺的生成

杂环胺是在烧烤或者高温加热富含蛋白质的食物时，从其焦煳表面提取出的复杂化合物，具有较强的致癌性和致突变性。

温度是杂环胺生成的重要因素。当温度从200 ℃升至300 ℃，杂环胺的生成量可增加5倍。烹调时间也有一定影响，如200 ℃油炸时，杂环胺主要在前5分钟形成，后续减缓，因此快炸更容易产生杂环胺。而食物的水分可以抑制杂环胺生成。因此，加热温度越高、加热时间越长、水分含量越少的食物，生成的杂环胺越多。而烧烤、煎炸等直接与火接触或与灼热的金属表面接触的烹饪方法，相比于炖、焖、煨、煮及微波炉烹饪等温度较低、水分较多的烹饪方法，生成的杂环胺更多。

改变不良烹饪方式可以抑制杂环胺生成。如烹饪温度不宜过高，不宜烧焦食物，尤其是蛋白质类食物。避免采用烧烤、煎炸的烹饪方式，多采用如水煮、蒸汽及微波炉烹饪等的烹饪方式。如：肉类烹饪前先微波处理，鱼类在煎炸前挂上淀粉，都可以减少杂环胺的产生。

2. 碳水化合物

碳水化合物在烹饪加工中发生糊化作用、焦糖化反应、美拉德反应，这些变化对食物的消化吸收及风味特色有着十分重要的作用，但是温度过高也会产生有害的丙烯酰胺。

(1) 淀粉的糊化

糊化是指淀粉粒在60～80 ℃温度下，在水中溶胀、分裂，失去晶体结构，形成均匀糊状溶液，更易被分解成小分子，有利于人体消化吸收。如生米煮成熟饭、包子蒸熟、面包烤熟，都发生了淀粉的糊化作用。糊化也是判定淀粉类食物成熟的标志。烹饪中常用的挂糊、上浆、勾芡，也都是利用淀粉的糊化作用，在原料表面形成一层糊化的薄膜，使得原料不直接与高温油接触，保持原料的水分和营养不流失。

（2）焦糖化反应

糖类尤其是单糖，在没有氨基化合物存在的情况下，加热到熔点（一般为 140～170 ℃）以上时，发生脱水与降解，形成褐变反应，并产生焦香味。烹饪中常用的挂霜、拔丝、红烧熬糖卤等，利用的就是蔗糖加热时产生的焦糖反应；烤鸭上糖色，也是利用麦芽糖的焦糖化作用来保持烤鸭的酥脆度。但是高温长时间熬制，会使糖色变暗、质量下降，因此在焙烤等过程中，对焦糖化反应必须控制得当。

（3）美拉德反应（羰氨反应）

还原糖类（羰基化合物）在氨基酸或者蛋白质（氨基化合物）存在的情况下，二者在常温或加热时发生反应，最终生成棕色甚至是棕黑色的大分子物质。如果继续加热，则可发生炭化，具有苦味。几乎所有食物都可能发生美拉德反应，如咖啡、巧克力、面包皮、啤酒、薯片、爆米花、酱油等的诱人风味，都是美拉德反应的产物。

美拉德反应会使食物散发诱人的焙烤香气，色泽发生悦人的变化，同时提高了食品的稳定性，但是会使蛋白质中的氨基酸受损，尤其是在高温条件下，很可能会产生有害的丙烯酰胺等。最新研究发现美拉德反应的产物还具有抗氧化活性、抑菌、抗突变和保护心血管的作用。

（4）丙烯酰胺的生成

丙烯酰胺在自然环境中并不存在，为 2A 类致癌物（人类可能致癌物）。在油炸、烘烤等高温下，高淀粉食物中氨基酸（主要是天冬酰胺）和羰基化合物（主要是还原糖如葡萄糖）发生反应生成丙烯酰胺。瑞典国家粮食管理局和斯德哥尔摩大学首次公布油炸、高温烘烤的淀粉类食品中丙烯酰胺的含量比世界卫生组织（WHO）规定的饮水中丙烯酰胺含量（1 μg/L）高 500 倍以上。研究表明，对原料进行预处理，如土豆避免低于 10 ℃保存、薯片在热烫处理前浸泡于 1%的食盐溶液中可降低丙烯酰胺生成。此外，油炸和烘焙温度控制在120 ℃以下，尽量选用低于 100 ℃的蒸煮烹饪加工可有效避免丙烯酰胺产生。

知识链接 3-2

三只松鼠等品牌陷入“致癌风波”

2020 年 10 月 29 日，深圳市消费者委员会发布的一份《2020 年薯片中外对比比较试验报告》引发网友热议，原因是报告显示包括三只松鼠、盐津铺子、董小姐等品牌在内的薯片被检出丙烯酰胺含量较高，超过 2 000 μg/kg。天然的马铃薯含有较高的天冬酰胺，在超过 120 ℃温度条件下处理时，就有可能形成丙烯酰胺。2017 年欧盟发布关于丙烯酰胺指令，其中薯片的基准水平值定为 750 μg/kg。

11 月 2 日，中国食品工业协会马铃薯食品专业委员会在官方网站发文称，动物实验表明，每千克体重累积到 80～130 μg 的丙烯酰胺即会中毒，不算代谢掉的毒素，换算出 50 kg 体重的人要吃 2 000 kg 薯片才会中毒。难以达到“中毒标准”是不是就不用在意薯片中丙烯酰胺的含量？深圳市消费者委员会还是建议企业应尽量改进食品加工工艺和条件，研究减少食品中丙烯酰胺含量的途径。

资料来源：https://baijiahao.baidu.com/s?id=1682570196837935100&wfr=spider&for=pc

3. 膳食纤维

膳食纤维在烹饪加工中发生变化较少，但是因其包裹于谷类和豆类外层，软化分解膳食纤维能促进食物内部营养素的消化吸收。经烹饪加工，部分半纤维素变成可溶性状态，原果胶变成可溶性果胶，增加了消化酶与植物性食物营养素接触的机会，间接提高了营养价值。

4. 脂类

低温短时间加热对脂类的营养成分影响不大，但是在高温或接触氧气的情况下会发生许多化学变化，包括氧化、水解、分解、聚合等，长时间高温加热将形成多种有毒致癌物。

（1）脂类的热水解

油脂在烹饪加热中，在水的作用下发生水解，最终生成甘油和游离脂肪酸。

（2）脂类的热分解

油脂加热至一定温度就会发生热分解，生成二聚体、醛、酮、酸等低分子物质，其中如丙烯醛就具有刺激性。当肉眼看到油出现蓝色烟雾，说明油脂已发生热分解。因此煎炸烹饪中，油温应控制在发烟点（油脂冒烟的温度点）以下，以减轻油脂的热分解，如煎炸牛排需要选择发烟点较高的油脂。同时油温应该控制在150 ℃以下。

（3）脂类的热氧化聚合

油脂在长时间高温下会发生聚合和热氧化聚合，生成环聚合物等有毒成分，因此应尽量避免将油脂加热至200～230 ℃。烹饪中火力越大，时间越长，热氧化聚合反应就越剧烈，应避免在烹饪中使用燃火烹炒法。

此外，高温下油脂还能发生部分水解，然后再缩合成分子量较大的醚类化合物，增加油脂的黏度，因此油炸用油会逐渐变稠，色泽变暗，烟点降低，油泡增多。油脂处在高温状态中的时间越长，热氧化聚合的程度就会越严重，所以油炸用油不宜反复使用。

二、微量营养素

1. 维生素

影响水溶性维生素的加工方式主要有清洗、切配、烹饪加热等，而这些对脂溶性维生素的影响较小。用油脂烹调有助于脂溶性维生素的吸收，如维生素A等。

（1）溶解性

水溶性维生素在食材清洗、切配时溶于水而流失，因此推荐“先洗后切”的烹饪顺序，以防止原料汁液和维生素的流失。水溶性维生素在烫漂等烹饪中随汤汁溢出而流失，汤汁的溢出程度与烹饪方式有关，如运用蒸、煮、炖和烧等烹饪方法，汤汁溢出量可达50%；而采用炒、熘和滑等烹饪方法，并增加上浆、挂糊等工序，水溶性维生素流失量就比较小。

（2）热分解

一般水溶性维生素对热的稳定性较差，脂溶性维生素对热的稳定性较好，但易氧化的除外。不同烹饪方式对维生素破坏程度不一样。有研究发现马铃薯煮后维生素损失

77%~88%,加压烹饪后损失56%~60%,炖后损失50%~63%,烘烤后损失33%~51%,微波加热后损失21%~33%。水溶性维生素中,维生素C较为不稳定,加热时间过长几乎会使食物中全部维生素C遭到破坏。如蔬菜高温煮5~10分钟,维生素C的损失率可达到70%~90%。水溶性维生素中,维生素B_2(核黄素)对热稳定,维生素B_1(硫胺素)在酸性条件下对热稳定。脂溶性维生素中,维生素A相对稳定,一般烹饪加工中不易破坏,但在空气中长时间加热,会使其分解,其破坏程度随加热时间延长而增加。油炸食物时,会加速维生素A的氧化分解。维生素D对热、碱较稳定。

知识链接3-3

生食主义者,体内番茄红素减少!

番茄红素是茄科植物如西红柿含有的天然色素,是目前在自然界中发现的最强抗氧化剂之一,有助于减少癌症和心脏病的发生。德国一项调查发现,对198名严格生吃饮食(95%以上都是生吃)的男性体内番茄红素的含量进行测定,这些人体内番茄红素偏少,超过80%的受试者低于平均水平。研究人员将番茄在88℃温度下煮30分钟后测定发现,一种番茄红素——顺式番茄红素的含量增加了35%,原因主要是适当的加热能破坏植物细胞壁,加速番茄红素溶出,帮助人体更好地吸收。

资料来源:http://news.hexun.com/2016-01-24/181984061.html

(3)氧化反应

大多数维生素都对空气中的氧极为敏感,它们在食物的储存和烹饪加工过程中容易被氧化破坏。维生素C在水溶液中极易氧化,遇空气、热、光、碱等物质,尤其是氧化酶存在的情况下,更易被氧化导致果蔬褐变。因此在蔬菜加工中最好采用焯水、热烫等短时间热处理,使得氧化酶失活,防止维生素C的损失。维生素A具有对氧敏感的特点,特别是在高温、紫外线、金属存在的情况下可促进其氧化。维生素E对氧也非常敏感,尤其在碱性条件下加热,可使其遭到完全破坏。用油脂烹调食物,其维生素E有70%~90%会遭到破坏。

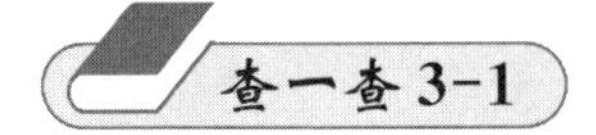

以下哪些维生素在烹饪加热中容易遭到破坏?(答案扫封底二维码)

维生素A	维生素B_1	维生素B_2	烟酸
维生素C	维生素D	维生素E	

2. 矿物质

食材中的矿物质相对稳定,在烹饪加工中不易流失。但是不当的加工方式,如长时间浸泡、焯水、先切后洗、切得过碎等,都会造成矿物质的流失。如原料清洗时水流速度过快、切制的形态过细过小、大米淘洗次数过多等,其所含的钠、钾、钙、锌、铁等容易流失。

烹饪方式不同,对同一种矿物质的影响也不同。由于某些矿物质具水溶性,加水的烹饪方式将使食材中的矿物质含量显著降低,而无水烹饪方式(如微波、烤和烘焙)因破坏了食材的微观结构从而使得其中的矿物质得到了较好的保留。

表 3.1 不同烹调方式对马铃薯中铜含量的影响

烹调方式	含量(mg/100 g 鲜重)
生鲜	0.21±0.10
煮熟	0.10
烤熟	0.18
油炸薄片	0.29
马铃薯泥	0.10
法式油炸	0.27

原料在烫漂或蒸煮时,若与水接触,则食材中的矿物质损失可能很大,其损失程度与它们的溶解度有关。如表 3.2 所示,菠菜烫漂后各种矿物质的损失程度不同。

表 3.2 菠菜烫漂后矿物质的损失

矿物质	含量(g/100 g)		损失率/%
	未烫漂	烫漂	
钾	6.9	3.0	56
钠	0.5	0.3	43
钙	2.2	2.3	0
镁	0.3	0.2	36
磷	0.6	0.4	36
硝酸盐	2.5	0.8	70

此外,谷物在碾磨时会损失大量的矿物质,损失量随碾磨的精度而增加,但各种矿物质的损失有所不同。小麦磨成粉时由于去除了胚芽和外面的麦麸层,所以矿物质大量损失,其中锰、铁、钴、铜、锌损失严重,见表 3.3。

表 3.3 碾磨对小麦矿物质含量的影响

矿物质	含量/($mg \cdot kg^{-1}$)				相对损失率(面粉)/%
	全麦	面粉	麦胚	麦麸	
铁	43	10.5	67	47~78	76
锌	35	8	101	54~130	77
锰	46	6.5	137	64~119	86
铜	5	2	7	7~17	60
硒	0.6	0.5	1.1	0.5~0.8	16

思考练习 3-1

在烹饪加工过程中,红烧排骨的典型营养素发生哪些变化?

第二节 不同烹饪方式对食物营养的影响

案例导入3-2

烹饪的发展历史

旧石器时代是烹饪发展的初级阶段。当时人类只是将食物直接在火上烤熟食用，或者把农作物和肉食放在烧热的石头上烘熟食用。他们采用的是烧烤和石烹的烹饪方式，处于石烹时期。新石器时代出现了陶器。陶器的出现，既方便人类煮热食物，也有利于储藏液体。烹饪技术的发展出现了新的可能，开始有了水煮。铜烹与铁烹时代大概开始于三千多年前的商朝，烹饪炊具出现青铜器，烹调方法也趋于多样化，烹调时开始用油。春秋战国至明清时期，除蒸与煮以外，还出现了一种“煎”的技术。这种技术需要借助青铜“炉盘炊具”来实现，主要用于煎炒食物。此时期还出现了《安平公食学》《食经》等烹饪论著。清朝时烹调技术得以发展，形成以“御膳房”“满汉全席”为主要代表的中餐烹饪技术巅峰，体现了我国的较高烹调水平。

资料来源：http://www.doc88.com/p-7837336870839.html

◆ 你认为，烹饪技术的不断发展，对食物营养的影响是正面的还是负面的?

一、热加工

1. 水介质加热

(1) 煮：煮法是将食物原料放置锅中，加入适量水和调料，用武火煮沸后，再用文火煮熟。水煮能将食物中的碳水化合物及蛋白质部分水解，更利于消化，对脂肪则无显著影响。水煮使得肉类水解作用加强，较多的氨基酸和胶原物质、脂肪等溶于水中；对于植物性原料，水煮会让水溶性维生素和钙、磷等矿物质溶于汤汁中，如果不喝汤，营养素丢失较多。此外，煮沸时间直接影响维生素 C 的损失量。

(2) 蒸：蒸法是将经过调味的原料置入蒸笼，利用水蒸气使其成熟的过程。由于蒸笼内水蒸气温度较高，比沸水高出 2～5 ℃，渗透压较强，所以原料易成熟，部分蛋白质和碳水化合物水解，有利于人体吸收。此外，蒸熟的食物的矿物质不会流失，维生素的损失程度和煮法一样。如蒸饭使大米的维生素 B 含量损失 38.1%，其他成分如水、矿物质、蛋白质则不流失，较大程度地保留了营养素。

知识链接3-4

健康的烹饪方式——“蒸”

蒸食历史非常悠久，起源于“黄帝始蒸谷为饭，烹谷为粥”。清代美食家梁章钜倡导“蒸为上，炒为中，炸为下”的烹饪原则，并提倡饮食“早、少、烂、热”，认为蒸食利于延年益寿，适宜不同体质的人长期食用，起到保健功效。蒸制食物可使食物营养素不流失。蒸制还会将肉类中的油脂释放出来，降低油腻度，避免过多摄入油脂而引起高脂血症、脂肪肝等疾病。蒸不产生自由基，是一种健康的烹饪方式。

资料来源：https://xw.qq.com/cmsid/20190410A06EJI/20190410A06EJI00

(3) 炖和煨：炖是将原料和调味品放入水中，先旺火烧沸，然后转成中小火，长时间烧煮的烹调方法；煨是指将原料连同水和调味品放入密封的瓦坛中，在文火中致熟的烹调方法。炖和煨因为采用低温长时间用水加热的方式，能将肉类原料的蛋白质水解，变成易吸收的氨基酸，不仅提升汤汁的消化吸收率，而且减轻胃肠道的消化负担。此外水解的氨基酸、肽类、蛋白质等融入汤中，会令汤汁格外鲜美。矿物质和水溶性维生素也会融入汤中，但部分维生素会受到破坏。

(4) 卤：将预处理的原料或预制的半成品、熟料，放入调制的卤汁锅中加热，使卤汁的香鲜味渗入原料内部，然后冷却成为菜肴。原料在预处理过程中，其水溶性营养素如维生素 B 族、维生素 C 和矿物质等会溶入汤汁，再放入卤汁，又使维生素、矿物质溶于卤汁中，部分蛋白质和脂肪也融入卤汁中，所以卤制的菜肴，营养素损失较多。但是如果能将汤汁和卤汁连同卤菜一起食用，则营养损失不大。

知识链接 3-5

百变多样的中式卤菜

卤菜历史悠久，是我国传统餐饮食品，是中华饮食文化遗产的一部分，也是中华民族五千年饮食加工实践经验的结晶。卤菜因其颜色、香气、味道、保水性独特而著称于世。中式卤菜分为三大流派：四川的五香卤水、北方的酱卤、南方的粤式卤水。川式五香卤水相对于其他两派，香辛料使用量较大，原料卤到火候即起锅、不浸泡，成品五香味浓郁、干爽；北方酱卤不仅仅是卤，还会使用到酱油、黄豆酱、甜面酱等酱料，一般卤制七八成熟即关火焖制几小时，成品色泽较深、酱香味浓、饱满多汁；粤式卤水相对成本较高，在工艺上更为精细，香辛料使用量相对较少，吃时淋上卤汁，成品鲜香味美。

资料来源：http://mini.eastday.com/a/190525173616266.html

(5) 烧：烧是将预处理(煎炸或水煮)后的原料，加入适量的水和调味品，先大火烧开，再用小中火慢慢加热至将成熟时定色定味，最后旺火收汁的烹调方法。烧会溶解原料中的水溶性营养素如维生素 B 族、钙、磷，蛋白质和碳水化合物也会发生水解，使得食物更容易消化。

2. 油介质加热

(1) 炸：是将原料放入高温油中迅速加热，油一般淹没原料。油炸由于温度高(见表 3.4)，对营养素均产生破坏，蛋白质会发生严重变性，脂肪的营养价值也受影响，脂溶性维生素 A、维生素 E 等遭到破坏。更重要的是，食物在油炸过程中会产生大量的致癌物。因此，油炸前的原料需要挂糊——在原料表面包裹一层粉糊，粉糊受热会凝成一层保护层，保持原料的水分和营养素不流失，如炸猪排、炸鸡块等。

表 3.4　油温的分类

分类	油温/℃	俗称	油面情况	原料下油情况
温油	90～120	三四成	无青烟,无响声,油面较平静	原料周围出现少量气泡
热油	130～170	五六成	微有青烟,油从四周向中间翻滚	原料周围出现大量气泡,无响声
旺油	180～230	八九成	有青烟,油面较平静,用手勺搅动时,有响声	原料周围出现大量气泡,并带有大量的爆炸声

知识链接 3-6

油炸方式&致癌物

酥炸是将煮熟或蒸熟的原料,裹上全蛋糊,过油炸。软炸是将质嫩而形小的原料用调料拌匀,再挂上蛋清糊,然后投入油锅中炸熟。软炸要用软糊(用水粉和蛋清,或全用蛋清调成),一般分两次炸成。第一次用温油炸至外层糊凝结、色泽一致时捞出;第二次用温油稍炸即可。干炸是将原料用调味品腌渍入味,再挂上干粉糊(或其他糊),然后下油锅炸熟,一般开始用旺火热油,中途改用温火或经两次炸成。

致癌物的形成取决于油炸的时间长短,时间越长,致癌物越多。而酥炸相较于软炸和干炸,由于其所用的原料本身是熟的,可有效缩短油炸时间,致癌物较少。酥炸类代表有:酥炸小排、酥炸小鱼、酥炸豆腐等。

资料来源:https://zhuanlan.zhihu.com/p/44514330

(2) 煎:煎法油的温度较低、用油量少,甚至可加入少量水,但是加热时间长,且原料很容易焦糊,易产生杂环胺等致癌物。煎制食物会发生脂肪热氧化,同时蛋白质严重受损,因此也可采用挂糊减少营养素的破坏。

(3) 炒:炒是中式烹饪使用最广泛的方法,主要以油为加热介质,将小型原料用中旺火在较短时间内加热成熟、调味成菜。炒一般是旺火速成,水分及营养素不易流失,而脂溶性维生素如胡萝卜素,油炒后能增加其吸收利用率。

知识链接 3-7

蔬菜的烹调方式——水油焖炒

水油焖炒虽有煮的操作,但和煮又有区别:煮菜需要大量水淹没食材,而"水油焖炒"只需要一小碗水:用加少量油的水替代大量的水,既能避免水溶性营养素大量溶出,又能让蔬菜纤维吸油变软,改善蔬菜的口感。该法使用中小火焖,维持沸腾,1 分钟左右即可关火,有利于保存蔬菜营养。因为油温不超过 100 ℃,可放香油、橄榄油、亚麻籽油等不耐热的油类。此烹饪法适用于菠菜、莜麦菜、菜花、西兰花、各种蘑菇、冬瓜、白萝卜等。

资料来源:https://www.sohu.com/a/220490294_785887

3. 空气介质加热

烧烤是将腌渍入味的原料置于烤具内,用明火、暗火等热辐射进行加热。烧烤的原料表层水分散发，形成表面焦香、内部柔嫩多汁的口感。但是肉类等高蛋白食物在烧烤中，其蛋白质会发生变性，氨基酸遭到破坏，维生素受到损失。肉类如果使用明火烧烤，融化的脂肪滴在炭火上焦化产生热聚合反应，会生成苯并芘等强致癌物质，附着于肉类表面。因此，烧烤时尽量少用明火，并尽量缩短烧烤时间。此外，烧烤时如果食物受热不均，可能表面焦糊但是内部没有熟透，人食用后易患寄生虫病。

4. 其他介质加热

(1) 烟熏：烟熏是将经过浸渍的原料置于烟熏环境中，利用熏材缓慢燃烧或不完全燃烧产生烟气，低温加热使原料边干燥边吸收烟气。烟熏食物具有特殊的烟熏风味和色泽，如烤鸭、熏腊肉等。但是烟熏会使大部分维生素，特别是维生素 C 受到破坏。脂肪也会产生损失，同时生成苯并芘等致癌物。

(2) 锡箔：在烧烤中为了让食材受热均匀，防止烧焦，常常会使用锡箔纸包裹食材，锡箔纸也是加热的介质。但是应注意锡箔纸的安全问题，国家规定其中铅≤0.01%，镉≤0.01%，砷≤0.01%，同时应避免使用酸性的调味酱或柠檬，防止锡析出而中毒。建议用包心菜叶、玉米叶、笋壳等部分替代锡箔纸。

表 3.5 常用烹调方法对营养的影响

烹调方法	对营养素的影响	减少营养素损失的措施	备注
煮蒸	① 碳水化合物、蛋白质发生水解 ②水溶性维生素(维生素 B 族、维生素 C)及矿物质(钙、磷等)溶于水中	连汤一起吃	米、面、蛋类用煮蒸的烹饪方法最好
炖煨卤	① 水溶性维生素和矿物质溶于汤内 ② 部分维生素遭到破坏	连汤带汁一起吃	红烧、清炖时，肉中维生素损失最多
煎炸炒	① 对所有营养素都有不同程度的破坏 ② 蛋白质因高温而严重变性 ③ 油脂热聚合物和过氧化脂质含量升高 ④ 产生丙烯醛	① 上浆挂糊 ② 急炒 ③ 勾芡 ④ 加醋 ⑤ 降低油温，控制在 170～200 ℃ ⑥ 避免陈油反复使用，不断添加新油	① 炒肉维生素损失最多 ② 流水冲洗、先洗后切、急火快炒、现吃现做，可以最大限度保留蔬菜中的维生素 C 和矿物质
烧烤	① 维生素 A、维生素 B、维生素 C 大部分受损 ② 脂肪、蛋白质、氨基酸受损 ③ 产生苯并芘	尽量少用明火，缩短烧烤时间	散发诱人的芳香气味，产生可口的滋味，但是避免使用明火烧烤
熏	① 破坏维生素，特别是维生素 C ② 脂肪、蛋白质、氨基酸受损 ③ 产生苯并芘	避免烟熏温度过高，控制在 200～400 ℃	虽然熏制食物能增加风味，但为健康应做到少吃或不吃

二、预处理加工

1. 清洗

食材在烹饪前进行清洗能有效去除微生物、寄生虫和泥沙等杂物，但要清洗得当，注意避免过多清洗或浸泡食物。

淘米不可搓洗和过多清洗，否则会造成叶酸、铁、烟酸和维生素 B_1 等营养素的损失。另外，研究发现将大米浸泡在5倍体积的水中过夜，然后冲洗，可减少80%的砷，浸泡也会降低大米中的淀粉含量。

水果蔬菜应在切配前清洗，先洗后切。可采用流水冲洗的方式，并用手轻轻揉搓，基本可去除表面的农药残留。小苏打溶液浸泡去除农药效果较好。

鸡蛋不建议水洗。新鲜的鸡蛋自带抗菌膜，如果水洗会破坏抗菌膜，缩短保质期。如果有脏污，建议"干洗"——用干净的干海绵、丝瓜瓤等擦除鸡蛋表面的污物，再将鸡蛋放入冰箱。

2. 切配

"切"是利用各种刀法，把清洁后的原料加工成便于烹调入味的一般形态或花色形态。"配"是将切好的原料，按分量、色泽、质量、形态等，搭配在盘中，以备烹调热加工。此外，类似上浆、挂糊、勾芡等预处理也属于切配的内容。

在切配加工中，应注意先洗后切，切后不宜泡洗，以避免可溶性营养素损失；原料切配的大小应适度，避免切得过细过碎，减少食材在空气中的氧化，如小白菜切段炒后维生素C的损失率为31%，而切成丝炒后损失率为51%；尽量保持原料完整，如鱼类须刮净鱼鳞，但新鲜白鳞鱼可不去鳞，因其鳞片柔软可食，这样可以有效防止营养素的流失；切后不宜久置，更不宜加盐、糖等挤去汁水，以避免营养素遭到破坏，并应做到"现切现烹、现烹现吃"。

知识链接 3-8

淮扬菜的精湛刀工

淮扬菜对刀工十分注重，把并不名贵的食材做出了非常高级的感觉。典型的代表是文思豆腐和大煮干丝。文思豆腐是将一盒内酯豆腐切成高达万根的头发丝般的豆腐丝。制作文思豆腐，先将内酯豆腐一片为二，然后跳刀将豆腐切成片，随后换方向将豆腐跳刀切成丝。制作大煮干丝，一块2 cm厚的方干，要片成20片才算合格，之后再跳刀切成细丝。吃家唐鲁孙先生曾回忆：干丝可烫也可煮，煮干丝的选料，譬如鸡丝、鳝鱼、虾仁，都要选上等货，大白干的"头子"则干脆弃之不用，"足见那些著名茶馆对于干丝是如何重视不惜工本啦！"

资料来源：http://www.sohu.com/a/317630943_120058682

3. 焯水

焯水是将原料放入开水中加热至半熟或全熟，以备进一步烹饪或调味。一般植物性原料用开水焯水，动物性原料用冷水焯水。前者是将水烧至滚开，然后将原料下锅，注意及时翻动，时间要短，水微开时即可捞出晾凉，适用于芹菜、菠菜、莴笋等。后者是将原料与冷水同时下锅,适用于白肉、牛百叶、牛肚领等。焯水可有效去除蔬菜中的亚硝酸盐,还有利于维生素 C 的留存。研究显示冷冻 2 个月时,氽烫过的香椿中维生素 C 含量相当于鲜品的 71%,而没有烫过的只有 35%。对于动物性原料,其经过焯水才能去除腥味。利用开水焯水,表面蛋白质凝固,使肉类营养多汁。而冷水焯水,在缓慢加热中使营养物质逐渐溢出,汤味鲜美而营养,适宜连汤一起食用。

三、健康烹饪模式

1. 三减行动

2016 年第五届中国健康生活方式大会提出,今后十年我国将重点开展“三减三健”专项行动。“三减”即减盐、减油、减糖;“三健”即健康口腔、健康体重、健康骨骼。其中与烹饪密切相关的是“减盐、减油、减糖”三减行动。

(1) 减盐:健康成年人一天食盐摄入量不超过 5 g,其中包括酱油和其他食物的食盐量。大量科学研究证明,食盐(尤其是钠)是诱发高血压的危险因素,高血压可以造成脑卒中、冠心病等。应做到:纠正过咸口味,可使用醋、柠檬汁、香料、姜等调味品,提高菜肴鲜味;烹调时控制盐量,使用限盐勺,按量放入菜肴;使用低钠盐、低钠酱油或限盐酱油,少放味精;少吃酱菜、腌制食品及其他过咸食品;少吃零食,学会看食品标签,拒绝高盐食品。

(2) 减油:控制烹调用油,每人每天烹调用油摄入量不超过 25 g。目前全国大约 80% 的家庭食用油的摄入量都是超标的。推荐使用蒸、煮、炖、焖、拌等无油、少油的烹调方法;烹调时控制油量,使用控油壶,按量取用;少吃油炸食品,如炸鸡腿、炸薯条、炸鸡翅、油条、油饼等;不喝菜汤;少吃含“部分氢化植物油”“起酥油”“奶精”“植脂末”“人造奶油”的预包装食品,因为这些食物含有反式脂肪酸。

(3) 减糖:每人每天添加糖摄入量不超过 50 g,最好控制在 25 g 以下。减糖关键期是 3~17 岁青少年期。倡导多喝白开水,不喝或少喝含糖饮料;少吃甜食、点心;烹调食物时少放糖。

2. 健康烹饪模式

健康烹饪模式是以保障人体健康为目的,坚持“三减三健”等最新营养理念,在烹饪过程中保护食物原料的营养素,做好营养强化,同时避免有害物产生的烹饪模式。

(1) 健康的烹饪设施:秉持营养健康和低碳环保的理念,利用高新科技手段解决烹饪设施的现有问题,实现健康烹饪。如智能蒸烤箱具有蒸汽和烘烤相结合的蒸汽烤功能,使得食物既有烘烤风味,水分又不会流失。而高科技锅具则采用仿生技术,蜂巢滤油层凸出起到滤油作用,荷叶不粘技术使锅具达到不粘锅的效果,实现减油烹饪;同时利用不锈钢与精铁嵌入技术,通过不锈钢勺与锅具精铁层的摩擦,产生铁元素,让菜肴富含铁。

(2) 健康的清洗模式:清洗的时间和清洗的用力大小都与营养素流失有关。如大米经过淘洗,维生素 B_1 损失达 40%~60%,烟酸损失达 23%~25%,蛋白质损失约 57%,脂肪损失约 43%,碳水化合物损失约 2%,矿物质损失高达 70%。因此清洗时需动作轻柔,减少清洗次数,清洗水温不能太高,以及缩短浸泡时间。

(3) 健康的预处理模式:可采用上浆、挂糊、勾芡等预处理的方式,避免原料与高温接触,起到保护营养素的作用。上浆是把淀粉、鸡蛋及调味品直接放入原料搅拌,无须事先制浆,适用于原料体积较小,常采用爆、炒、熘等烹调方法的菜肴;挂糊则需先用淀粉、鸡蛋、水、油和发酵粉等制成糊，再将原料裹上一层糊，适用于原料体积较大，常采用炸制的菜肴；勾芡是把水淀粉和调味品兑在一起，将芡汁淋在菜肴上，适用于炒、爆、熘等受热时间短的烹调方法，此时调味料难以渗透主料，勾芡的汤汁裹在主料上，既增加菜肴的风味，又能保护营养素。这三种预处理方式都是在原料表面形成一层保护膜，防止水分和纤维素外溢，使蛋白质不会过度变性，维生素少受高温分解破坏，减少烹饪过程中营养素的损失。

(4) 健康的烹饪方式：传统的烹饪方式中，旺火快炒法和蒸法较为健康；真空低温烹饪则是新兴的健康烹饪方式。

蒸是通过汽化热加热，热含量高，可缩短烹调时间，蒸汽温度一般为 105～120 ℃，且不直接接触水，不会造成水溶性维生素的流失，因此比水煮更易保留营养素。研究表明，蒸法可以有效降低食物最终糖化蛋白的含量，适宜糖尿病人食用。

很多营养素容易在 70～85 ℃的温度区间流失，旺火快炒能迅速提高锅内温度，并能加快烹饪速度，减少食物处于高温的时间，从而减少营养流失，尤其适用于绿叶蔬菜。烹饪时尽量减少食物在锅中停留的时间，大火快炒出锅；同时锅底不要放太多油，避免温度过高加快营养流失。研究表明，旺火快炒的菜的维生素 C 损失小于 20%，如果加点醋，更利于维生素 C、维生素 B_1、维生素 B_2等的保存。

真空低温烹饪是一种新兴的烹饪技术，是利用真空条件下加热介质的沸点降低(表 3.6)，实现低温烹饪菜肴的手段，能较好地保留营养素，同时长时间低温状态使得菜肴更入味，口感也更好。真空低温烹饪是将食物抽真空密封，然后浸入恒温水浴锅(箱)，60～90 ℃低温区间烹饪食物，采用的温度和时间因原料与重量的不同而不同。传统烹饪较难把控温度，温度不够外熟里生，温度过高则汁水流失。而采用真空密封后低温慢煮，能够最大限度做到均匀成熟、油水隔离、防止收缩、保留水分、保持色泽和鲜嫩口感等。真空低温烹饪不仅适用于肉类、海鲜、鸡蛋，同时适用于根茎蔬菜和水果。植物组织在低于沸点的水中软化得更慢，能减少过度烹饪的风险，增加理想熟成的机会。而密封可以防止原料的天然甜味和风味被稀释，可在烹饪结束后重新组合或调制。由于排除氧气，真空低温烹饪能够更好地防止营养素损失。

表 3.6 真空低温烹饪中心温度

名称	重量/g	时间/min	温度/℃	中心温度/℃
金枪鱼	150	11	50	48
鲭鱼	200	12	50	48
鲈鱼	200	15	50	47
鳕鱼	200	12	60	57
安康鱼	180	12	60	59
比目鱼	200	14	60	58
多宝鱼	200	8	55	52
澳洲龙虾	250	8	70	68
牛柳	200	45	59.5	58

（续表）

名称	重量/g	时间/min	温度/℃	中心温度/℃
鹅肝	300	20	65	63
羊柳	200	20	65	65
鸡胸	180	20	65	63
鸭胸	250	120	60	60
鸡腿	150	60	64	64
鸭腿	220	480	82	82
猪里脊	320	40	76	75
猪肋排	400	900	72	72
乳猪	375	720	70	70
羊肩肉	350	1 440	63	63
猪脸颊	900	1 020	70	70
牛肾	350	25	65	65
鸽子	500	45	60	60
洋蓟	500	45	90	90
香蕉	100	20	65	60
蘑菇	500	20	80	75
洋葱	500	60	70	70
芦笋	500	30	98	98
胡萝卜	500	25	95	92
土豆	500	90	90	90

知识链接 3-9

分子料理

分子料理最早是由物理学家尼古拉斯·柯蒂(Nicholas Kurti)和化学家赫维·蒂斯(Hervé This)在1988年提出的。分子料理，是研究食物在烹调过程中温度升降与烹调时间长短的关系，再尝试加入不同物质，令食物产生各种物理与化学变化，运用物理学和化学原理加以解构、重组及运用，创作出颠覆传统厨艺与食物外貌的烹调方式。分子料理可以让马铃薯以泡沫状出现；让荔枝变成鱼子酱状，并具有鱼子酱的口感、荔枝的味道。分子料理在家庭厨房中已经实现并普及的是真空低温烹饪。其实低温慢煮的理念由来已久，温泉鸡蛋就是典型样例。蛋黄约60℃开始凝固，而蛋白约70℃开始凝固。因此把水温保持在

60～70 ℃之间持续加热，就可以煮出蛋黄半熟、蛋白半凝固的温泉蛋。

资料来源：http://www.sohu.com/a/283234803_100298843

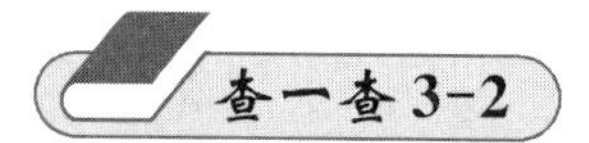

你听说过分子料理吗？你还知道哪些新奇的烹饪方式呢？

(5) 健康的调味模式：使用营养强化的调味品、减油减盐减糖等被称为健康的调味模式。其中营养强化调味品详见第三节。

食盐素有“百味之王”的美称，但是应注意选用低钠盐、低钠酱油或限盐酱油，尽量不放味精；配菜中少放酱菜、腌制食品及其他过咸食品；烹调时使用限盐勺，按每人每日不超过 5 g 的量放入菜肴；可使用醋、柠檬汁、香料、姜等调味品，突出鲜味以弥补咸味不足。

尽量使用蒸、煮、炖、焖、拌等无油、少油的烹调方法；尽量少使用含“部分氢化植物油”“起酥油”“奶精”“植脂末”“人造奶油”的奶制品原料；烹调时使用控油壶，按每人每天不超过 25 g 的量控制烹调用油。

尽量避免糖醋、鱼香、拔丝、甜汤等烹调方法；烹饪过程中少放糖，尝试用辣椒、大蒜、醋和胡椒等为食物提味以取代糖，减少味蕾对甜味的关注。

思考练习 3-2

针对鸡腿这一食材，该如何选择健康烹饪模式？

第三节　烹饪加工中的营养强化

案例导入 3-3

营养强化食品

除母乳外，几乎没有一种天然食品能完全满足人体所需各种营养素的需要，而且食品在烹调、加工、贮存等过程中往往有部分营养素损失。因此，为弥补天然食品的营养缺陷以及补充食品加工、贮存过程中营养素的损失，满足不同人群对营养素的需要，有必要对有关食品进行营养强化。根据不同人群的需要，为保持食品原有的营养成分，或者为补充食品中所缺乏的营养素，向食品中添加一定量的食品营养强化剂，以提高其营养价值，这样的食品被称为营养强化食品。

根据不同的强化目的，可大体将食品营养强化分为五类，即食品营养素的强化、食品营养素的恢复、食品营养素的标准化、食品的维生素化和食品的功能化。①食品营养素的强化即向食品中添加原来含量不足的营养素，如向谷类食品中添加赖氨酸；②食品营养素的恢复即补充食品加工中损失的营养素，如向橙汁中添加维生素 C 等；③营养素的标准化即为使一种食品尽可能满足食用者全面的营养需要而加入各种营养素，如母乳化奶粉、宇航食品等；④食品的维生素化即向原来不含某种维生素的食品中添加该种维生素，如在极地探险或在职业性毒害威胁下特别强调食品中要富含某种维生素时应用；⑤食品的功能化即食品的功能因子强化，向原来含有某种或某些功能因子的食物中添加该功能因子，使强化后的食品成为具有一定生理调节功能的食品，如向谷类食品中添加膳食纤维。

资料来源：https://baike.baidu.com/item/%E8%90%A5%E5%85%BB%E5%BC%BA%E5%8C%96%E9%A3%9F%E5%93%81/4144473?fr=aladdin

◆ 生活中有哪些营养强化食品？你能找到吗？

一、营养强化调味品

营养强化调味品是为增强营养成分，在调味品中添加天然的或者人工合成的属于天然营养素范围的营养强化剂，从而间接提高菜品营养价值的一类佐料。为了预防人民群众出现矿物质缺乏症，我国现已批准钙、铁、锌、碘、硒、氟六种矿物质作为食品营养强化剂来使用，其他微量元素如镁、铜、锰、钾、钠、氯等可按照需要添加。常见的强化调味品包括：铁强化酱油，碘强化食盐，维生素 A、维生素 D、维生素 E 强化食用油等。

值得一提的是，很多中国传统的调味品都具有自身丰富的营养价值，如传统酿造酱油、食醋、酒等，不仅在烹饪中可用来调味，其利用大豆或者粮食通过发酵而生成的各种天然食物所缺乏的营养因子，对人体也大有裨益。

1. 铁强化酱油

铁强化酱油是以强化铁元素为目的，按照标准在酱油中加入一定量的乙二胺四乙酸铁钠(NaFeEDTA)制成的营养强化调味品。铁强化酱油能控制铁缺乏和缺铁性贫血，改变目前中国人群的缺铁现状。中国营养学会推荐，成人每日膳食铁摄入量为 15 mg，孕妇、乳母为 25 mg。铁强化酱油的主要原料是大豆，大豆及其制品因富含硒等而具有防癌效果。

知识链接 3-10

铁强化酱油的营养争辩

铁是人体必需的微量元素，缺铁会引发贫血等一系列疾病，但过量补铁也会给身体造成很大的危害。有研究报道，血液中的铁含量越高，人患癌症的可能性就越高，受中风的伤害较一般人更严重。因此有人对铁强化酱油也持质疑态度。目前很多企业把乙二胺四乙酸铁钠作为原料添加到酱油、面粉、饼干等之中，做成“铁强化食品”。如果没有严密的监管，这种随处添加的做法是很危险的，很可能使消费者铁摄入过多，导致慢性中毒，尤其是儿童。但是按国家标准，每人每天只是吃铁强化酱油，仅补充 3～4 mg 铁，不需要时人体也可代谢出去，所以不缺铁的人群食用也不会铁过量。

资料来源：https://news.qq.com/a/20101022/000134.htm

2. 碘盐

碘盐是指含有碘酸钾、氯化钠的食盐。由于中国大部分都是内陆地区，容易发生碘缺乏病，如甲状腺肿、呆小症等。为预防呆小症儿童的出生，世界卫生组织呼吁全民食盐加碘。

1995年起，我国开始实施全民食盐加碘，并确定每年的5月15日为全国碘缺乏病防治日。十年后完全消灭呆小症，过去隐性缺碘地区新出生儿童的平均智商提高约11～12个智商点。目前，世界各国都对食盐进行了强化，强化方法是在每千克食盐中添加0.1～0.2 g碘化钾。

知识链接3-11

碘盐的是非

碘盐对人体的健康有好处，但并非所有人都适宜食用碘盐。2009年，卫生部牵头进行"沿海地区居民碘营养状况"调查，原因是沿海地区的甲状腺疾病发病率上升与补碘过量有关，甚至出现惊人的"碘盐致病说"。经调查后卫生部作出回应，称该说法缺乏证据，同时申明中国绝大多数高碘地区已经停供碘盐，卫生部会适当下调食盐加碘量。因此高碘地区和有甲状腺疾病的人群可以购买不加碘的食盐。

资料来源：https://mp.weixin.qq.com/s/JUFZbmoFMQ8iqmwuRdGmhg

3. 维生素A、维生素D、维生素E强化食用油

植物油中的主要营养成分包括脂肪酸(油酸和亚油酸等)、植物甾醇、维生素E、酚类化合物、角鲨烯和类胡萝卜素等，具有消炎、预防冠心病、促进血液循环、活化机体细胞等功能。针对我国居民膳食结构中缺乏维生素A、维生素D、维生素E的现状，按照国家规定的品种与使用量，将维生素A、维生素D、维生素E添加进食用油中，起到营养强化的目的。维生素E可以抑制油脂过氧化，增加机体免疫能力，预防和治疗心血管疾病等；维生素A可以预防夜盲症、保护皮肤和视力，有助于提高免疫力；维生素D能帮助钙的吸收，促进骨骼健康。

4. 醋

醋是烹饪中常用的一种液体酸味调味料，可分为酿造醋和人工合成醋。前者是以粮食、糖、乙醇为原料，通过微生物发酵酿造而成；后者是以食用醋酸，添加水、酸味剂、调味料、香辛料、食用色素勾兑而成。前者营养价值较高。大多数维生素在酸性环境中比较稳定，在碱性条件下易被破坏。在烹调菜肴时加点醋，可以使食物中的水溶性维生素化学结构更稳定，不易因烹煮而被破坏。醋还能溶解植物纤维和动物骨质，烧鱼、炖肉、炖排骨时放些醋，能溶解其中的钙质，以利于身体的吸收，防止骨质疏松。

知识链接3-12

醋的神奇功效

醋是烹饪中常用的调味品，也是一种基本味料，不仅味酸，还含有鲜味、甜味和浓郁的香气。烹制菜肴时加入适量的食醋，有以下作用：除腥解腻，增加菜肴的鲜味和香味，以及压咸提鲜。因此烹饪中醋作为调料占重要的地位。食醋能促进植物纤维分解和动物筋膜、骨质中胶原蛋白的水解。烹制蔬菜时加入食醋，可以防止果胶物质分解而失去脆性，使菜肴脆嫩爽口。醋还具有杀菌防腐作用，如在凉拌菜中加醋，不仅能增加菜肴风味，还可以防腐杀菌。

资料来源：https://baijiahao.baidu.com/s?id=1652362456589864289&wfr=spider&for=pc

二、发酵的营养强化

发酵食品是指利用有益微生物如乳酸菌、醋酸菌等通过发酵生产制造的食物，包含谷物发酵制品、豆类发酵制品和乳类发酵制品。

谷物发酵制品包括甜面酱、米醋、米酒、馒头、面包等，这些制品中富含苏氨酸等成分，可以防止记忆力减退；其中醋有降低血压、血糖及胆固醇的效果。

豆类发酵制品包括豆瓣酱、酱油、豆豉、腐乳等。发酵的大豆含有丰富的抗血栓成分，有预防动脉粥样硬化、降低血压之功效；豆类发酵之后，能参与维生素 K 合成。

乳类发酵制品如酸奶、奶酪等含有乳酸菌等成分，能抑制肠道腐败菌的生长，又能刺激机体免疫系统，有效地预防癌症。利用乳酸菌来发酵的食品，可调整肠腔内菌群的平衡，增加肠蠕动，使大便保持通畅，预防大肠癌等的发生。

发酵食品的营养强化功效主要体现在营养素的分解和益生菌的生成方面，其中益生菌是发酵食品所独有的。

1. 营养素的分解

原料在发酵时微生物能裂解植物细胞壁，提高营养素的利用程度。如粗粮的不溶性膳食纤维在一定程度上会阻碍肠道内部分矿物质特别是钙、铁、锌等元素的吸收，而经酵母菌发酵后，酵母菌可促进植酸的分解，促进矿物质如钙、铁、锌等的吸收。因此从营养学上看，玉米、高粱、荞麦等粗杂粮经过发酵后更有营养，不仅能促进人体矿物质的吸收，还富含维生素 B 族，对慢性疲劳综合征的人尤其有益。

在发酵过程中，微生物不但保留原来食物中的多糖、膳食纤维、生物类黄酮等对机体有益的物质，还能分解某些对人体不利的因子，如豆类中的寡糖，胀气因子——棉子糖和水苏糖。另外，微生物在新陈代谢中会消耗碳水化合物和脂肪，所以发酵食物的碳水化合物和脂肪含量较低，能量也较低。

知识链接 3-13

乳糖不耐受？喝酸奶吧！

乳糖不耐受是指饮用牛奶后出现腹泻等症状，原因是人体缺乏乳糖酶，无法消化牛奶中的乳糖。而在酸奶发酵过程中，牛奶中有 25%到 50%的乳糖被乳酸菌分解，使酸奶中的乳糖含量大大降低，从而降低了人体肠胃的负担。此外，酸奶中的乳酸菌进入消化道后被杀死，释放出β-半乳糖苷酶，可以辅助对酸奶剩余的乳糖进行消化。除了乳酸菌的分解作用，酸奶还可以延缓胃排空速率，增加肠转运时间，使酸奶在小肠中的消化过程延长，乳糖尽可能地被分解完全，乳糖不耐受也会变得更轻。乳糖不耐受患者在喝酸奶的时候应该注意直接饮用，不要加热，因为加热的过程可能会杀死酸奶中的乳酸菌。

资料来源：https://baike.baidu.com/item/%E4%B9%B3%E7%B3%96%E4%B8%8D%E8%80%90%E5%8F%97%E7%97%87/4242979?fr=aladdin

2. 益生菌的生成

在发酵过程中，原料中会产生丰富的益生菌，如乳酸菌、醋酸菌、双歧杆菌等，对人体具有多种保健功能：①促进营养素的消化吸收。益生菌刺激人体分泌消化酶，降低小肠隐窝深度，增加绒毛高度，增加小肠表面积，促进对肠道营养物质的吸收，如铁、维生素D、钙、磷等。②调节肠道菌群，抑制肠内病原体和延缓衰老。益生菌进入肠道后可产生酸，抑制有害菌的生长，调节肠道菌群，增强结肠功能。双歧杆菌等益生菌可以提高超氧化物歧化酶的活性，及时有效地清除能引起人体衰老的过氧化物及其他自由基，从而达到延缓衰老的目的。③提高机体免疫力。益生菌的自身结构如肽聚糖、脂磷壁酸等成分可刺激人体免疫系统，从而提高人体的免疫力。④促进大脑发育。研究发现，服用含有益生菌的食物后，益生菌降解乳糖时所产生的代谢产物是构成脑神经系统中脑磷脂的主要成分，与婴儿出生后脑的迅速生长密切相关。

思考练习3-3

请你选择两三种原料，设计出营养强化的菜品，包含原料、调味品及烹饪方式。

本章小结

1. 蛋白质在烹饪加工中会发生一系列变化，如蛋白质变性、蛋白质水解，在烹饪不当的情况下也会生成杂环胺。

2. 碳水化合物在烹饪加工中发生糊化作用、焦糖化反应、美拉德反应，温度过高也会产生有害的丙烯酰胺。

3. 低温短时间加热对脂类的营养成分影响不大，但是在高温或接触氧气的情况下会发生许多化学变化，包括氧化、水解、分解、聚合等，长时间高温将形成多种有毒致癌物。

4. 维生素和矿物质在烹饪加工中会流失。

5. 热烹饪按加热的介质可以分为：①水介质，即通过水或者水蒸气等将原料烹制成熟，如蒸、煮；②油介质，即利用油脂将原料烹制成熟，如煎、炸、炒；③空气介质，即利用强烈的辐射与热空气对流将原料烹制成熟，如烧烤、烟熏；④其他，即利用泥土、锡箔为加热介质等。其中营养保留较好的为蒸、旺火快炒。预处理中应注意营养素的保留。

6. 坚持减盐减油减糖"三减"最新营养理念。健康烹饪模式包含健康的烹饪设施、健康的清洗模式、健康的预处理模式、健康的烹饪方式、健康的调味模式。

7. 营养强化调味品包括铁强化酱油，碘强化食盐，维生素A、维生素D、维生素E强化食用油等。

8. 发酵食品的营养强化作用主要体现在营养素的分解和益生菌的生成方面，其中益生菌是发酵食品所独有的。

本章测评

通过资料查找，研究针对鲫鱼、鸭肉、牛肉、奶类、豆类的健康烹饪方案，以小组为单位，以"健康烹饪方案设计"为题做成PPT，在班级中进行交流。

第四章 餐饮营养分析

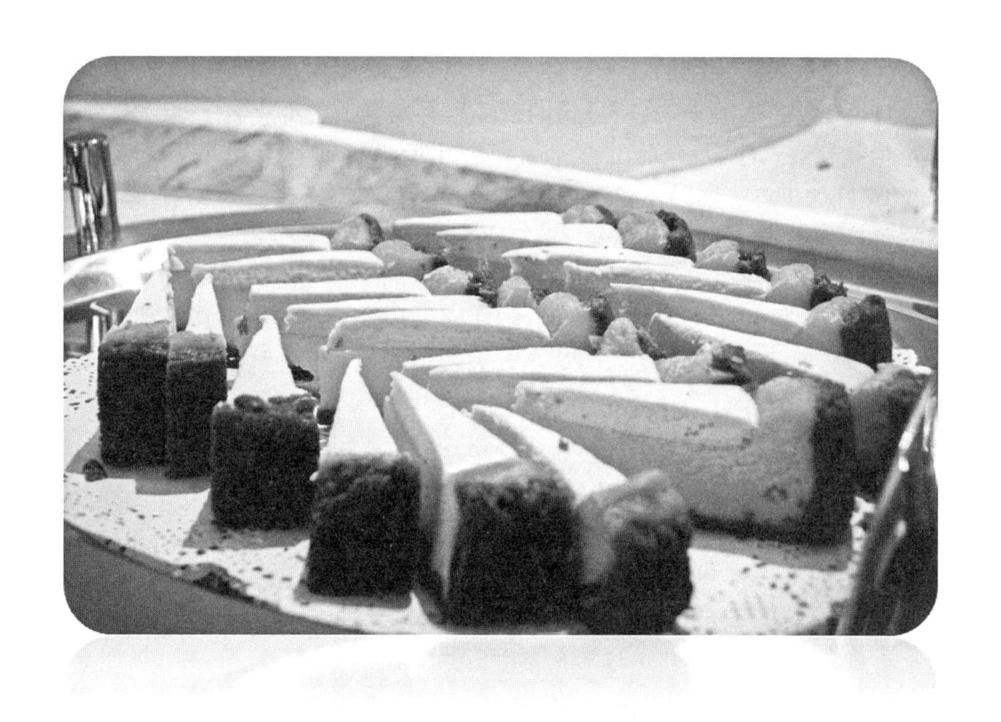

职业情境

作为餐饮从业人员，无论是餐饮加工者，还是餐饮服务者，都需要把握餐饮产品的营养特点，学会营养分析，掌握餐饮产品营养标识的编制，从而在制作菜品时能进行更好的营养改良，在对客服务时能将菜品的营养价值娓娓道来。

学习目标

- ◆ 掌握原料的营养分析
- ◆ 掌握烹调方式的营养分析
- ◆ 掌握营养搭配知识
- ◆ 掌握餐饮产品营养标识的编制

任务导入

某餐饮店的菜单：

板栗烧鸭、大煮干丝、芹菜炒黑鱼、山药炖排骨……

请你选择其中一种菜品进行营养分析，并编制营养标识。

菜品的营养价值(Nutritional Value of Dish)：菜品中所含的营养素及能量满足人体营养需要的程度。这取决于菜品的营养素种类是否齐全、数量是否充足、相互比例是否合适和消化吸收是否容易。一般来说，所提供的营养素种类及其含量等越接近人体需要，该菜品的营养价值就越高。注意：菜品的营养价值是相对的，即使利用同种原料，但由于品种、部位、产地和烹饪加工方法不同，菜品的营养价值也会存在差异。

菜品的营养分析(Nutritional Analysis of Dish)：指对菜品的营养价值进行分析，通过三个维度——菜品的原料、菜品烹饪方法和菜品的营养搭配——进行分析(图4.1)，综合评价菜品的营养价值，从而为菜品营养标识的编制奠定基础。

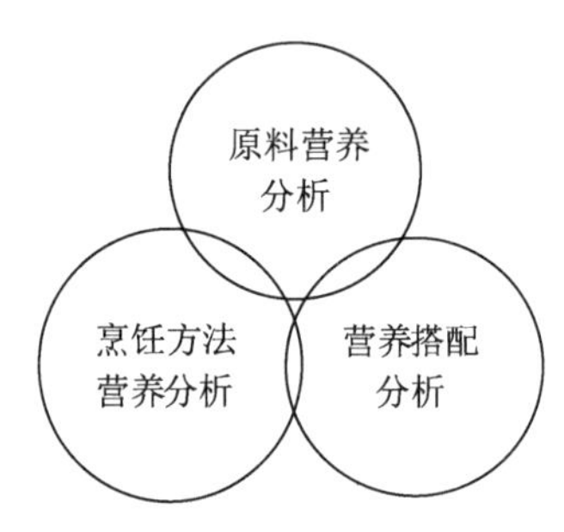

图 4.1　菜品营养分析的三个分析维度

菜品的营养标识(Nutritional Label of Dish)：以标签的形式，展示菜品的营养特性和营养信息，是餐饮店向消费者提供餐饮菜品的营养信息和营养特征的说明。其包括营养成分表、营养声称和营养成分功能声称。

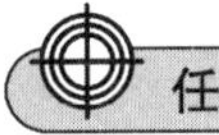

任务步骤

想要对菜品进行营养分析，编制营养标识，你需要：

1. 找到菜品的配料表(含重量)。

2. 分析菜品的原料营养价值、烹饪方法、原料的营养搭配——详见第一节、第二节、第三节。

3. 编制菜品的营养标识——详见第四节。

第一节　原料的营养分析

案例导入 4-1

肠癌与肉食

目前结直肠癌的发病率高居全球恶性肿瘤发病率的第二名。研究表明饮食习惯与肠癌有着密切关系，多数患者“全荤无素、无肉不欢”，而且大部分爱吃油炸和烧烤食物。高脂肪饮食，特别是含有饱和脂肪酸的饮食，可促进胆固醇代谢物及次级胆汁酸的生成，此二者皆有致癌作用。而饮食中果蔬谷类植物性食物较少，膳食纤维不足则会增加致癌物质和大肠黏膜接触的机会。因此，脂肪和膳食纤维是影响结直肠癌发生率的主要营养素，肉食主义并不可取。

养成良好的饮食习惯，也是预防肠癌的关键。应该做到不偏食、不大量吃高脂肪食物如肉类，多吃新鲜蔬菜和水果，特别是黄绿色蔬菜。饮食不宜过分精细，适当进食一些粗粮，可促进排便，减少肠道内致癌物质的停留时间。同时，保持良好的精神状态，控制体重和进行有规律的体力活动，也可预防肠癌的发生。

资料来源：http://www.sohu.com/a/635658_100816

◆ 你也是肉食主义吗？
◆ 植物性食物有哪些营养价值呢？

一、植物性原料营养

1. 谷类的营养价值

谷类包括稻类、麦类、玉米、杂粮等，是日常饮食中食用量最大的主食之一。人体每日所需的能量主要来源于谷类，因此，谷类在我国居民膳食中占有重要地位。

为保证良好的感官性状，现代人食用的谷类主要是精粮，属于谷类的胚乳部分，主要营养成分为碳水化合物和蛋白质。而粗粮是指加工程度低的粮食，外皮和糊粉层尚未去除，包含了胚乳、糊粉层和胚芽部分，不仅有碳水化合物和蛋白质，还富含脂类、维生素、膳食纤维等营养成分，营养价值较高。

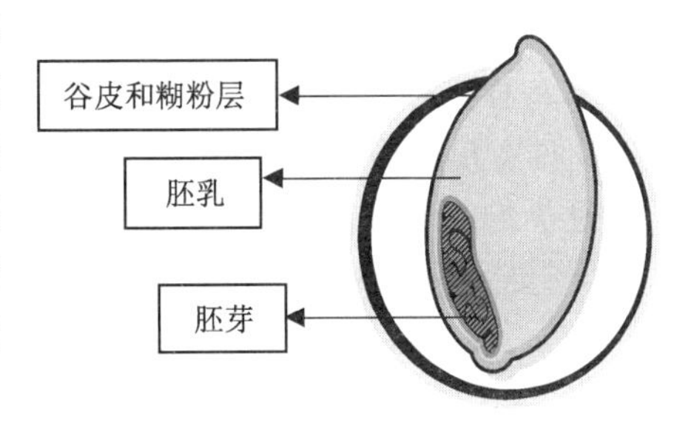

图 4.2 谷类的结构

图片来源：https://view.inews.qq.com/w2/20200617A0SG6700?tbkt=F&strategy=&openid=o04IBAEdRTOIsmLXXFlXuzsPO_Ao&uid=&refer=wx_hot

谷类的70%都是碳水化合物，主要是淀粉。淀粉能有效提供人体所需的能量，我国居民膳食结构中能量的50%～70%来自谷类的淀粉。谷类是人体能量最理想和最经济的食物来源。谷类的蛋白质虽然质量不高，其氨基酸组成不平衡，多以赖氨酸为第一限制氨基酸，却是人体蛋白质的重要来源，人体每日所需蛋白质的50%都由谷类提供。

加工程度低的粗粮中往往还含有脂类、维生素、矿物质和膳食纤维等营养成分。其中脂类多数为不饱和脂肪酸，亚油酸含量较高，还有少量磷脂，质量较好。谷类中含有丰富的维生素B族，其中维生素B_1和烟酸含量较多，是日常膳食中维生素B族的主要来源，此外胚芽含有较多维生素E。粗粮中含有丰富的膳食纤维，如纤维素、半纤维素等，有利于清理肠道废物，预防肠道疾病。

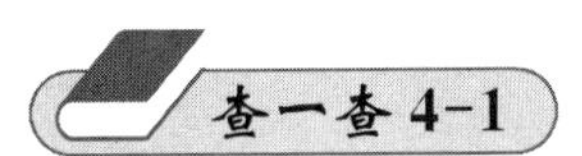

连连看，下列哪些是粗粮？哪些是杂粮？（答案扫封底二维码）

糙米		黑米
高粱	粗粮	米糠
全麦粉	杂粮	荞麦
小米		麦麸

知识链接 4-1

粗粮&杂粮

生活中人们常常将粗粮与杂粮相混淆。杂粮通常是指水稻、小麦、玉米、大豆和薯类五大作物以外的粮豆作物，主要取决于粮食的品种。而粗粮通常是相对于细粮而言，加工程度较低、连皮带壳的粮食，和粮食品种无关。如大米是细粮，相对的糙米就是粗粮，精面粉是细粮，全麦粉就是粗粮。

2. 薯类的营养价值

薯类主要包括甘薯、马铃薯、山药和芋类等，既是粮食，又是蔬菜，兼具蔬菜类和粮食类食物的特点，可替代部分粮食。

薯类含有较多淀粉，为控制能量摄入，一般建议当主食食用，即用薯类替代部分谷类摄入。薯类的蛋白质质量虽然比蔬菜高，但是其含量低于谷类。因此，在动物性食品不充足的情况下，儿童长期以薯类为主食，对其生长发育不利。薯类含有丰富的维生素 C、胡萝卜素和维生素 B 族等，而且是典型的高钾低钠食物，有预防高血压的功效。此外，丰富的膳食纤维使其具有预防糖尿病、便秘、癌症等慢性疾病的功效。

3. 豆类的营养价值

豆类包括两类：一类是以蛋白质和脂肪为主的大豆类，一类是以蛋白质和碳水化合物为主的杂豆类。大豆类按种皮的颜色可以分为黄、青、黑、褐、双色大豆五种；杂豆类是指大豆以外的其他豆类，如蚕豆、豌豆、绿豆、小豆等。

豆类是我国居民膳食中蛋白质的重要来源。大豆类的蛋白质含量较高，杂豆类稍低，是典型的高蛋白食物，属于完全蛋白质，但是含硫氨基酸含量较低，因此吸收利用率不高。

大豆类的脂类含量高达 18%～20%，杂豆类较低。大豆油脂中脂肪酸组成模式较好，以不饱和脂肪酸为主，主要包括亚油酸、亚麻酸，还有部分磷脂，是高血压、动脉粥样硬化等患者的理想食物。

杂豆类的碳水化合物含量高达 50%～60%，大豆类稍低。其中一部分碳水化合物可被消化吸收，如糊精、淀粉等，另一部分不被人体消化吸收，如棉子糖、水苏糖等，但很容易被人体肠道益生菌分解产生气体引起腹部胀气，有助于肠道益生菌的生长。

豆类含丰富的维生素 B 族和维生素 E 等，颜色较深的豆类含有较多的胡萝卜素。豆类是自然界罕见的高钾、低钠、高镁的食物，常用于心血管疾病的预防和营养治疗，其中豆类中富含的钙、铁对维持骨骼、血液健康有着重要意义。

知识链接 4-2

大豆与女性

大豆中富含“异黄酮”，又称植物雌激素，能够弥补 30 岁后的女性雌激素分泌不足的缺陷，改善皮肤水分及弹性状况，改善骨质疏松和有效预防癌症，并且没有副作用。

研究发现，大豆所含的异黄酮还能够舒缓更年期女性的各种症状，而且不产生副作用。女性步入更年期后，体内雌激素开始减退，导致失眠、沮丧、骨质流失及灼烧感等症状。绝大部分女性服用药用雌激素后，可改善更年期症状，但罹患子宫癌和乳癌风险增加。而志愿者服用异黄酮后，并没有乳腺或子宫内膜肿胀症状。因此，研究人员推断食用黄豆没有副作用。

资料来源：http://health.sohu.com/20081023/n260208344.shtml

4. 蔬菜的营养价值

蔬菜可以分为根茎类、瓜果花类、叶菜类等，在膳食结构中占有重要地位。虽然其成分90%都是水，碳水化合物、脂肪和蛋白质含量较低，很少提供能量，但是其能补充维生素、膳食纤维、矿物质和生物活性物质等。

蔬菜含有多种丰富的维生素，如维生素C、维生素B_2和胡萝卜素等；同时含有丰富的矿物质如钾、镁、钴等。其中维生素和矿物质含量叶菜类比根茎类高，嫩叶比枯叶高，深色叶比浅色叶高。因此，每日应食用250 g左右的绿叶蔬菜。蔬菜是饮食中膳食纤维的主要来源，膳食纤维能稀释肠内致癌物并促进排泄，有防癌保健功效。此外蔬菜中含有多种生物活性物质，具有很强的抗癌性和抗氧化性，保健效果很好。

知识链接 4-3

2018年外卖营养报告发布

随着互联网餐饮行业的崛起，在线点餐人群已经达到4.66亿人，年销售额达到329亿美元，互联网餐饮逐渐改变着中国人的餐饮习惯。

《2018年互联网餐饮消费营养分析报告》针对最受欢迎的前50菜品按不同类型食物消费情况进行营养分析，结果显示：网络订餐人群对油炸食品、辣味食品、肉类消费较高，对蔬菜、大豆及其制品、水产品消费较低。建议消费者在线点餐时根据自身营养健康需求点餐，注意荤素搭配，尽量减少油炸、辣味食品及口味较重的肉制品的点餐，适当增加蔬菜水果、大豆及其制品和水产品的点餐。

资料来源：https://www.chinanews.com/business/2019/05—18/8840613.shtml

5. 菌藻类的营养价值

菌藻类属于蔬菜，包括食用菌和藻类。食用菌类是指大型无毒真菌类的子实体，如香菇、金针菇等；藻类是原生生物界的低等水生植物，如海带、紫菜等。

菌藻类食物富含蛋白质、膳食纤维、碳水化合物、维生素、矿物质和生物活性物质等。食用菌的蛋白质含量丰富，并且鲜味氨基酸较多，常常作为素菜菜品中理想的肉类替代品。食用菌中普遍含有多糖物质，具有提高免疫力和抗肿瘤的功效。藻类食物富含碘，可以预防缺碘性甲状腺肿大。此外，菌藻类食物还富含胡萝卜素、维生素B族及铁、锌、硒等。

6. 水果的营养价值

水果的营养成分与蔬菜类似，主要提供维生素、矿物质等。水果含有糖类、膳食纤维和生物活性物质，具有较好的保健功效。

水果的含糖量为10%～20%，成熟度越高，含糖量越高。水果中的膳食纤维包含纤维素、果胶、木质素等，对预防便秘有很好的效果。水果中丰富的有机酸，是水果酸味的来源，也因此水果中的维生素C更稳定。水果是人体维生素C的重要来源，此外还有少量的维生素B族和维生素A。

果汁不能代替水果，因为果汁在榨汁过程中，损失了大量维生素C，同时将宝贵的膳食纤维丢弃，营养价值远不如水果。

知识链接4-4

蔬菜水果可以相互代替吗？

很多人认为水果与蔬菜营养成分相近，不吃蔬菜，多吃点水果，不仅营养全面，还可以减肥，于是早晚餐变成水果餐。但是，水果能完全替代蔬菜吗？

日本青森县盛产水果，当地居民吃水果多，吃蔬菜少，结果平均寿命短于吃蔬菜多的地区。蔬菜和水果既有共同之处，又各有特点，两者不能互相替代。《黄帝内经·素问》提出"五菜为充，五果为助"，准确描述了蔬菜和水果在功用上的不同，蔬菜作为人体获取维生素和矿物质的主要来源，食用量较大，而水果只可以作为一种辅助手段，少量食用。现代营养学也推荐"每餐有蔬菜，每日有水果"。

同样，蔬菜也不能代替水果。水果除不经烹调、营养流失少外，还含有独有的生物活性物质，如有机酸、酚酸类物质和芳香类物质，不仅可刺激消化液分泌，开胃消食，而且可抗菌消炎，清除自由基，抑制血小板凝集等。

资料来源：https://wenku.baidu.com/view/7ff7f6d426fff705cc170adf.html

7. 坚果的营养价值

坚果因外皮覆盖木质或革质硬壳，多食用其种仁，而称坚果。可分为油脂类坚果和淀粉类坚果，前者包括核桃、松子、腰果等，后者包括板栗、莲子等。坚果是植物的精华部分，营养丰富，对人体生长发育、增强体质、预防疾病有良好的功效。

坚果蛋白质含量丰富。油脂类坚果油脂含量高达40%，而且多为不饱和脂肪酸，包括亚麻酸、亚油酸等必需脂肪酸，是优质的植物油。坚果是维生素E和维生素B族的良好来源，同时富含铁、硒、锰和锌等微量元素。营养学界公认，经常食用坚果对心脏病、癌症、血管疾病有预防和治疗作用，同时还可明目健脑。

思考练习4-1

某素食餐厅的菜单：

素炒西兰花（西兰花、胡萝卜、木耳）、土豆泥秋葵（秋葵、土豆）

松仁玉米（玉米、青豆、松仁、胡萝卜）、烧二冬（冬笋、香菇）

三鲜素春卷（平菇、香菇、小白菜、面粉）

请对以上菜品的原料进行营养价值分析。

二、动物性原料营养

知识链接 4-5

网红博主更年期提前？长期素食导致

芬兰人 Virpi Mikkonen 是一位妥妥的素食界女明星，15 年来坚持吃无麸质、无谷物、无乳制品、无肉、无精制糖的“健康”食物。她不仅自己身体力行，而且还大力倡导以素食为基础的健康饮食，出版的烹饪书籍十分畅销，ins 影响力很大，在英国美食界追随者众多，*Vogue* 杂志称她为“社交媒体黄金”。

从 37 岁开始，Virpi 的身体出现不适，脸上皮疹、感冒久治不愈，最令她担心的是，她提前停经了。医院化验结果显示，她的卵泡刺激素(FSH)水平飙升至更年期水平，Virpi 提前进入更年期阶段！

在医生建议下，她最终放弃了素食，开始喜欢骨头汤和鸡蛋，吃肉的效果很明显，她感到精力充沛，睡眠变好了，最重要的是，她的经期已经恢复，这让她松了一口气。

资料来源：https://www.sohu.com/a/318185291_100105153

1. 畜肉的营养价值

畜肉指的是猪、牛、羊、兔等牲畜的肌肉、内脏及其制品，其蛋白质含量丰富，饱腹感强，是大部分地区肉类的主要来源。

畜肉不仅蛋白质含量丰富，为 10%～20%，而且质量较好，属于人体较易吸收的优质蛋白质。畜肉中含有可溶于水的含氮浸出物，能使肉汤具有鲜味，且成年动物的肉汤较幼年动物的肉汤更鲜美。同时畜肉含有丰富的矿物质如铁、锌、硒，尤其是以血红素形式存在的铁易被人体吸收，因此是补铁的良好食物。此外，畜肉中维生素 B 族、维生素 A 等含量也很丰富。但是，畜肉脂肪含量较高，而且多为饱和脂肪酸，是诱发心脑血管疾病的元凶，因此不建议集中大量食用，应分散少量食用。《中国居民膳食指南(2016)》建议畜类和禽类食用量一日为 40～75 g，即 1 两左右。

畜类内脏尤以肝的营养特别丰富，含有大量的维生素 A、维生素 B 族等，还有铁、铜、钴、锌、钼等矿物质，因此肝脏是很好的补血食物。但因其含有大量胆固醇和嘌呤类生物碱，故高胆固醇和痛风患者应减少食用，中国营养学会推荐一周食用一次动物肝脏。

知识链接 4-6

中国人为什么爱吃猪肉？

国家统计局数据显示，2017 年全球猪肉消费量为 11 103.4 万 t，中国猪肉消费量为 5 487 万 t，约占全球猪肉消费量的 49.4%。中国人酷爱猪肉，远甚于牛羊肉，为什么呢？

据记载，早在先秦时代，中国就有饲养猪的传统。而从三国两晋到唐朝，猪肉食用率一度下降。直到宋朝，猪肉才开始回归。肉质香、菜品多、好饲养，这些无可辩驳的优点造就了猪肉在中国人饮食中的霸主地位。

中华文明是农耕文化，牛作为重要耕作劳动力，古代多数朝代都禁止屠宰，宰杀耕牛、偷盗耕牛都是死罪，甚至皇帝也不敢随心所欲吃牛肉。其次，中国人自古以来以农耕为主，而不是畜牧或渔业，农业的重点一直是确保水稻、小麦等谷物的精耕细作，牛羊这样的畜牧品种不是精耕细作的产物。此外，人口的大量增长，让繁育快、饲养成本低的猪成为中国人餐桌上的主角。

资料来源：http://www.360doc.com/content/16/0902/20/7863900_587850246.shtml

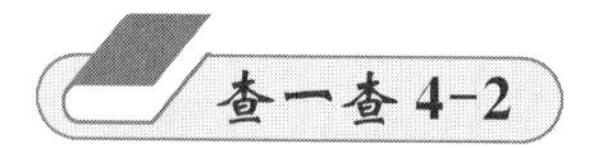

查一查 4-2

请按照脂肪含量的高低，给猪肉、牛肉、羊肉、兔肉排序。

---

2. 禽肉的营养价值

禽肉指的是鸡、鸭、鹅、鸽子等禽类的肌肉、内脏及其制品，其营养价值与畜肉相似。禽肉蛋白质含量约为20%，必需氨基酸组成接近人体需要，属于优质蛋白质，且相比于畜肉，含氮浸出物更多，质地更细嫩，炖汤的味道也更鲜美。禽肉脂肪含量较少，并含20%的亚油酸，易于消化吸收，脂肪的质量比畜肉好。禽肉中也富含矿物质和维生素，尤其富含维生素E，因此在畜肉和禽肉间，应该优选禽肉。《中国居民膳食指南（2016）》建议畜类和禽类食用总量一日为40～75 g，即1两左右。

知识链接 4-7

传统滋补食材——鸡肉

中国传统食养食疗的观点认为，鸡肉具有较好的滋补功效，属于温补性食材，不仅能够温中益气，而且具有健脾胃、活血脉的功效，适用于营养不良、气血不足、体寒气虚等人群食用。

从营养学角度，鸡肉的蛋白质含量较高，且氨基酸种类齐全，很容易被人体吸收利用，因此具有增强体质、提高免疫力的作用。另外，鸡肉富含对人体生长发育有重要作用的磷脂类，是中国人膳食结构中脂肪和磷脂的重要来源之一，可有效促进儿童大脑发育，保护成年人心脑血管，是改善心脑功能、促进儿童智力发育的理想肉类来源。

资料来源：https://baike.so.com/doc/5406159-5643980.html

3. 水产肉类的营养价值

水产肉类是指在海水或淡水水域中通过捕捞或者养殖得到的水产肉类资源，如鱼类、软体类、甲壳类等。

鱼类包括淡水鱼和海水鱼，其中海水鱼又可分为深海鱼和浅海鱼。鱼类的蛋白质含量丰富，一般在15%～25%，其中氨基酸比例合适，人体吸收利用率较多，相比于畜禽肉更易消化。同时含氮浸出物较多，味道鲜美。此外，鱼类的脂肪含量较低，仅为1%～10%，并且多为对人体有益的长链多不饱和脂肪酸，如二十碳五烯酸（EPA）和二十二碳六烯酸（DHA），具有降低血脂、防治动脉粥样硬化等功效。鱼油和鱼肝油中含有丰富的维生素A、维生素D、维生素E，鱼肉富含锌和硒，海产鱼则富含碘，因此，《中国居民膳食指南（2016）》推荐在畜禽鱼肉类中，将鱼类作为首选的肉类来源。

知识链接 4-8

深海鱼——心脑血管守护神

世界长寿地区基本都在沿海区域，这和长寿人群喜爱食用深海鱼不无关系。深海鱼指的是生活在海平面百米以下深海区域的鱼类，如三文鱼、沙丁鱼等。因为深海地区不见阳光，温度极低，在寒冷高压环境生活的深海鱼类，体内脂肪需保证在极低温度下仍然处于流动状态，因此脂肪的熔点极低，其中多数为不饱和脂肪酸，尤其是 Ω-3 脂肪酸系列，如 EPA、DHA。因此从深海鱼类动物体中提炼出来的不饱和脂肪酸制成的深海鱼油保健品，不仅可以降低血脂胆固醇，减少心脑血管疾病发病率，还可以提高免疫力，促进大脑和视力发育，具有清理血栓，防止血液凝固，预防脑血栓、中风、冠心病等功效，对于“三高”的人群有一定的保健作用。

资料来源：http://www.leha.com/health/56299

软体类和甲壳类动物包括虾、蟹、贝类、章鱼和乌贼等。其蛋白质含量为 7%～17%，相比于鱼类，贝类肉质中含有更为丰富的牛磺酸，尤其是海螺、毛蚶等，有助于儿童智力发育。软体类和甲壳类动物脂肪含量较低，为 1%左右，蟹类的脂肪主要在蟹黄和蟹膏中。虾、蟹等胆固醇含量不高，但虾子、蟹子、蟹黄中的含量较高，贝类中的胆固醇也比鱼类高。软体类和甲壳类动物含有丰富的维生素 A、维生素 E 和烟酸，以及钙、钾、硒、锌等矿物质。

《中国居民膳食指南(2016)》推荐水产肉类一日摄入量为 40～75 g。

4. 蛋类的营养价值

蛋类是指各种禽类的卵，如：鸡蛋、鸭蛋、鹅蛋、鹌鹑蛋、鸽蛋等及以其加工制成的咸蛋、松花蛋等。各种蛋的结构和营养成分大致相同，其中最常见的是鸡蛋。全鸡蛋中蛋白质含量为 12%左右，蛋白质氨基酸组成与人体需要量最接近，因此生物价也最高，高达 94，被认为是天然食物中最理想的蛋白质，适合人体需要，易于消化吸收。鸡蛋蛋白质也被称为完美蛋白质，在评价其他食物蛋白质营养价值时常以鸡蛋蛋白质作为参考标准。

鸡蛋的脂肪主要集中在蛋黄中，蛋清几乎不含脂肪。蛋黄中的脂肪呈乳融状且分散成细小颗粒，故易于消化和吸收。鸡蛋的蛋黄有大量磷脂和胆固醇，一个中等大小的鸡蛋约含胆固醇 250 mg，属于高胆固醇食品，但磷脂对心脑血管疾病有防治作用，因此吃鸡蛋要适量。《中国居民膳食指南(2016)》推荐一日蛋类的摄入量为 40～50 g，即 1 个左右。

鸡蛋所含的矿物质较多，主要集中在蛋黄中。鸡蛋的维生素含量不仅丰富，而且种类齐全，所含的维生素也大部分集中在蛋黄中。因此蛋黄比蛋清含有更多的营养成分，提倡吃鸡蛋时不要丢弃蛋黄。

蛋类的常用烹饪方法有煮、煎、炸、蒸等，烹饪过程中除维生素 B_1 少量损失外，其他营养成分受到的影响不大。蛋类制熟后易于消化，烹饪过程中的加热不仅可以杀菌，而且可以提高蛋白质的消化吸收率。

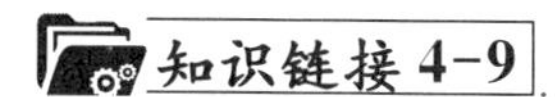

知识链接 4-9

鸡蛋生吃，营养价值高？

很多人认为生吃不经过加热，能最大限度地保留营养素，是最有营养的吃法，对于鸡蛋也是这样吗？首先，禽蛋类食物非常容易被沙门氏菌污染，不经加热直接食用，很容易引起呕吐、腹泻等食物中毒症状。其次，生蛋清中存在的抗生物素和抗胰蛋白酶，会阻碍鸡蛋蛋白质的消化吸收，生吃鸡蛋营养吸收并不好，同时长期吃生蛋清，会造成生物素的缺乏。因此建议鸡蛋加热后再食用。

资料来源：https://baijiahao.baidu.com/s?id=1643335806335589176&wfr=spider&for=pc

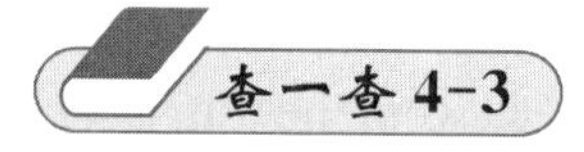

查一查 4-3

鸡蛋生吃营养价值不高，那么溏心蛋呢？请查找相关资料，进行阐述。

5. 乳类的营养价值

乳类是指哺乳动物的乳汁，经常食用的是牛奶和羊奶。乳类作为哺乳动物哺育下一代的纯天然食物，几乎含有人体需要的所有营养素（维生素 C 除外），是一类营养成分齐全、组成比例适宜、易消化吸收、营养价值较高的天然食品，适合病人、老年人等虚弱人群食用。

乳类的主要成分是水，约占 86%～90%。乳类蛋白质属于优质蛋白质，营养成分较好。以牛奶为例，牛奶中蛋白质含量虽然不高，为 3.0%，但是蛋白消化率较高，生物学价值高，极易被人体吸收利用。其中富含的乳球蛋白可以提高机体免疫力。牛奶的脂肪含量约为 3.0%，分散在乳浆中。牛奶的脂肪酸组成复杂，短链脂肪酸（如油酸、亚油酸和亚麻酸）含量较高，是乳脂肪风味良好及易消化的原因。此外，牛奶还含有少量的卵磷脂、胆固醇和脂溶性维生素。牛奶的碳水化合物含量约为 5%，主要为乳糖，有调节胃酸、促进胃肠蠕动和消化液分泌的作用，还能促进钙的吸收和助长肠道乳酸菌繁殖等。

牛奶中的矿物质以钙、磷、钾等为多，而微量元素有锌、碘等。一般 100 mL 牛乳中含 110 mg 钙，且吸收率高，因此，牛奶是钙的良好来源。牛奶中含有人体所需的各种维生素，如维生素 A、维生素 D、维生素 B_1 和维生素 B_2，是维生素 B_2 的良好来源，维生素含量与奶牛的饲养方式有关。

综上所述，乳类是一类营养丰富的食物，而大多数中国人没有每日饮用奶类的习惯，因此《中国居民膳食指南(2016)》推荐多食用奶制品，一日摄入量相当于液态奶 300 g。

知识链接 4-10

中国乳制品人均消费量仅为全球平均值的 1/3

我国居民奶类消费总量不足。从整体看，我国人均乳制品消费量仅为世界平均水平的 1/3，是发展中国家的 1/2，奶业发达国家的 1/7。乳制品的消费结构仍有较大调整空间，国内消费存在液态奶消费较多，干乳制品消费量较少；液态奶中常温灭菌乳较多，巴氏杀菌乳较少的现象。

资料来源：https://finance.sina.com.cn/stock/relnews/hk/2019-11-14/doc-iihnzhfy9204187.shtml

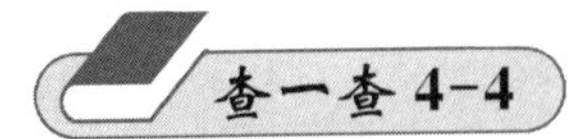

查一查 4-4

市场上有许多品种的奶制品，它们都有什么样的营养特点呢？请查找相关资料进行阐述。

巴氏消毒奶：

奶粉：

脱脂奶：

酸奶：

奶酪：

炼乳：

奶油：

思考练习 4-2

某餐厅的菜单：

松鼠鳜鱼（鳜鱼、胡萝卜丁、青豆丁）、盐水鸭（鸭、生菜）

东坡肉（猪五花肉）、葱花涨蛋（鸡蛋、葱）、戚风蛋糕（鸡蛋、面粉、牛奶）

请对以上菜品的原料进行营养价值分析。

三、中医食养学基础理论及实践应用

中医食养学作为中医养生理论与现代营养科学相结合的新学科，运用传统中医理论，阐述食物的五性五味，结合现代营养学来分辨个人体质进行食物配伍，强调食物的养生和营养作用。中医学一直强调"药补不如食补"，并有"是药三分毒"的说法，中医食疗学更注重将日常饮食寓于养生保健，从而起到预防疾病、维持健康的目的。

与西医学不同，中医食养学融入很多中国传统的哲学思想，如：古代哲学的朴素唯物论和辩证法思想——元气论、阴阳学说和五行学说。而中医食养学的人体观，包括藏象学说、经络学说和体质学说等。在此，仅对中医的脏腑学说和食物的性味归经学说进行阐述。

知识链接 4-11

青蒿素——中医药献给世界的礼物

中国女药学家屠呦呦凭借其近半个世纪的研究，从传统中药材中提取出青蒿素用以治疗疟疾，也据此获得 2015 年诺贝尔生理学或医学奖。早在东晋，葛洪《肘后备急方》中就记载："青蒿一握，以水二升渍，绞取汁尽服之，可治寒热诸疟。"屠呦呦声称，她从这条记载中获取了用乙醚提取青蒿素的灵感。不得不说这次获奖是中国国粹——中医学向世界的一次科学展示，也是世界对中医的认定和宣扬。评委让·安德森教授说：中医学关于中草药有着丰富的知识，西方科学家可以从分子生物学的角度对中草药进行分析和提炼。屠呦呦

的获奖说明,中西医学研究协同作用会取得意想不到的成果。正如屠呦呦指出,用现代科学手段不断认识中医药,是我们这一代和下一代科研工作者的责任,社会要摆脱狭隘偏见,充分利用中西医学宝库。

资料来源:http://www.gkstk.com/xue-145210.html

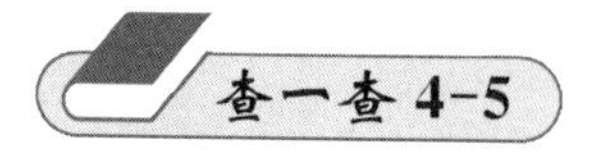

请查找相关资料,解释人体的元气论、阴阳学说和五行学说。

1. 脏腑学说

脏腑是内脏器官的总称,是形态结构和生理功能相统一的综合概念。与西医脏器概念不同的地方在于:西医脏器是基于解剖学实实在在存在的脏器,中医的脏腑更多是基于生理病理现象的联系而建立起来的一个功能系统,更多是抽象概念。如:西医的脾脏主要是免疫器官,而中医的脾泛指运输食物营养成分并将其转变成人体组织的功能系统,属于消化系统。中医的脏腑包括五脏、六腑、奇恒之腑。而精、气、血、津液是脏腑活动的能量来源,与健康息息相关。

(1) 五脏

五脏是指“心肺脾肝肾”。“心”为五脏之首,主血脉,主神志。心气能够推动血液运行,输送营养物质于全身脏腑;同时心气调节心脏搏动和脉管舒缩,使得脉道通畅。此外,心能够主宰和协调人体五脏六腑共同完成整体的生命活动;也可以主宰人体的精神状况。如:失眠、多梦等需要食用养心安神的食物。

“肺”主气,主呼吸。肺具有主持、调节全身之气的作用;能够保持机体吸清呼浊,吐故纳新,肺的呼吸协调,是气的生成和气机调畅的根本条件。肺能够助心行血,能辅助心气推动和调节血液运行;通过肺的宣发和肃降,推动和调节全身水液(汗液和尿液)的输布代谢。

“脾”为后天之本,“气血”之源,主运化,主升,主统血。脾能把饮食水谷和水液转化成水谷精微(生命所需的营养物质,是生成“气血精津”的基础),并将精微物质吸收转输至全身,是水液升降输布的枢纽。脾气不仅能将水谷精微上升至心肺,让其生化气血营养全身,而且脾气上升能维持内脏位置稳定,防止其下垂。此外,脾具有统摄控制血液在脉中正常运行,防止逸出脉外的作用。

“肝”主疏泄,主藏血。肝能够疏通、发泄、畅达全身气机,使得气通而不滞、散而不郁,全身之气运行畅达,气能行血,使得血液畅达无瘀滞,气也能行津,促进津液的运行。肝能助脾胃运化及胆汁分泌排泄。肝的疏泄功能与人的情志活动密切相关,相互作用。肝的疏泄也能调节生殖功能。同时,肝具有储藏血液、调节血量及防止出血的功能。

“肾”为先天之本,藏精,主水,主纳气。肾能够储存、封藏精气,包括父母留下的先天之精和水谷精微化成的后天之精。人的生长、发育、生殖、衰老都取决于肾中精气的盛衰,肾阴的滋润濡养作用和肾阳的推动温煦作用是机体物质代谢和生理功能的原动力。肾能够主持和调节人体水液代谢,同时能封存吸入自然之清气,保持吸气的深度,防止呼吸浅表。

知识链接 4-12

五脏的相互关系

中医五脏之间并不是孤立的，而是彼此密切联系着。依照五行学说的相生相克关系，脏与脏之间也相互滋生、相互制约。

五脏的相互滋生关系为：木生火（肝属木，心属火），指肝生心，如肝藏血以济心。火生土（心属火，脾属土），指心生脾，如心之阳气可以温脾土。土生金（脾属土，肺属金），指脾生肺，如脾运化水谷之精气可以益肺。金生水（肺属金，肾属水），指肺生肾，如肺气清肃则津气下行以资肾。水生木（肾属水，肝属木），指肾生肝，如肾藏精以滋养肝的阴血等。

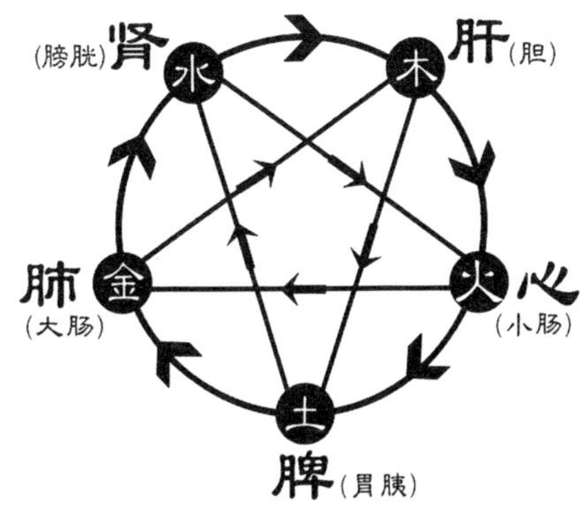

图 4.3　五脏相生相克图
图片来源：杏林在线，http://www.xlinzx.com/news/50.html

五脏的相互克制关系为：肺（金）的清肃下降，可抑制肝（木）阳的上亢，即金克木；肝（木）的条达，可以疏泄脾（土）的壅滞，即木克土；脾（土）的运化，可以防止肾（水）水的泛滥，即土克水；肾（水）阴的上济，可以制约心（火）阳亢烈，即水克火；心（火）的阳热，可以制约肺（金）的清肃太过，即火克金。

五脏的相生相克关系体现了中医的整体观思想，即人是一个整体，一个脏器有问题，可能会影响其他脏器，在治疗上也会从相互关系中去考虑。

资料来源：https://www.360kuai.com/pc/9f8414f71d36f879e?cota=4&kuai_so=1&sign=360_57c3bbd1&refer_scene=so_1

（2）六腑

六腑是指“胆、胃、小肠、大肠、膀胱、三焦”，功能是受盛和传化饮食水谷，具有通降下行的特性。每一腑都必须适时排空其内容物，才能保持六腑通畅，功能协调。“胆”居六腑之首，又是奇恒之腑，可以贮藏和排泄胆汁，主决断。胆也具有疏泄的作用，但依赖肝疏泄功能的调节和控制；胆在精神意识思维活动过程中，具有判断事物、作出决定的作用。

“胃”为水谷气血之海，主受纳、腐熟水谷，主通降。胃能接受和容纳饮食水谷，同时经过胃的初步消化，形成食糜。胃主通降，与脾主升清相对。胃的气机以下降、通畅为顺。中医学非常重视“胃气”，认为“人以胃气为本”，胃气强则五脏俱盛，胃气弱则五脏俱衰。

“小肠”主受盛化物，主泌别清浊。小肠盛受由胃腑下移而来的经初步消化的饮食物，并对其进一步消化和吸收，使其化为精微和糟粕。小肠将经过胃初步消化的食糜，分为清和浊，使得水液与糟粕各走其道而二便正常。

“大肠”主传化糟粕、吸收津液。大肠接受小肠下移的饮食残渣，将其中的部分水液重新再吸收，糟粕粪便经肛门排出体外。“大肠主津”，大肠具有调节体内水液代谢的功能，其病变多与津液有关。

“膀胱”主贮存排泄尿液。尿液贮存于膀胱，通过肾的气化作用，使膀胱开合适度，则尿液可及时地从溺窍排出体外。

"三焦"主通行元气，疏通水道，运行水谷。三焦是元气运行的通道，将元气输布到五脏六腑，充沛于全身；三焦为水液的生成敷布、升降出入的道路，调控体内整个水液代谢过程；三焦具有协助消化吸收的功能，完成水谷的精微上升和糟粕沉降。

知识链接 4-13

五脏与六腑的关系

五脏与六腑的关系，体现中医学阴阳互相配合的关系。脏属阴，腑属阳；脏为里，腑为表，一脏一腑，一表一里，一阴一阳，相互配合，组成心与小肠、肺与大肠、脾与胃、肝与胆、肾与膀胱等脏腑阴阳相协调的关系。

心与小肠：心气可下降于小肠，帮助小肠区别食物的精华和糟粕；小肠在分别清浊过程中，将清者吸收，通过脾气升清而上输心肺，化赤为血，使心血不断地得到补充。

肺与大肠：肺与大肠之气化相通，肺气清肃下降，大肠之气亦随之而降，以发挥其传导功能，使大便排出通畅。大肠通畅，肺气也同样宣通。

脾与胃：胃的受纳和腐熟，是为脾之运化奠定基础；脾主运化，消化水谷，转输精微，是为胃继续纳食提供能源。两者密切合作，才能完成消化饮食、输布精微，发挥供养全身之用。

肝与胆：肝的疏泄功能正常，才能保证胆汁的贮存和排泄功能正常；胆汁排泄通畅，肝才能发挥其疏泄之性。肝胆发病时互相影响，所以肝胆同治。

肾与膀胱：膀胱的排尿功能和肾气盛衰有密切关系，肾气充足，尿液可以及时分泌于膀胱并排出体外。

资料来源：http://www.zysj.com.cn/lilunshuji/jichulilun/44-3-5.html#hi-1715

（3）奇恒之腑

奇恒之腑是指"脑、髓、骨、脉、胆、女子胞"，形态上和腑类似，是中空的管腔性器官，而功能上更像是脏，主藏阴精，因此与脏腑均不同，故称奇恒之腑。"脑"为元神之府，主宰生命活动，主精神意识，主感觉运动。"髓"主充养脑髓，滋养骨骼，化生血液。"骨"主贮藏骨髓，支持形体，主管运动。"脉"为气血运行的通道，主运行气血。"胆"又属于六腑，此前已经介绍。"女子胞"主月经，孕育胎儿。

（4）精气血津

"精"是最细微而能变化的气，是最细微的物质存在，是世界的本原，是生命的来源，具有繁衍生殖、生长发育、生髓化血、濡润脏腑的作用。"气"是一种至精至微的物质，是构成宇宙和天地万物的最基本元素，在人体中，由"精"气化而来。"气"具有激发和推动作用、温煦作用、防御作用、固摄作用、营养作用和气化作用。"血"是由水谷精微、营气、津液、精髓生成，具有营养滋润全身、主宰神志活动的作用。"津"是人体一切正常水液的总称，具有滋润濡养、化生血液、调节阴阳和排泄废物等功能。

2. 性味归经学说

性味归经学说是历代医家在数千年的食养食疗实践中，根据食物作用于人体所反馈出来的各种信息，经不断推测、判断，总结出来的食物性能规律。中医食养学要求，除了必须对食用人群作出正确的体质辨别以外，还必须较为熟练地掌握食物的性能，才能辨症（质）施食。

（1）性

“性”指的是食物的性质，分为五性——寒、凉、平、温、热，是从食物作用于机体所发生的反应概括出来的。寒凉和温热是对立的两种性质；寒和凉之间、热和温之间，性质相同，但在程度上有差别，温次于热、凉次于寒。一般而言，大多数蔬菜水果性偏寒凉，肉类性偏温热。还有一些食物的性质较为平和，称为“平”性，如大多数的谷类就属于平性，可以适用于各种体质的人。从常见的三百多种食物统计数据来看，平性食物居多，温热性次之，寒凉性更次之。从生活应用食物的经验看，寒凉性质的食物多具有滋阴、清热、泻火、凉血、解毒等作用，温热性质的食物具有温经、助阳、活血、通络、散寒等作用。

掌握了食物的寒、凉、平、温、热，便可根据“疗寒以热药、疗热以寒药”和“热者寒之、寒者热之”的原则辨症施食。如：风寒感冒，出现流清涕、小便清长、舌苔白等体质虚寒的症状，便可用红糖、生姜煎汤服用，因为红糖、生姜的性质温热，可以对寒症。又如：生疮或者局部红肿疼痛，甚至出现小便黄色、舌苔发黄等热症，便可饮用菊花茶，因为菊花是寒凉性的。

（2）味

“味”指食物的滋味，分为七味——辛、甘、酸、苦、咸、淡、涩，是根据人体食用后反映出来的效果而确定的。由于淡味和甘味作用类似，称“淡附于甘”，涩味的作用和酸味的作用相同，所以有时“七味”也称“五味”。“辛”味食物有发散行气、通血脉等作用，如姜、葱、蒜、辣椒、胡椒等，多用于气血运行不畅或风寒湿痹证等；“甘”味食物具有滋养补脾、缓急润燥等作用，如蜂蜜、饴糖、桂圆肉、米面食品等；“酸”味食物具有收敛、固涩止泻的作用，如乌梅、山楂、石榴、柿子等；“苦”味食物具有清热泻降、燥湿健脾等作用，如苦瓜、苦杏仁、橘皮、百合等，多用于热证湿证；“咸”味食物具有软坚散结、润下、补肾等作用，如盐、海带、紫菜、海虾、海蟹、海蜇、龟肉等，多用于结节、痰核、痞块等病证；“淡”味食物有渗湿、利尿作用，如西瓜、冬瓜、茯苓、黄花菜、薏苡米等，用于渗利水湿、通利小便；“涩”味食物有收敛止汗、固精、止泻及止血等作用。

七味之外尚有“芳香”概念，指食物的特殊嗅味，以水果、蔬菜居多，如橘、柑、佛手、芫荽、香椿、茴香等，一般具有醒脾开胃、行气化湿、化浊辟秽、爽神开窍、走窜等作用。

不同于药物的“味”，辛味食物（如辣椒、胡椒）和苦味食物（如苦瓜），尚有健脾作用；咸味食物（如鱼、虾、蟹），尚有补肾、养血作用。各种食物的味可以是一种，也可兼有几种，这表明食物的“味”具有多样性。

知识链接 4-14

食物“性”和“味”的关系

食物性和味的关系是非常密切的，必须将性和味的作用综合考虑。一般来说，性味相同的食物，主要作用也大致相同；性味不同的食物，功效也就有所区别；性同味不同或味同性不同的食物，在功效上有共同之处也有不同之点。例如，同样是寒性食物，或为苦寒，或为辛寒，其作用就有所差异；同样是甘味食物，或为甘温，或为甘寒，其作用也不一样。所以，在辨识食物性能时，不能把性与味孤立起来对待。

资料来源：http://www.zysj.com.cn/lilunshuji/yinshiyingyangxue/484－3－3.html＃hi－96859

（3）归经

食物对人体特定的脏腑经络有选择性的特殊作用，而对其他经作用较少，甚至没作用，这种选择性作用称“归经”。如：酸枣仁能安神治心悸失眠，归心经；有些食物可以同时归入数经，说明该食物对数经均有作用，如山药能补肾固精、健脾止泻、养肺益阴，归肾、脾、肺经。因此，归经指明了作用范围，食物归经不同，作用的范围也不同。如同为寒性食物，都具有清热作用，但其作用范围不同，有的偏于清肺热，有的偏于清肝热，有的偏于清心火等，这都是由归经不同决定的。了解食物归经，有助于进一步明确食物选择的针对性。

古代文献上将食物的归经和“五味”联系起来，认为味酸能入肝经，味苦能入心经，味辛能入肺经，味甘能入脾经，味咸能入肾经。但是这种归纳，只有一部分食物符合，不能作为规律来认识。

（4）食补法

“食补法”是利用食物对人体的不同滋补作用因人施食所采取的方法。中医学认为饮食对人体的滋养作用是从整体观出发的，各种不同的食品分别可以入某脏某经，从而滋养脏腑、经脉、气血，乃至四肢、骨骼、皮毛等。常用的食补方法有平补法、清补法、温补法、峻补法四种。

平补法有两种意义：一种是应用不热不寒、性质平和的食物，如多数的粮食、水果、蔬菜，部分蛋、肉、乳类食物，如粳米、玉米、扁豆、白菜、鹌鹑蛋、猪肉、牛奶等；一种是应用既补气又补阴或既补阳又补阴的食物，如山药、蜂蜜既补脾肺之气，又补脾肺之阴，又如枸杞子既补肾阴，又补肾阳等。这些食物适用于普通人。

清补法是利用补而不滋腻碍胃、性质平和或偏寒凉的食物，有时以泻实性食物祛除实证。如清胃热、通利二便，加强消化吸收，推陈而致新，以泻中求补。常用的清补食物有萝卜、冬瓜、西瓜、小米、苹果、梨、黄花菜等，以水果蔬菜居多。

温补法是应用温热性食物进行补益的方法，适用于阳虚或气阳亏损，如肢冷、畏寒、乏力、疲倦、小便清长而频或水肿等证的患者。这些温热性食物也常用作普通人的冬令进补食物，如核桃仁、大枣、龙眼肉、猪肝、狗肉、鸡肉、黄鳝、海虾等。

峻补法是应用补益作用较强、显效较快的食物来达到急需补益的目的。此法的运用应注意体质、季节、病情等条件，需做到既达到补益目的，又无偏差。常用的峻补食物有羊肉、狗肉、鹿肉、鹿胎、鹿尾、鹿肾、甲鱼、熊掌、鳟鱼、黄花鱼、巴鱼等。

3. 实践应用——从中医角度进行原料的营养分析

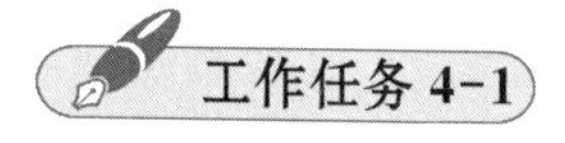

中医认为鸭肉“性寒、味甘、入肺胃肾经，有滋补、养胃、补肾、消水肿、止热痢、止咳化痰等作用”。你能对这句话进行详细解释吗？

工作步骤

1. 解释“性寒”及适用人群。
2. 解释“味甘”及适用人群。
3. 解释“入肺胃肾经”。
4. 总结鸭肉的营养特性。

参考解析

鸭肉性寒，具有清热泻火的作用，适用于热性体质人群；鸭肉味甘，具有滋养脾胃、缓急润燥的作用，适用于脾胃虚弱、阴虚体质人群；鸭肉入肺胃肾经，具有润肺止咳化痰、养胃健脾、滋阴补肾等作用。因此，鸭肉滋养脾胃，有助于消化，同时能润肺止咳、缓解呼吸道症状，此外还能滋阴补肾，适用于内热消渴等证。

思考练习 4-3

某淮扬菜系餐厅的菜单：

清炖蟹粉狮子头（精五花肉、蟹粉、白菜叶、青菜心）

荠菜鲤鱼脯（鲤鱼、荠菜、春笋）

三丁包（鸡丁、肉丁、笋丁、面粉）

请从中西医营养学的角度，对以上菜品的原料进行营养价值分析。

第二节　烹饪方法营养分析

案例导入 4-2

生或熟，改变食物五性？

中医认为食物具有“寒、凉、平、温、热”五性，有意思的是，烹饪加热能够一定程度地改变食物的五性。如：苦瓜生食是性“寒”，适用于夏天清热解暑，但是烹饪加热时间长一些，苦瓜就会变为性“凉”，更适宜脾胃虚寒的人群食用。而大蒜生食是性“热”，但是烹饪加热一段时间就会变得性“温”，更为柔和，不易出现长痘痘、口腔溃疡等上火的症状，更适合阴虚火旺的人群。因此，中医认为烹饪加热能够让食物五性变得更为柔和，更适合各种体质的人食用。

◆ 在生活中，你也会利用食物加热来保健吗？

食物通过加工烹饪不仅改善了其感官性状，且有利于消化吸收，但加工烹饪会使食物营养素发生变化，从而影响其营养价值。如米、面加工精度过高，米的淘洗次数太多，烹饪温度过高，将损失较多维生素 B 族，使营养价值降低；大豆通过加工制成豆腐等豆制品，可明显提高蛋白质的消化吸收和利用，因为通过加工去除或破坏了大豆中的抗营养素因子，提高了大豆蛋白质的营养价值。故食物加工烹饪时使用方法技术是否合理，直接关系食物营养价值的高低。

一、菜品加工的一般流程

菜品的加工过程一般包括原料的初加工和热加工。初加工是指对原料的初步挑拣、洗涤和切制成型，热加工是指对原料的烹饪。将原料加工成菜品，一般会经过以下的流程：

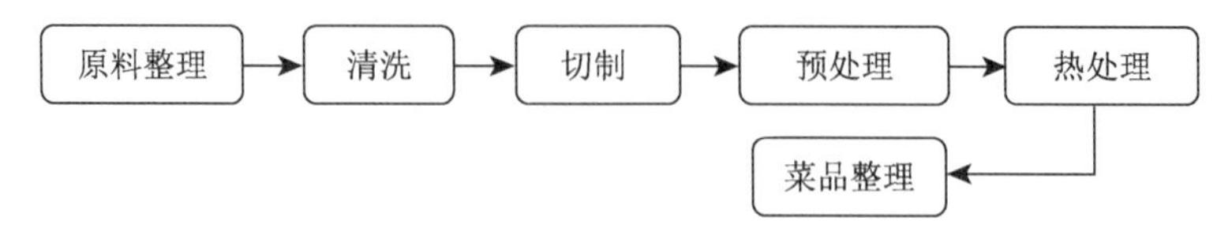

图 4.4　菜品加工的一般流程

（1）原料整理是对不符合加工要求的原料进行筛选，以保证菜品质量。

（2）清洗原料是将泥土杂质等去除，把原料洗涤干净。

（3）切制是将不规则形状的原料切制成均匀的规则的形状，便于加热均匀。

（4）预处理分为很多种类，最常见的为汆烫、腌制、挂糊上浆等。汆烫是指将食物放入沸水稍微煮制捞出。腌制是利用调味品对块状原料进行腌渍。挂糊上浆是指在切好的原料表面挂上一层黏性的糊浆，挂糊较厚，上浆较薄。

（5）热处理分为很多类型，如利用水作为加热介质的蒸、煮、炖、熬、卤、烧等；利用油作为介质的煎、炸、炒等；利用空气作为介质的烧烤等；利用其他介质如泥土、烟熏、锡箔纸等。

（6）菜品的整理指加热处理后进行外形或者调味整理。

二、菜品加工流程的营养分析

（1）原料整理有利于去除不符合要求的原料，有利于菜品营养价值的提升。

（2）清洗可能会导致某些水溶性维生素的损失，但是若保持原料状态完好，损失则很小，因此提倡“先清洗、再切配”。

（3）原料的切制不仅让原料受热更均匀，更易熟，而且能够缩短加热时间，因此减少了一些对热敏感的营养素的流失，如 DHA、亚油酸、亚麻酸和维生素类等。但是原料切后不宜久置，防止一些抗氧化营养素的氧化，如维生素 E、维生素 C 和硒等。

（4）预处理的汆烫最常用于质地较硬或草酸含量高的蔬菜，如菠菜、竹笋等，草酸会干扰人体对钙等的吸收，汆烫可以去掉部分草酸，有利于食物中矿物质的吸收；汆烫也常用于肉类去腥，肉类表面因加热发生蛋白质变性，形成外壳锁住其内部的营养。腌制使得肉类更入味，调味品的渗入有利于增味，同时也能水解蛋白质，使得肉类更鲜嫩，但是也要注意腌制时间不宜过长。挂糊上浆不仅能保持原料中的水分和鲜味，而且在原料表面形成保护层，使内部的水分和养料不易溢出，营养损失少。同时糊浆一般为淀粉、蛋液等，营养成分丰富，增加了菜肴的营养价值。

知识链接 4-15

青菜是该汆烫还是油炒？

青菜有三宝——维生素、矿物质和膳食纤维，而维生素 C、维生素 B 族和钾都是水溶性极强或者易被高温破坏的，因而无论是烫、煮、炒，都容易造成这些营养素的流失。此外，蔬菜中的植物化学物质，例如黄酮类、硫化物等，在烹煮时所流失的程度，与烹煮时间成正比，例如青菜花烫 5 分钟时硫化物损失 15%，10 分钟损失 40%，30 分钟损失达 77%。加热愈久,烹饪所用水量越多,营养素流失越多。

余烫和水煮不一样,时间掌握好是关键,不要将烫青菜变成久煮青菜即可。注意要将水煮开后才能放入青菜,不然烹煮时间就会延长。同时余烫时用水量应尽可能少。余烫后的青菜可加入少量油盐,因余烫过程会去除部分草酸,因而相比炒菜更健康。

旺火快炒青菜如果掌握得好,也会较少地减少营养素丢失,但炒菜毕竟温度较高,维生素易受到破坏。因此,炒青菜时不应加太多的油,应在油尚未冒烟时将食材下锅,同时不要放过多调料。酱油中含盐量为15%～20%,鸡精中含盐量为10%,豆瓣酱、蚝油的含盐量也不低,为防止钠超标,应少用调料或者盐。

因为高温和久煮是破坏营养素的大敌,所以无论哪种方式都需要注意不能煮太久和尽量避免温度过高。

资料来源:https://www.jianke.com/nrgbpd/4917561.html

(5) 热处理的营养评价详见第三章,一般认为以水作为加热介质的烹饪方法更健康,如蒸、煮、炖、熬、卤、烧等,其中加热时间长的营养损失也较多,如炖、熬、卤、烧等,比较推荐的是蒸和煮。以油作为加热介质也有其好处,如促进脂溶性维生素和必需脂肪酸的吸收,但是若时间、温度把握不好,易产生致癌物,推荐快炒的烹饪方式。以空气作为加热介质的烧烤若遇到大块食物,则不易加热均匀,且容易出现烤焦现象,生成致癌物,但如果时间、温度控制得当,也不失为一种健康烹饪方式。热处理过程中应注意调味品的用量,做到"三减"——减盐、减油、减糖,可以适当加醋、酒等。在保证淀粉糊化、蛋白质变性的前提下,尽量做到低温短时间的烹饪。

(6) 菜品的整理过程中营养损失较小,但应注意加热后的菜品应该尽快食用,以防止营养素的流失。

三、烹饪方法营养分析的实践应用

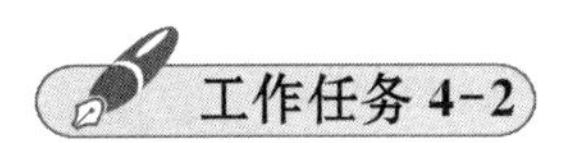

工作任务 4-2

淮扬名菜"大煮干丝"的烹饪方法如下:将豆腐干、火腿和香菇切片切丝,水煮沸放入干丝余烫片刻,将干丝捞出放入冷水中备用。鸡汤熬制好,依次加入香菇、火腿、鸡丝和干丝,加入盐翻煮片刻即可食用。

请根据以上烹饪步骤,对其烹饪方法进行营养分析。

工作步骤

1. 明晰菜品的制作流程。

2. 对每一步烹饪方法进行营养评价。

3. 综合评价。

参考解析

大煮干丝的制作流程为:原料整理和清洗—切丝—余烫—熬煮鸡汤—加料煮。

切丝:将豆腐干、火腿和香菇切片切丝,有利于原料的受热均匀,扩大食物与加热介质的接触面,促进可溶性氨基酸、膳食纤维等营养成分溶于汤汁中。

余烫:将豆腐干丝余烫有助于去除豆腥味,同时豆腐干丝表面因加热发生蛋白质变性,形成外壳锁住其内部的营养。

熬煮鸡汤十煮：鸡汤采用熬煮的烹饪方式，利用水作为加热介质，加热温度不超过100 ℃，有助于对热敏营养素的保护，同时促进鸡肉中蛋白质水解，变成鲜味氨基酸，还有部分水溶性维生素和矿物质均溶于汤中。鸡汤不仅味道鲜美，而且营养价值丰富。加入干丝、火腿和香菇继续煮，会促进香菇中具有抗癌功效的可溶性多糖的释放，增加鸡汤的营养价值。

思考练习 4-4

“松鼠鳜鱼”的烹饪方法如下：鲜活鳜鱼宰杀去内脏，用花刀造型，将剞好花刀的鳜鱼放入葱姜盐水中浸泡，然后沥干水分裹生粉，油锅炸熟捞出。用大火，锅内放入少许油，加入清汤、番茄酱、糖、盐、醋调好酱汁，加淀粉勾芡，再加少许热油搅匀，浇在鱼身上。炒熟虾仁、青豆、笋丁，撒在鱼身上。

“清蒸鲥鱼”的烹饪方法如下：将鲥鱼宰杀去内脏，沿脊骨剖成各有半片头尾的两片，将鱼尾提起，放入沸水中氽烫去腥味后，鱼鳞朝上放入盘中。将火腿片、香菇片、笋片相间铺放在鱼身上，再加熟猪油、白糖、精盐、虾米、料酒、鸡清汤 100 mL，放上葱段、姜片。上笼用旺火蒸约 20 分钟至熟取出。

请对以上菜品的烹饪方法进行营养价值分析。

第三节 营养搭配分析

案例导入 4-3

蒙古族的传统饮食风俗

蒙古族的饮食习惯是先白后红。白是指白食，即乳及乳制品，红就是红食，即肉及肉制品，蒙古人以白为尊，视乳为高贵吉祥之物。白食主要有奶豆腐、奶皮子、奶干、奶酪、奶油、酸奶等。红食以牛、羊肉为主。蒙古人喜欢将羊的新鲜皮和骨一起煮熟，用手拿着吃，谓之“手抓羊肉”。蒙古人将羊肉做成多种菜品，在一餐中献出谓之“全羊席”。全羊席是蒙古人招待尊贵客人的最高礼节。

因此可见，游牧民的食物结构一般以肉食为主，制作奶制品是其特长，肉类以牛、羊肉为主。现代游牧民族已绝大多数演变为农牧混合型，即农牧集约型，其食谱食性也随之变得复杂起来。蒙古族菜品也开始在大肉大奶中融入一些蔬菜和粮食，许多牧民的食物结构已逐渐变换为以粮食为主的“养、助、益、充”更为营养健康的饮食结构。

资料来源：http://blog.sina.com.cn/s/blog_b5b324da0101d6xr.html

◆ 你认为蒙古族传统的饮食营养搭配如何?

◆ 你认为理想的营养搭配应该是什么样的?

营养搭配的分析包含两方面内容：①对两种食材以上的菜品进行食材搭配分析；②对一餐或者一日食谱的食材进行营养搭配分析。中医食养学更侧重于菜品本身的食材搭配，认为食材之间的搭配组合不同，功效也有所不同。而现代营养学则对菜品本身的食材搭配涉及较少，只强调菜品食材的多样化和丰富化，但是对一餐或者一日食谱的营养搭配指导较多。

一、菜品的营养搭配分析及实践应用

1. 营养搭配原则

(1) 荤素搭配原则

荤素搭配是指动物性食物要和植物性食物一起食用。因为动物性食物和植物性食物隶属于不同的种属，亲缘关系较远，因此所含营养素差异较大，如动物性食物富含蛋白质、脂肪和矿物质，植物性食物富含碳水化合物、膳食纤维、维生素和一些植物功效成分，两者搭配食用，营养更全面。同时荤素搭配有利于蛋白质的互补作用，能让植物蛋白和动物蛋白得到更好的吸收。而从中医的角度，一般肉类偏热性，蔬菜偏寒性，两者搭配能起到中和作用。因此，菜品和食谱中应注意荤素搭配。

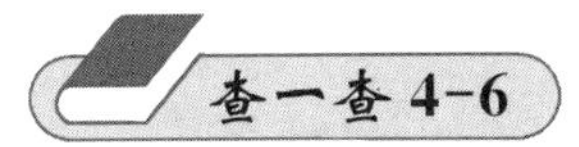

江苏名菜盐水鸭和糖醋排骨，从荤素搭配的角度，如何进行营养改良？查找相关资料。

(2) 海陆搭配原则

海陆搭配是指要将海生产品和陆生产品搭配起来食用。海生食物和陆生食物的种属关系也较远，所含营养素差别较大。如海生产品中有独特的碘元素，能促进儿童的生长发育；而深海鱼含有 Ω-3 脂肪酸，对预防心脑血管疾病大有好处。因此应该重视海产品的摄入，将海陆食物搭配起来食用。

(3) 五颜六色原则

五颜六色是指食物的颜色要尽可能多彩多样，丰富的颜色搭配不仅能刺激我们的食欲，还能补充身体所需的全面营养。因为科学家通过对多种蔬菜营养成分的分析，发现蔬菜的营养价值与蔬菜的颜色密切相关。如红黄色蔬菜中含有的 β-胡萝卜素能够增强人体抵抗力、保护视力等，同时具有抗癌性；绿色蔬菜富含维生素 C、胡萝卜素和铁、硒、钼等微量元素和大量纤维素，能保持肠道正常菌群繁殖，还有预防紫外线伤害的作用；黑色蔬菜含有多种氨基酸、维生素和亚油酸等，有提高免疫力和润泽肌肤作用；白色蔬菜富含膳食纤维，具有提高免疫力和保护心脏等功能。此外，研究发现深色蔬菜的营养素更丰富，因此强调每天食用深色蔬菜 150～250 g。

2. 中医学食材配伍基础

(1) 食材的配伍关系

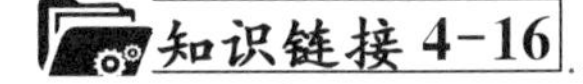

吃螃蟹为何要喝酒？

梁实秋说“有蟹无酒是大煞风景之事”。吃螃蟹为什么要就酒呢？

从传统中医的角度，螃蟹属于大寒的食物，脾胃虚寒的人食用后，很容易出现腹泻腹痛等症状。而黄酒有活血暖胃的功效，性温和，历来被认为是吃螃蟹时除寒气的好选择，螃蟹和酒在食材配伍中是相畏相杀关系。黄酒中丰富的氨基酸和酯类物质可以提升蟹肉的鲜味，使得两者的搭配变得非常和谐；同时，黄酒还能去除螃蟹的腥味，起到杀菌的作用。李时珍在《本草纲目》中说黄酒有"行药势，杀百邪毒气，通血脉、厚肠胃……养脾气"等作用。因此黄酒在佐蟹的同时，还可以起到保健作用。

除了喝酒，吃螃蟹还可以加入生姜等热性的配料，这样能避免脾胃虚寒引起的腹泻。

资料来源：http://www.jianiang.cn/jiuwenhua/jiushenghuo/0G0VX22018.html

配伍是指根据个人不同体质和食物性能，有选择地将两种或两种以上的食物合在一起应用。人们通过大量的实践，掌握了丰富的配伍经验，了解到食物在配伍应用以后可以有不同的效果。在配伍应用的情况下，食物与食物之间会出现相互作用的关系，将其总结归纳为以下情况：

① 相须：两种性能、功效相同或者近似的食物合用，以增强功效的配伍关系。如鲤鱼配赤小豆，增强补脾利水消肿的功效；韭菜炒胡桃仁，韭菜与胡桃仁均有温肾壮阳之功效，协同使用，壮阳之力倍增；淡菜皮蛋粥，淡菜与皮蛋共奏补肝肾、清虚热之功效。

② 相使：两种食物合用，以一种食物为主，另一种食物为辅，使主要食物功效得以加强的配伍关系。如桑枝桑葚酒，辛散活血通经的酒，加强桑枝的祛风湿作用；红糖姜茶，温中和胃的红糖，增强生姜温中散寒的功效。

③ 相畏：一种食物的不良副作用能被另一种食物抑制，使得副作用减轻或消除的配伍关系。如螃蟹的寒性能被生姜米去除，螃蟹畏生姜；扁豆的不良作用能被蒜减轻或消除，扁豆畏蒜；某些鱼类引起的腹泻、皮疹等不良作用能被生姜减轻或消除。此外，《本草纲目》还有一些相应记载，但是确切的较少，有的尚待证实。

④ 相杀：一种食物能减轻或消除另一种食物的不良作用的配伍关系。实际上相畏和相杀是同一配伍关系从不同角度的两种说法。如换个角度，生姜可杀螃蟹；蒜可杀扁豆等。

⑤ 相恶：一种食物能减弱另一种食物的功效，使其作用减弱甚至消失的一种配伍关系。如萝卜能减弱补气类食物如山药、山鸡等的功效；辣椒、生姜、大蒜等会减弱银耳养阴生津润燥的功效。

⑥ 相反：两种食物合用，产生不良作用的配伍关系，也称食物的配伍禁忌。据传统经验，食物的配伍禁忌比药物的配伍禁忌（"十八反""十九畏"）还多。如柿子忌螃蟹、白薯忌鸡蛋、葱忌蜂蜜等。但对食物禁忌的经验，目前尚缺少科学结论，有待研究。

以上几种配伍关系，"当用相须、相使者良"，相须、相使，是菜品配菜中尽可能加以考虑的，以便使功效更好地发挥；"若有毒宜制，可用相畏、相杀者"，相畏、相杀，是配菜中要注意应用的，利用相杀相畏降低不良副作用；"勿用相恶、相反者"，相恶、相反，是必须禁忌的配伍情况。

知识链接 4-17

食养食疗菜品四则

【板栗烧鸡】 板栗 250 g，鸡肉 850 g，生姜、葱、料酒、酱油、糖色、白糖、精盐、鸡汤、油各适量。板栗切开口入沸水煮一下去壳和内衣。鸡肉洗净切成 5 cm 见方块。净锅置火上，放入菜油，待油烧热至七成时，下板栗约 3 分钟待用。将锅内油滗出，留油 50 g，下葱段、姜片、鸡块煸出香味，下鸡汤、料酒、糖色、酱油、精盐、白糖，大火烧开，打去浮沫，改用小火慢烧。待鸡块烧至五成熟时，下板栗同烧，至肉块板栗酥烂时，拣出葱、姜不用，收汁装碗即成。此菜可用于补脾胃，强筋骨，止泄泻，适用于肾虚所致的腰膝酸软、小便频数及脾虚食少、泄泻等症。

【杏仁蒸肉】　猪五花肉(带皮)500 g，甜杏仁 20 g，冰糖 30 g，葱、姜、酱油等调味品各适量。先将猪肉洗净，切成 2.5 cm 见方的块，杏仁用开水泡透，去掉外皮，装入纱布袋中。再将锅放在旺火上，倒入猪油，加冰糖 15 g，炒成深红色，再放入肉块一起翻炒。当肉块呈红色时，即下葱段、姜块、酱油、料酒、清水(要浸没肉块)和装杏仁的布袋。待汤开后，倒入砂锅内，放在小火上炖，并要随时翻动，勿使糊底。待肉块炖到六七成熟时，放入剩下的冰糖。炖到九成熟时将杏仁取出，去掉布袋，将杏仁平铺在碗底，把炖好的肉块(皮朝下)摆在杏仁上，倒入一些原汤，上屉蒸到十成熟后取出，扣在盘里。然后将剩下的原汤烧开，加入湿淀粉搅匀成黏汁，浇在肉上即成。此菜可用于宣肺止咳喘，适宜肺结核、慢性支气管炎等慢性喘咳者食补，老年便秘者也可常食。

【独蒜炖鸭】　活鸭子 1 只(约 1 250 g)，独蒜 60 g，生姜 25 g，葱 15 g，料酒、胡椒粉、味精等适量。鸭宰杀干净，去内脏、脚爪，入沸水中氽去血水。生姜洗净拍破，葱洗净用整支，独蒜去皮洗净，装入鸭腹内。锅置火上，加水 2 500 mL，放入鸭、生姜、葱、料酒、胡椒粉，大火烧开，打去浮沫，改用小火慢炖至烂，下味精调味即成。此菜用于行气消积，利水消肿，适用于水肿胀满、慢性肾炎等症。

【白果鸡丁】　嫩鸡肉 350 g，白果 100 g，青椒、红椒各 1 个，蛋清 2 个，调味品适量。先将鸡肉切成 1 cm 大小的丁，全部放进已调好的蛋清中，并加酱油与淀粉拌腌 30 分钟以上，将白果一剖四半，青红椒切成小方块。再将 500 g 植物油烧至七成热，投下白果丁，以慢火炸成金黄色，不停地铲动，3 分钟后捞出。待锅中油七八成热时，将鸡丁放入，用勺划散，熟后捞出，将油沥去。再用净锅爆炒葱、姜、青红椒等，而后将鸡丁及白果丁下锅用大火炒匀，加调味品，翻炒几下即成。此菜对肺心病患者有良好的保健作用。

资料来源：http://www.zysj.com.cn/lilunshuji/shiwuliaofa/139 - 9 - 1.html #hi-17913

(2) 君臣佐使关系

“君臣佐使”是中药处方术语，从多元用药的角度，论述各药在方中的地位及配伍后的性效变化规律。“君”即在处方中对处方的主证或主病起主要治疗作用的药物，体现了处方的主攻方向，其药力居方中之首，是组方中不可缺少的药物。“臣”是辅助君药加强治疗主病和主证的药物。“佐”一是为佐助药，用于治疗次要兼证的药物；二是为佐制药，用以消除或减缓君药、臣药的毒性或烈性的药物；三是为反佐药，即根据病情需要，使用与君药药性相反而又能在治疗中起相成作用的药物。“使”一是引经药，引方中诸药直达病所的药物；二是调和药，即调和诸药的作用，使其合力祛邪的药物。

中医食养学借鉴“君臣佐使”的理念，将两种或两种以上的食物按照一定的配方原则加以组合，即遵循君、臣、佐、使的配方原则，同时与配菜中的主料、辅助料和佐助料相结合。主料(君)是根据食养食疗的需要而起主要功效的食材,可由一种或两种以上的食物所组成。如猪肺薏米粥,猪肺益肺气,薏米健脾气,二者共同发挥补脾益肺之功效,均为主料。辅助料(臣)是辅助主料以加强食物的功效,或治疗兼证的食物。如白木耳鸡蛋羹,白木耳养阴润肺止咳,为主料,配用鸡蛋养阴润燥,以增强白木耳的功效,鸡蛋为辅助料。佐助料(佐、使)是消除主料的毒性或副作用,或调味增色,或引导主料、辅助料归入机体某脏腑经络的食物。如各种菜肴中,常用姜、葱、黄酒等为佐助料。

3. 实践应用——菜品的营养搭配分析

工作任务 4-3

"芹菜炒黑鱼"(配料为:黑鱼 50 g,芹菜 100 g,油 10 g,盐 2 g),请对菜品进行营养搭配分析。针对此菜品的营养改良,你有何建议?

工作步骤

1. 判定此菜品是否符合菜品营养搭配原则。

2. 从中医配伍角度看,此菜品的原料搭配是否合理?

3. 综合评价,给出建议。

参考解析

芹菜炒黑鱼符合荤素搭配原则,五颜六色原则,但是缺少海产品,碘盐的加入能弥补不足。

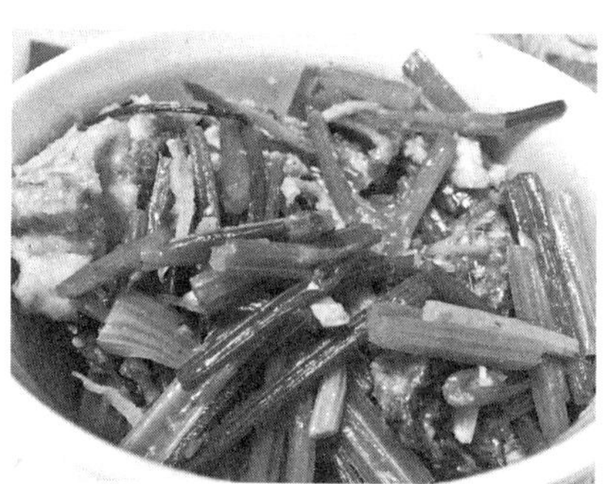

图 4.5　芹菜炒黑鱼

中医认为:芹菜性味甘、味微苦、性凉,入肝、胃二经,具有平肝凉血、清热利湿的功效。现代医学认为芹菜有降血压、预防心脑血管疾病等功效。黑鱼味甘性温,功可补脾、利水。《医林纂要》称其"补心养阴,退风祛湿。治妇人血枯,经水不调,崩淋二带,理腰脚气"。二者搭配具有平肝降压、利水消肿等功效。

菜品搭配基本符合营养搭配的原则,可以适量加些海盐或者碘盐。

二、食谱的营养搭配分析及实践应用

1. 多样化原则

饮食的多样化是指尽可能选择不同的食物种类,做到一天甚至一周食谱不重复,在控制能量或其他成分的前提下,满足人体对不同营养素的需求。如蔬菜可分为深绿色、红色和橙色蔬菜,豆类蔬菜(大豆和杂豆),淀粉类蔬菜和其他蔬菜,在一周内应选择不同种类蔬菜来满足多样化的要求。《中国居民膳食指南(2016)》推荐一天至少应该食用"谷薯类、蔬菜水果类、畜禽鱼蛋奶类、大豆坚果类"这四类食物,同时做到一天至少食用 12 种以上的食物,每周至少食用 25 种以上的食物。

知识链接 4-18

一天吃 30 种食材才健康?

1985 年,日本厚生劳动省在《为了健康的饮食生活指南》中提倡"一天吃 30 种食材"的饮食目标。此后,30种食材这个概念在日本传播得非常广。在种类算法上比较严格,同一种食材一天中无论烹饪多少次都只算一种,盐、酱、醋等少量调料品不在计算当中,其他的比如油、糖等只按一种食材来算。于是诞生了用7种谷物做出健康杂粮米饭,做菜的时候更偏好使用多种食材做成一道菜,做一碗味噌汤的时候也会放入豆制品、海鲜、蔬菜等食材的烹调习惯。日本和食店的套餐菜单一般也参考这个准则,尽可能地提供多种类的食材,同时每道菜的量都很少。

由于很多人都批判"把30种当成标准,很容易吃太多",2000年《为了健康的饮食生活指南》删除了"一天吃30种食材",保留了"主食、主菜、副菜等保持主要的饮食均衡"。虽然删除了,但是在卡路里不超标的情况下,尽量摄入多种类食材更有利于健康。你注意过自己一天都吃了多少种食材吗?

资料来源:https://www.sohu.com/a/108869916_253838

2. 适量原则

适量是指依据《中国居民膳食指南(2016)》膳食推荐量,每种食物摄入量应在推荐的范围之内,既不能过多也不能过少,否则会导致营养过剩或者营养不良。《中国居民膳食指南(2016)》推荐一天摄入谷薯类250~400 g,其中全谷物的粗粮应为50~150 g;蔬菜300~500 g,其中深色蔬菜应占一半以上,水果200~350 g,鲜榨果汁不能代替水果;鱼禽蛋和瘦肉总量为120~200 g,不能超过200 g,其中优选鱼和禽类;奶制品相当于摄入液态奶300 g,豆制品相当于大豆25 g以上,适量吃坚果;限制调味品的使用,一天油25~30 g,盐6 g。

3. 金字塔比例原则

金字塔比例是依据《中国居民膳食指南(2016)》中的中国居民平衡膳食宝塔(2016),将五类食物依据推荐量的多少组成金字塔,各种食物之间遵循金字塔比例。金字塔比例是指一日食谱中,谷薯主食类最多,其次是蔬菜和水果,再次是肉类,然后是奶豆坚果,最少是油盐。

4. 餐次比343原则

餐次比是指早中晚三餐摄入的食物能量占这一天总食物的比例。一般推荐早中晚三餐比例为3∶4∶3,即如果一天的食物量为100%的话,早餐占30%,午餐占40%,晚餐占30%。早餐推荐食用蛋白质丰富的食物,如牛奶、鸡蛋、豆浆等;午餐占比例最大,尽可能食用种类丰富的食材;晚餐所占比例与早餐一样,也较小,可以对午餐食物种类进行补充,尽量不重复。《中国居民膳食指南(2016)》同时推出中国居民平衡膳食餐盘(2016),为一餐食谱的食物比例提供了参考。一餐中最多的是谷薯类和蔬菜类,其次是水果类和鱼肉蛋豆类,还应每天喝一杯奶。

5. 实践应用——一餐食谱的营养搭配分析

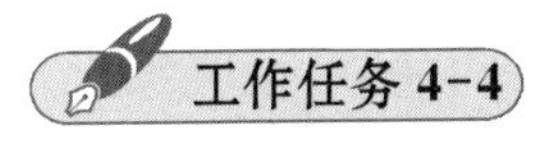

某同学的午餐食谱:

芹菜炒黑鱼(黑鱼50 g,芹菜100 g,油10 g,盐2 g)、红菜薹(菜薹200 g,油5 g,盐2 g)、米饭(150 g)(扑克牌为大小参照物)

请对以上菜单整体进行营养搭配分析,并提出建议。

工作步骤

1. 对食谱中的食物种类进行统计,检查是否达标。

2. 分析各类食物的量是否合适。

3. 分析各类食物的比例是否合适。

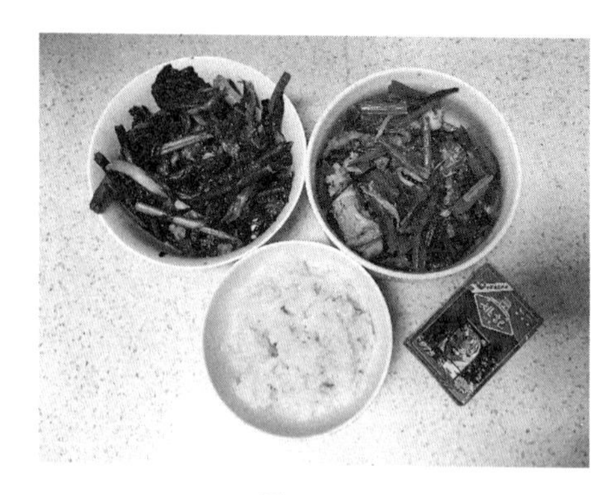

图 4.6

参考解析

1. 此午餐食谱的食物种类为 4 种——芹菜、黑鱼、菜薹、米饭。一日食谱如果要达到 12 种食物的标准,午餐仅食用 4 种可能较难达标,建议丰富食物种类。如在米饭中加入杂粮红豆等,或者在黑鱼芹菜中加入紫菜碎、芝麻、豆腐丝等。推荐食用“谷薯类、蔬菜水果类、畜禽鱼蛋奶类、大豆坚果类”这四类食材,此食谱尚缺少大豆坚果类、水果类食材,推荐补充豆腐丝、一个苹果等。

2. 此食谱中有水产品 50 g,蔬菜 300 g,油 15 g,盐 4 g,谷类 150 g,水产品和蔬菜均已达到一日推荐量,盐也接近,谷类食用偏少。建议:增加谷类食用量,尤其加入粗粮全谷类食物。推荐喝一杯牛奶,加少量坚果,早晚餐少食用畜禽鱼蛋类食物,同时控制早晚餐的用盐量不超过 2 g,油量在 15 g 以内。

3. 此食谱主食比例较低,蔬菜达标,蛋白质来源较为单一,建议增加水果、牛奶、坚果、豆制品,提高主食比例。

6. 实践应用——一日食谱的营养搭配分析

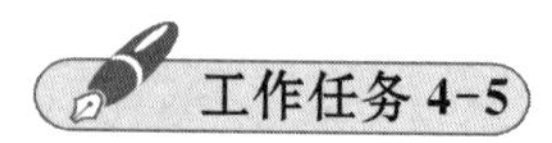

工作任务 4-5

某同学的一日食谱如下:

项目	食　谱
早餐	牛奶(200 g)、黄油面包(黄油 5 g,面包 100 g)
午餐	土豆烧牛肉(土豆 100 g、牛肉 50 g)、鸡蛋羹(50 g)、冬瓜(50 g)、米饭(100 g)
晚餐	千层饼(100 g)、炒白菜(50 g)
零食	薯片(50 g)、香蕉(100 g)

请你对此一日食谱进行营养搭配分析,并提出建议。

工作步骤

1. 对食谱的食物种类进行统计,检查是否达标。

2. 分析各类食物的量是否合适。

3. 分析各类食物的比例是否合适。

4. 分析餐次比是否合适。

参考解析

1. 从食谱整体而言，涉及食物种类达10种（薯片也是土豆，二者算一种），离一日12种食材有差距，建议增加食物品种。“谷薯类、蔬菜水果类、畜禽鱼蛋奶类、大豆坚果类”这四类食物，此食谱中已涵盖3类，缺少大豆坚果类。主食缺乏粗粮，蔬菜缺少深色蔬菜。另外，黄油面包、薯片等都属于高热量食物，建议减少食用频率或者少量食用。

2. 从食谱中各类食材的含量而言，主食＝面包100 g＋米饭100 g＋千层饼100 g＋土豆100 g＋薯片50 g（土豆属于淀粉含量较高的蔬菜，应该算为主食）＝450 g，主食进食量较大，超出推荐的200～400 g的范围；蔬菜＝冬瓜50 g＋白菜50 g＝100 g，远未达到300～500 g的标准；水果＝香蕉100 g，也未达到200～350 g的标准；蛋类50 g符合要求；畜类牛肉50 g符合要求；奶制品200 g，未达到300 g的要求。因为油、盐在食谱中的用量不详，无法分析。

3. 此食谱主食较多，蔬菜水果较少，奶制品和豆类坚果较少，比例不太合适。

4. 三餐餐次比大致遵循午餐最多，早晚餐较少的原则。

5. 建议食谱如下：

项目	食　谱
早餐	牛奶（300 g）、全谷面包（100 g）、圣女果（100 g）
午餐	胡萝卜烧牛肉（胡萝卜100 g、牛肉50 g）、鸡蛋羹（50 g）、香菇冬瓜（香菇50 g、冬瓜150 g）、米饭（100 g）
晚餐	千层饼（100 g）、炒青菜（100 g）、豆腐（20 g）
零食	花生（10 g）、香蕉（100 g）

思考练习4-5

某同学的一日食谱如下：

项目	食　谱
早餐	肉包（猪肉10 g、面粉20 g）
午餐	冬菇鸡丁（冬菇50 g、鸡丁50 g）、青菜（100 g）、米饭（100 g）
晚餐	大肉面（猪肉50 g、面条80 g）
零食	火腿肠（50 g）、苹果（150 g）

请对冬菇鸡丁进行营养搭配分析，并对午餐食谱和一日食谱分别进行营养搭配分析，并提出建议。

第四节 餐饮产品的营养标识编制

案例导入4-4

食品的营养标签

在超市选购食品的时候，你有留意过食品包装上的营养标签吗？营养标签是包装食品标签的一部分，是食品的营养信息卡，一般包括"营养成分表、营养声称和营养成分功能声称"。最常见的是营养成分表，它是整个营养标签的核心部分。一般有项目、每100 g或者每100 mL含量和占营养素参考值(NRV)百分比三列，以一盒酸奶的营养成分表为例：

表4.1 营养成分表

项目	每100 g	NRV%	项目	每100 g	NRV%
能量	280 kJ	3%	碳水化合物	8.0 g	3%
蛋白质	2.6 g	4%	钠	50 mg	3%
脂肪	2.7 g	5%	钙	85 mg	11%

该酸奶每100 g含有能量280 kJ，蛋白质2.6 g，脂肪2.7 g，碳水化合物8 g，钠50 mg，钙85 mg。营养成分表的目的是指导公众科学地选择膳食，避免营养素摄入的不足或过量，可是通过营养素含量的绝对值(例如蛋白质含量2.6 g/100 g酸奶)很难判断蛋白质是高还是低，但如果告诉你喝100 g这个酸奶就能满足你今天4%的蛋白质需求，这就比较容易理解了。因此就有了NRV%，其表示每100 g酸奶喝下去就能提供你一天所需能量的3%，所需脂肪的5%，以此类推。尤其需要注意的是，钙的NRV%达到了11%，这还只是100 g酸奶所含的量，若按《中国居民膳食指南(2016)》推荐每天喝300 g的牛奶，摄入的钙的NRV%就能达到33%。这样，你是不是就很明白为什么说奶制品是各类食品中钙的主要来源了？

资料来源：https://www.360kuai.com/pc/99e5e8879d18f73e4? cota=4&tj_url=so_rec&sign=360_57c3bbd1&refer_scene=so_1

◆ 找到身边带包装的食品，解读一下它的营养标签。

◆ 你能找到标签上的"营养声称"和"营养成分功能声称"吗？

自2013年起《预包装食品营养标签通则》规定所有预包装食品必须标示营养标签。而针对餐饮产品，国家卫生健康委研究制定《餐饮食品营养标识指南》，鼓励各类餐饮服务经营者和单位食堂按照指南对所有餐饮食品进行营养标识。因指南对餐饮食品的营养标识制定较为简洁，在此结合卫生部制定的《预包装食品营养标签通则》(GB 28050)编写本节内容。

《餐饮食品营养标识指南》仅对餐饮食品的"营养成分表"进行规定，对"营养声称"和"营养成分功能声称"则没有规定。借鉴预包装食品，菜品的营养标识可以包含营养成分表、营养声称、营养成分功能声称三个内容。因此菜品的营养标识的编写应包含如下步骤：

① 营养成分表的编制。

② 营养声称的编写。

③ 营养成分功能声称的选择。

一、营养成分表的编制及实践应用

营养成分表是标有菜品营养成分名称和含量的表格，是对食品中营养成分含量作出的确切描述。营养成分的含量标示使用每 100 克(g)、100 毫升(ml)食品或每份食用量作为单位，鼓励标明每份餐饮食品的质量或体积，营养成分的含量用具体数值表示。《餐饮食品营养标识指南》鼓励在标示能量和营养素含量的同时标示出其占营养素参考值(NRV)的百分比。

营养成分表的编制应包含以下步骤：(1)分析菜品的营养特性，选择营养成分表的标识项目；(2)依据菜品配料表和《中国食物成分表》，计算一份菜品或 100 g 菜品的营养成分含量；(3)计算各营养素的 NRV(可选项)；(4)依据格式要求编制表格。

1. 营养成分的选择

餐饮食品营养成分表应当标示基本内容，鼓励标示可选择内容。基本内容包括能量、脂肪、钠含量和相当于钠的食盐量[1 毫克(mg)钠相当于 2.5 毫克(mg)食盐]；可选择内容包括蛋白质、碳水化合物、糖、维生素及矿物质等。在标识项目选择时，应该依据菜品的营养特性，对含量突出的营养成分进行标识。

因此应先对菜品进行营养分析，然后依据菜品的营养特点，在基本标识内容之外，选择此菜品特有的营养素，如奶制品一般还会选择"钙"。

2. 含量计算

《中国食物成分表》展示了我国 20 大类食物原料，经过营养检测分析得出的营养成分含量表，是餐饮产品营养标识制定的重要依据。学会查阅《中国食物成分表》是营养标识制定的基础。注意计算的过程及结果应当科学、完整、真实，以备核实和溯源。

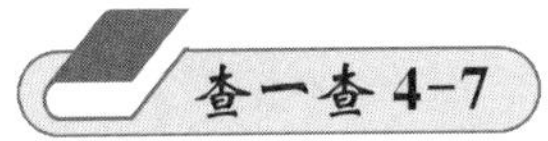

请你查找最新的《中国食物成分表》，找到排骨、山药，并将二者表格抄录下来。

《中国食物成分表》中的营养成分数值均是指 100 g 可食部食材里含有的营养素含量。"可食部"是指从市场上采集来的样品，按照居民通常的加工、烹调和饮食习惯，去掉其中不可食用的部分后，剩余的即为食物的可食部分。如排骨的骨头不可食，100 g 排骨可食部只有 72 g。而《中国食物成分表》中标示的含量数值均是 100 g 可食部营养素含量，因此要进行换算，需将菜品配料中的重量全部转换成可食部的重量。公式为：可食部重量＝菜品食材重量×《中国食物成分表》中可食部重量÷100。

计算菜品的营养素含量时，首先应将食材重量换算成可食部，然后根据可食部重量计算营养素含量，因为表中数值均是指 100 g 可食部食材里含有的营养素含量，计算公式为：

营养素含量=可食部重量×《中国食物成分表》中该营养素数值÷100。

由于《中国食物成分表》只能算出每一种食材的营养素含量，而菜品是各种食材的集合，因此要得到菜品的营养素含量，应该将各种食材的某营养素含量全部相加，如500 g排骨的能量值为1 000.8 kJ，100 g山药的能量值为46.48 kJ，2 g盐的能量值为0 kJ，整个菜品排骨炖山药的能量值=1 000.8 kJ+46.48 kJ+0 kJ=1 047.28 kJ。计算公式为：菜品（含N种食材）某营养素含量=食材1某营养素含量+食材2某营养素含量+食材3某营养素含量+…+食材N某营养素含量。

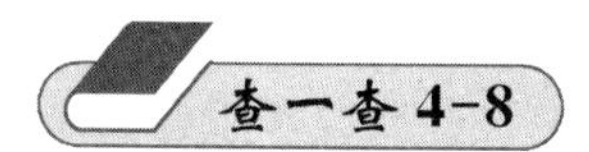

请根据查找的排骨、山药食物成分表计算：

1. 计算从市场买回的100 g山药、500 g排骨的“可食部”分别是多少克？

2. 计算从市场买回的100 g山药中含碳水化合物多少克？从市场买回的500 g排骨中含蛋白质多少克？

3. 营养素参考值%（NRV%）的计算

营养素参考值（NRV）是“中国食品标签营养素参考值”的简称，是消费者选择菜品时的一种营养参照尺度，即国家对热量值和每种营养素给出的“每日膳食推荐量”，用于比较食品营养成分含量的参考值。营养素参考值%（NRV%）就是指菜品的营养素含量占每日膳食营养素参考值的百分比。我国推荐的每日营养素参考值如表4.1所示，是NRV%计算的参考标准。

表4.2　每日膳食营养素参考值（NRV）

营养成分	NRV	营养成分	NRV
能量	8 400 kJ	叶酸	400 μg DFE
蛋白质	60 g	泛酸	5 mg
脂肪	≤60 g	生物素	30 μg
饱和脂肪酸	≤20 g	胆碱	450 mg
胆固醇	≤300 mg	钙	800 mg
碳水化合物	300 g	磷	700 mg
膳食纤维	25 g	钾	2 000 mg
维生素A	800 μg RE	钠	2 000 mg
维生素D	5 μg	镁	300 mg
维生素E	14 mg α-TE	铁	15 mg
维生素K	80 μg	锌	15 mg
维生素B_1	1.4 mg	碘	150 μg

（续表）

营养成分	NRV	营养成分	NRV
维生素 B_2	1.4 mg	硒	50 μg
维生素 B_6	1.4 mg	铜	1.5 mg
维生素 B_{12}	2.4 μg	氟	1 mg
维生素 C	100 mg	锰	3 mg
烟酸	14 mg		

营养素参考值%(NRV%)的计算，是将菜品的各营养素含量直接与表 4.1 中的参考值相比较，用比值表示，公式如下：

菜品营养素参考值%(NRV%)＝菜品营养素的含量÷每日膳食营养素参考值×100%

举例：如菜品总能量值为 1 047.28 kJ，正常人每日推荐摄入 8 400 kJ 能量，菜品的营养素参考值%(NRV%)为 1 047.28÷8 400×100%＝12.46%，即食用此菜品相当于吃了一天 12.46%的能量，这一天只能再吃约 88%的能量，让消费者做好自身的能量摄入控制。

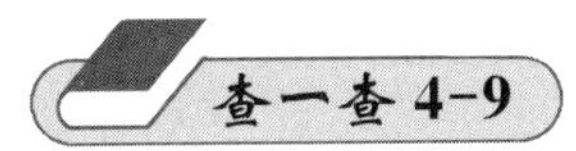

假设菜品“山药炖排骨(602 g)”钠含量为 829.42 mg，请计算整道菜品中钠的 NRV%；同时请计算每 100 g 菜品中钠的 NRV%。

4. 按格式编制营养成分表

餐饮食品营养标识应当真实、客观、清晰、醒目。鼓励在菜单上声明“成年人每日能量需要量为 2 000 kcal”和“成年人每日食盐摄入量不超过 5 g(相当于钠摄入量不超过 2 000 mg)”。餐饮食品营养标识内容可标示在菜单、官方网站、官方公众号、外卖平台等载体上；自助取用和展示用的餐饮食品，可在餐饮食品旁标示营养信息；通过网络餐饮交易第三方平台等无接触供餐方式提供的餐饮食品，可在常用餐饮容器(如餐盒)上标示营养信息。

《餐饮食品营养标识指南》规定：餐饮食品营养标识应当使用“方框表”或“文字形式”标示能量和营养素名称、含量，鼓励标示能量和营养素占营养素参考值(NRV)百分比。各类餐饮服务经营者和单位食堂应当根据餐饮食品特点选择使用其中一种格式进行标示。当标示更多营养素时，基本标识内容可采取增大字号、改变字体(如斜体、加粗、加黑)、改变颜色(文字或背景颜色)等形式使其醒目。表格形式可根据实际情况调整表格行数，但顺序不变。

① 文字形式如下：

餐饮食品名称

营养成分/每份或每 100 克(g)或 100 毫升(mL)：

能量 千焦(kJ)或千卡(kcal)，NRV%；蛋白质 克(g)，NRV%；**脂肪** 克(g)，NRV%；碳水化合物 克(g)，NRV%；糖 克(g)；**钠/食盐** 毫克(mg)/克(g)，NRV%；

其他营养素(维生素及矿物质)

② 表格形式如下：
餐饮食品名称

营养成分表

名称	每份或每 100 克(g)或 100 毫升(mL)	营养素参考值%或 NRV%
能量 蛋白质 **脂肪** 碳水化合物 糖 **钠/食盐**[a] 其他营养素(维生素及矿物质)	千焦(kJ)或千卡(kcal) 克(g) 克(g) 克(g) 克(g) 毫克(mg)/克(g)	

[a] 1 毫克(mg)钠相当于 2.5 毫克(mg)食盐。

《预包装食品营养标签通则》(GB 28050—2011)规定了预包装食品营养标签的 6 种格式。菜品的营养标识可以任选一种,在此仅示例"附有营养声称和(或)营养成分功能声称的格式"。

表 4.3 预包装食品营养成分表的格式示例

项目	每 100 克(g)或 100 毫升(mL)或每份	营养素参考值%或 NRV%
能量	千焦(kJ)	%
蛋白质	克(g)	%
脂肪	克(g)	%
——饱和脂肪	克(g)	%
胆固醇	毫克(mg)	%
碳水化合物	克(g)	%
——糖	克(g)	%
膳食纤维	克 (g)	%
钠	毫克(mg)	%
维生素 A	微克视黄醇当量(μg RE)	%
钙	毫克(mg)	%

营养声称如:低脂肪××。

营养成分功能声称如:每日膳食中脂肪提供的能量比例不宜超过总能量的 30%。

知识链接 4-19

营养成分标示的顺序和单位

为统一标示格式和方便消费者,《预包装食品营养标签通则》(GB 28050—2011)规定营养成分表的成分应该按以下顺序排序。当缺少项目时,依序上移。

表 4.4 能量和营养成分名称、顺序、表达单位

能量和营养成分的名称和顺序	表达单位
能量	千焦(kJ)
蛋白质	克(g)
脂肪	克(g)
饱和脂肪(酸)	克(g)
反式脂肪(酸)	克(g)
单不饱和脂肪(酸)	克(g)
多不饱和脂肪(酸)	克(g)
胆固醇	毫克(mg)
碳水化合物	克(g)
糖(乳糖)	克(g)
膳食纤维(或单体成分,或可溶性、不可溶性膳食纤维)	克(g)
钠	毫克(mg)
维生素 A	微克视黄醇当量(μg RE)
维生素 D	微克(μg)
维生素 E	毫克 α-生育酚当量(mgα-TE)
维生素 K	微克(μg)
维生素 B_1(硫胺素)	毫克(mg)
维生素 B_2(核黄素)	毫克(mg)
维生素 B_6	毫克(mg)
维生素 B_{12}	微克(μg)
维生素 C(抗坏血酸)	毫克(mg)
烟酸(烟酰胺)	毫克(mg)
叶酸	微克(μg)或微克叶酸当量 (μg DFE)
泛酸	毫克(mg)
生物素	微克(μg)
胆碱	毫克(mg)
磷	毫克(mg)
钾	毫克(mg)
镁	毫克(mg)
钙	毫克(mg)
铁	毫克(mg)
锌	毫克(mg)

（续表）

能量和营养成分的名称和顺序	表达单位
碘	微克(μg)
硒	微克(μg)
铜	毫克(mg)
氟	毫克(mg)
锰	毫克(mg)

资料来源：《预包装食品营养标签通则》(GB 28050—2011)

5. 实践应用——菜品的营养成分表编制

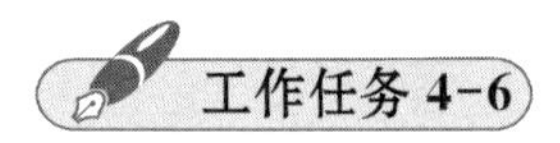

工作任务 4-6

“山药炖排骨”配料为：山药 100 g，排骨 500 g，低钠盐 2 g，请编制其营养成分表。

工作步骤

1. 分析菜品的营养特性，选择营养成分表的标识项目。

2. 依据菜品配料表和《中国食物成分表》，计算一份菜品或 100 g 菜品的营养成分含量。

3. 计算菜品各营养素的 NRV%。

4. 依据格式要求编制表格。

参考解析

1. “山药炖排骨”标识项目的选择

(1) 分析菜品的营养特性：中医认为山药可以补中益气、健脾养胃，是一味药食同源的食材。山药富含淀粉和膳食纤维，因此可以有选择地标识；同时排骨富含蛋白质、铁和钙等，也可以有选择地标识。

(2) 选择营养成分的标识项目：除了推荐标识的能量、蛋白质、脂肪、碳水化合物和钠之外，还可以加入膳食纤维、铁、钙。

2. 营养素含量计算

(1) 查《中国食物成分表》

依据“山药炖排骨”的配料表，经查阅 2019 年版《中国食物成分表》，遴选出以下三种食材的能量、蛋白质、脂肪、碳水化合物、钠的含量，增加膳食纤维、铁和钙的含量。

食物名	可食部/g	能量/kJ	蛋白质/g	脂肪/g	膳食纤维/g	碳水化合物/g	钠/mg	钙/mg	铁/mg
猪小排(排骨)	72	278	16.7	23.1	0	0.7	62.2	14	1.4
山药	83	56	1.9	0.2	0.8	11.6	18.6	16	0.3
低钠盐	100	0	0	0	0	0	29 503	0	0

(2) 计算可食部

可食部重量＝菜品配料食材重量×《中国食物成分表》中可食部重量÷100

排骨 500 g：可食部排骨＝500×72÷100＝360(g)

山药 100 g：可食部山药＝100×83÷100＝83(g)

盐 2 g：可食部＝2×100÷100＝2(g)

(3) 各食材营养素含量换算

营养素含量＝可食部重量×《中国食物成分表》中该营养素数值÷100

可食部排骨 360 g：能量＝360×278÷100＝1 000.80(kJ)

蛋白质＝360×16.7÷100＝60.12(g)

脂肪＝360×23.1÷100＝83.16(g)

膳食纤维＝360×0÷100＝0(g)

碳水化合物＝360×0.7÷100＝2.52(g)

钠＝360×62.2÷100＝223.92(mg)

钙＝360×14÷100＝50.40(mg)

铁＝360×1.4÷100＝5.04(mg)

可食部山药 83 g：能量＝83×56÷100＝46.48(kJ)

蛋白质＝83×1.9÷100＝1.58(g)

脂肪＝83×0.2÷100＝0.17(g)

膳食纤维＝83×0.8÷100＝0.66(g)

碳水化合物＝83×11.6÷100＝9.63(g)

钠＝83×18.6÷100＝15.44(mg)

钙＝83×16÷100＝13.28(mg)

铁＝83×0.3÷100＝0.25(mg)

可食部低钠盐 2 g：钠＝2×29 503÷100＝590.06(mg)

将计算得到的三种食材的营养素含量画成表格如下：

食物名	能量/kJ	蛋白质/g	脂肪/g	膳食纤维/g	碳水化合物/g	钠/mg	钙/mg	铁/mg
360 g 排骨	1 000.80	60.12	83.16	0	2.52	223.92	50.40	5.04
83 g 山药	46.48	1.58	0.17	0.66	9.63	15.44	13.28	0.25
2 g 低钠盐	0	0	0	0	0	590.06	0	0

(4) 菜品营养素含量计算

菜品(含 N 种食材)某营养素含量＝食材 1 某营养素含量＋食材 2 某营养素含量＋食材 3 某营养素含量＋…＋食材 N 某营养素含量

菜品的能量值＝排骨能量值＋山药能量值＋盐能量值＝1 000.80＋46.48＋0＝1 047.28(kJ)

以此类推，计算菜品的蛋白质、脂肪、膳食纤维、碳水化合物物、钠、钙和铁的含量。

更简便地，也可以采用“表格计算法”，如下表所示，最后再加一行“合计”，将表格的相同列中的数值相加，合计得到的值即为菜品的营养素含量。

食物名	能量/kJ	蛋白质/g	脂肪/g	膳食纤维/g	碳水化合物/g	钠/mg	钙/mg	铁/mg
360 g 排骨	1 000.80	60.12	83.16	0	2.52	223.92	50.40	5.04
83 g 山药	46.48	1.58	0.17	0.66	9.63	15.44	13.28	0.25
2 g 低钠盐	0	0	0	0	0	590.06		
合计	1 047.28	61.70	83.33	0.66	12.15	829.42	63.68	5.29

因此，该菜品的能量值为 1 047.28 kJ，蛋白质为 61.70 g，脂肪为 83.33 g，膳食纤维为 0.66 g，碳水化合物物为 12.15 g，钠为 829.42 mg，钙为 63.68 mg，铁为 5.29 mg。

3. 计算菜品各营养素的 NRV%

菜品营养素参考值%(NRV%)＝菜品营养素的含量÷每日膳食营养素参考值×100%

每日膳食营养素参考值参见表 4.2。

菜品：能量营养素参考值%(NRV%)＝1 047.28÷8 400×100%＝12.46%

蛋白质营养素参考值%(NRV%)＝61.70÷60×100%＝102.83%

脂肪营养素参考值%(NRV%)＝83.33÷60×100%＝138.88%

碳水化合物营养素参考值%(NRV%)＝12.15÷300×100%＝4.05%

膳食纤维营养素参考值%(NRV%)＝0.66÷25×100%＝2.64%

钠营养素参考值%(NRV%)＝829.42÷2 000×100%＝41.47%

钙营养素参考值%(NRV%)＝63.68÷800×100%＝7.96%

铁营养素参考值%(NRV%)＝5.29÷15×100%＝35.27%

4. 依据格式要求编制表格

餐饮食品名称：山药炖排骨(每份菜品山药 100 克，排骨 500 克，低钠盐 2 克)

名称	每份含量	营养素参考值%(NRV%)
能量	1 047.28 KJ	12.46%
蛋白质	61.7 g	103%
脂肪	83.33 g	138%
碳水化合物	12.15 g	4%
膳食纤维	0.66 g	2.6%
钠	829.42 mg	41.4%
钙	63.68 mg	7.9%
铁	5.29 mg	35%

二、营养声称的编写及实践应用

1. 营养声称的内容及要求

营养声称是菜品营养特性的描述和说明，包括含量声称、比较声称。

（1）含量声称：指描述菜品中能量或营养成分含量水平的声称，声称用语包括“含有”“高”“低”或“无”等，如虾皮含有较高钙、低脂奶脂肪较低等。

（2）比较声称：指与消费者熟知同类菜品的营养成分含量或能量值进行比较后的声称，声称用语包括“增加”和“减少”等。所声称的能量或营养成分含量差异必须≥25%，如强化铁酱油，对比基准普通酱油，可作为铁含量增加的酱油等。

使用含量声称、比较声称，必须满足能量或任一营养成分的含量要求，并符合其限制性条件，具体要求见表 4.4 和 4.6，含量声称和比较声称同义语见表 4.5 和表 4.7。

表 4.5　营养声称的要求和条件表

项目	含量声称方式	含量要求	限制性条件
能量	无能量	≤17 kJ/100 g(固体)或 100 mL(液体)	其中脂肪提供的能量≤总能量的 50%
	低能量	≤170 kJ/100 g 固体 ≤80 kJ/100 mL 液体	
蛋白质	低蛋白质	来自蛋白质的能量≤总能量的 5%	总能量指每 100 g/mL 或每份
	蛋白质来源，或含有蛋白质	每 100 g 的含量≥10%NRV 每 100 mL 的含量≥5%NRV 或者 每 420 kJ 的含量≥5%NRV	
	高，或富含蛋白质	每 100 g 的含量≥20%NRV 每 100 mL 的含量≥10% NRV 或者 每 420 kJ 的含量≥10%NRV	
脂肪	无或不含脂肪	≤0.5 g/100 g(固体)或 100 mL(液体)	
	低脂肪	≤3 g/100 g 固体 ≤1.5 g/100 mL 液体	
	瘦	脂肪含量≤10%	仅指畜肉类和禽肉类
	脱脂	液态奶和酸奶：脂肪含量≤0.5% 乳粉：脂肪含量≤1.5%	仅指乳品类
	无或不含饱和脂肪	≤0.1 g/100 g(固体)或 100 mL(液体)	指饱和脂肪及反式脂肪的总和
	低饱和脂肪	≤1.5 g/100 g 固体 ≤0.75 g/100 mL 液体	1.指饱和脂肪及反式脂肪的总和； 2.其提供的能量占食品总能量的 10%以下
	无或不含反式脂肪酸	≤0.3 g/100 g(固体)或 100 mL(液体)	

（续表）

项目	含量声称方式	含量要求	限制性条件
胆固醇	无或不含胆固醇	≤5 mg/100 g(固体)或100 mL(液体)	应同时符合低饱和脂肪的声称含量要求和限制性条件
	低胆固醇	≤20 mg/100 g 固体 ≤10 mg/100 mL 液体	
碳水化合物(糖)	无或不含糖	≤0.5 g/100 g(固体)或100 mL(液体)	
	低糖	≤5 g/100 g(固体)或100 mL(液体)	
	低乳糖	乳糖含量≤2 g/100 g(mL)	仅指乳品类
	无乳糖	乳糖含量≤0.5 g/100 g(mL)	
膳食纤维	膳食纤维来源或含有膳食纤维	≥3 g/100 g(固体) ≥1.5 g/100 mL(液体)或 ≥1.5 g/420 kJ	膳食纤维总量符合其含量要求;或者可溶性膳食纤维、不可溶性膳食纤维或单体成分任一项符合成分要求
	高或富含膳食纤维或良好来源	≥6 g/100 g(固体) ≥3 g/100 mL(液体)或 ≥3 g/420 kJ	
钠	无或不含钠	≤5 mg/100 g或100 mL	符合"钠"的营养声称时,也可用"盐"字替代"钠"字,如"低盐""减少盐"等
	极低钠	≤40 mg/100 g或100 mL	
	低钠	≤120 mg/100 g或100 mL	
维生素	维生素X来源或含有维生素X	每100 g中≥15%NRV 每100 mL中≥7.5%NRV或 每420 kJ中≥5%NRV	含有"多种维生素"指3种和(或)3种以上维生素含量符合"含有"的声称要求
	高或富含维生素X	每100 g中≥30%NRV 每100 mL中≥15%NRV或 每420 kJ中≥10%NRV	富含"多种维生素"指3种和(或)3种以上维生素含量符合"富含"的声称要求
矿物质(不包括钠)	X来源,或含有X	每100 g中≥15%NRV 每100 mL中≥7.5%NRV或 每420 kJ中≥5%NRV	含有"多种矿物质"指3种和(或)3种以上矿物质含量符合"含有"的声称要求
	高,或富含X	每100 g中≥30%NRV 每100 mL中≥15%NRV或 每420 kJ中≥10%NRV	富含"多种矿物质"指3种和(或)3种以上矿物质含量符合"富含"的声称要求

表4.6　含量声称的同义语

标准语	同义语	标准语	同义语
不含,无	零(0),没有,100%不含,无,0%	含有,来源	提供,含,有
极低	极少	富含,高	良好来源,含丰富××、丰富(的)××,提供高(含量)××
低	少、少油		

表 4.7　含量和营养成分比较声称的要求和条件

比较声称方式	要求	条件
减少能量	与参考食品比较,能量值减少 25%以上	参考食品(基准食品)应为消费者熟知、容易理解的同类或同一属类食品
增加或减少蛋白质	与参考食品比较,蛋白质含量增加或减少 25%以上	
减少脂肪	与参考食品比较,脂肪含量减少 25%以上	
减少胆固醇	与参考食品比较,胆固醇含量减少 25%以上	
增加或减少碳水化合物	与参考食品比较,碳水化合物含量增加或减少 25%以上	
减少糖	与参考食品比较,糖含量减少 25%以上	
增加或减少膳食纤维	与参考食品比较,膳食纤维含量增加或减少 25%以上	
减少钠	与参考食品比较,钠含量减少 25%以上	
增加或减少矿物质(不包括钠)	与参考食品比较,矿物质含量增加或减少 25%以上	
增加或减少维生素	与参考食品比较,维生素含量增加或减少 25%以上	

表 4.8　比较声称的同义语

标准语	同义语	标准语	同义语
增加	增加× %(×倍)	减少	减少× %(×倍)
	增、增× %(×倍)		减、减×%(×倍)
	加、加× %(×倍)		少、少× %(×倍)
	增高、增高(了) × %(×倍)		减低、减低× %(×倍)
	添加(了) × %(×倍)		降× %(×倍)
	多× %,提高×倍等		降低× %(×倍)等

由表 4.4 可见,“含量要求”栏的单位都是每 100 g/100 mL 某营养素含量或者 100 g/100 mL NRV,如果现有数据都是每份菜品的,不一定是 100 g 或者 100 mL 的,则都应该换算成100 g/100 mL。如:菜品共有 602 g,菜品的能量值为 1 047.28 kJ,因此每 100 g 菜品的能量值应该为 1 047.28÷602×100=173.97(kJ),602 g 菜品能量的 NRV%值为 12.46%,每 100 g 菜品能量的 NRV%为 12.46%÷602×100=2.07%。公式如下:

100 g 菜品的营养素含量=每份菜品的营养素含量÷每份菜品的重量×100

100 g 菜品的营养素参考值%(NRV%)=每份菜品的营养素参考值%(NRV%)÷每份菜品的重量×100

2. 实践应用——菜品的营养声称编写

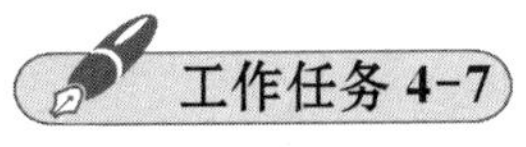

工作任务 4-7

“山药炖排骨”的配料为:山药 100 g,排骨 500 g,低钠盐 2 g,营养成分表如下,请为菜品编写营养声称。

项目	每份(602 g)	营养素参考值%(NRV%)
能量	1 047.28 kJ	12.46%
蛋白质	61.70 g	102.83%
脂肪	83.33 g	138.88%
碳水化合物	12.15 g	4.05%
膳食纤维	0.66 g	2.64%
钠	829.42 mg	41.47%
钙	63.68 mg	7.96%
铁	5.29 mg	35.27%

工作步骤

1. 每 100 g/100 mL 菜品的营养素含量换算。
2. 每 100 g/100 mL 菜品的 NRV%换算。
3. 依据“营养声称的要求和条件表”(表 4.4),衡量菜品的营养素含量是否达到要求。
4. 达到要求的营养素,规范使用“营养声称”。

参考解析

1. 每 100 g/100 mL 菜品的营养素含量换算

100 g 菜品的营养素含量=每份菜品的营养素含量÷每份菜品的重量×100

每份菜品重量=排骨重量+山药重量+盐重量=500+100+2=602 (g)

100 g 菜品：能量=1 047.28÷602×100=173.97 (kJ)

蛋白质=61.70÷602×100=10.25 (g)

脂肪=83.33÷602×100=13.84 (g)

碳水化合物=12.15÷602×100=2.02 (g)

膳食纤维=0.66÷602×100=0.11 (g)

钠=829.42÷602×100=137.78 (mg)

钙=63.68÷602×100=10.58 (mg)

铁=5.29÷602×100=0.88 (mg)

总结如下：

项目	每 100 g
能量	173.97 kJ
蛋白质	10.25 g
脂肪	13.84 g
碳水化合物	2.02 g
膳食纤维	0.11 g
钠	137.78 mg
钙	10.58 mg
铁	0.88 mg

2. 每100 g/100 mL菜品的NRV%换算

100 g菜品的营养素参考值%(NRV%)=每份菜品的营养素参考值%(NRV%)÷每份菜品的重量×100

每份菜品重量=排骨重量+山药重量+盐重量=500+100+2=602 (g)

100 g菜品NRV%：能量=12.46%÷602×100=2.07%

蛋白质=102.88%÷602×100=17.09%

脂肪=138.88%÷602×100=23.07%

碳水化合物=4.05%÷602×100=0.67%

膳食纤维=2.64%÷602×100=0.44%

钠=41.47%÷602×100=6.89%

钙=7.96%÷602×100=1.32%

铁=35.27%÷602×100=5.86%

总结如下：

项目	100 g营养素参考值%(NRV%)
能量	2.07%
蛋白质	17.09%
脂肪	23.07%
碳水化合物	0.67%
膳食纤维	0.44%
钠	6.89%
钙	1.32%
铁	5.86%

3. 对比标准，衡量是否符合要求

将100 g菜品的营养素含量或者NRV%，与“营养声称的要求和条件表”(表4.4)一一对比，看是否达到要求。

项目	每100 g	100 g营养素参考值%(NRV%)	是否达到要求
能量	173.97 kJ	2.07%	173.97 kJ/100 g，未达到“低能量”标准
蛋白质	10.25 g	17.09%	>10% NRV，可以标识“含有蛋白质，或提供蛋白质”
脂肪	13.84 g	23.07%	13.84 g/100 g，未达到低脂肪要求
碳水化合物	2.02 g	0.67%	不涉及糖和乳糖
膳食纤维	0.11 g	0.44%	0.11 g/100 g，未达到要求
钠	137.78 mg	6.89%	137.78 mg/100 g，未达到低钠要求
钙	10.58 mg	1.32%	未达到≥15% NRV要求
铁	0.88 mg	5.86%	未达到≥15% NRV要求

因此,只有蛋白质符合标识“提供蛋白质”的要求。

4. 规范使用“营养声称”

此菜品的营养声称可以标注“此道菜品提供蛋白质”。

三、营养成分功能声称的编写及实践应用

1. 营养成分功能声称的定义及编写要求

营养成分功能声称:指某营养成分可以维持人体正常生长、发育和正常生理功能等的声称。

营养成分功能声称应当符合条件,菜品在营养标签上只能声称某种营养素对人体的生理作用,不得声称或暗示有治愈、治疗或防止疾病的作用。与保健食品区分界限,因为经过批准的保健食品已经过严格的人体或动物实验,证实产品本身可以调节人体机能,而营养素本身具有的功能取决于人体摄入量,菜品的营养素对人体的功能尚待验证,因此不能声称菜品本身具有某种营养素的功能。

注意:只有当菜品的营养素含量符合“营养声称要求”之后,才可以根据菜品的营养特性,选用以下一条或多条功能声称的标准用语。以下用语不得删改和添加。

表 4.9 营养成分功能声称标准用语

营养素	功能声称的标准用语
能量	人体需要能量来维持生命活动;机体的生长发育和一切活动都需要能量;适当的能量可以保持良好的健康状况;能量摄入过高、缺少运动与超重和肥胖有关
蛋白质	蛋白质是人体的主要构成物质并提供多种氨基酸;蛋白质是人体生命活动中必需的重要物质,有助于组织的形成和生长;蛋白质有助于构成或修复人体组织;蛋白质有助于组织的形成和生长;蛋白质是组织形成和生长的主要营养素
脂肪	脂肪提供高能量;每日膳食中脂肪提供的能量占总能量的比例不宜超过 30%;脂肪是人体的重要组成成分;脂肪可辅助脂溶性维生素的吸收;脂肪提供人体必需脂肪酸
饱和脂肪	饱和脂肪可促进食品中胆固醇的吸收;饱和脂肪摄入过多有害健康;过多摄入饱和脂肪可使胆固醇增高,摄入量应少于每日总能量的 10%
反式脂肪酸	每天摄入反式脂肪酸不应超过 2.2 g,过多摄入有害健康;反式脂肪酸摄入量应少于每日总能量的 1%,过多摄入有害健康;过多摄入反式脂肪酸可使血液胆固醇增高,从而增加心血管疾病发生的风险
胆固醇	成人一日膳食中胆固醇摄入总量不宜超过 300 mg
碳水化合物	碳水化合物是人类生存的基本物质和能量主要来源;碳水化合物是人类能量的主要来源;碳水化合物是血糖生成的主要来源;膳食中碳水化合物应占能量的 60%左右
膳食纤维	膳食纤维有助于维持正常的肠道功能;膳食纤维是低能量物质
钠	钠能调节机体水分,维持酸碱平衡;成人每日食盐的摄入量不要超过 6 g;钠摄入过高有害健康
维生素 A	维生素 A 有助于维持暗视力;维生素 A 有助于维持皮肤和黏膜健康
维生素 C	维生素 C 有助于维持皮肤和黏膜健康;维生素 C 有助于维持骨骼、牙龈的健康;维生素 C 可以促进铁的吸收;维生素 C 有抗氧化作用

（续表）

营养素	功能声称的标准用语
维生素 D	维生素 D 可促进钙的吸收；维生素 D 有助于骨骼和牙齿的健康；维生素 D 有助于骨骼形成
维生素 E	维生素 E 有抗氧化作用
维生素 B_1	维生素 B_1 是能量代谢中不可缺少的成分；维生素 B_1 有助于维持神经系统的正常生理功能
维生素 B_2	维生素 B_2 有助于维持皮肤和黏膜健康；维生素 B_2 是能量代谢中不可缺少的成分
烟酸	烟酸有助于维持皮肤和黏膜健康；烟酸是能量代谢中不可缺少的成分；烟酸有助于维持神经系统的健康
维生素 B_6	维生素 B_6 有助于蛋白质的代谢和利用
维生素 B_{12}	维生素 B_{12} 有助于红细胞形成
叶酸	叶酸有助于胎儿大脑和神经系统的正常发育；叶酸有助于红细胞形成；叶酸有助于胎儿正常发育
泛酸	泛酸是能量代谢和组织形成的重要成分
钙	钙是人体骨骼和牙齿的主要组成成分，许多生理功能也需要钙的参与；钙是骨骼和牙齿的主要成分，并维持骨骼密度；钙有助于骨骼和牙齿的发育；钙有助于骨骼和牙齿更坚固
铁	铁是血红细胞形成的重要成分；铁是血红细胞形成的必需元素；铁对血红蛋白的产生是必需的
锌	锌是儿童生长发育的必需元素；锌有助于改善食欲；锌有助于皮肤健康
镁	镁是能量代谢、组织形成和骨骼发育的重要成分
碘	碘是甲状腺发挥正常功能的元素。

知识链接 4-20

营养标签，贵在真实！

营养标签显示菜品的营养特性和相关营养学信息，是消费者了解菜品营养成分和特征的主要途径。为指导和规范菜品营养标签的标示，引导消费者合理选择食品，促进膳食营养平衡，保护消费者知情权和身体健康，营养标签的标示应当真实、客观，不得虚假，不得夸大餐饮菜品的营养作用。任何产品标签标示和宣传等不得对营养声称方式和用语进行删改和添加，也不得明示或暗示治疗疾病的作用。餐饮服务企业应当对营养标签的真实性负责，由专业人员负责营养标签的制作和审核。

资料来源：https://www.sohu.com/a/311142571_416839

2. 实践应用——菜品的营养成分功能声称的编写

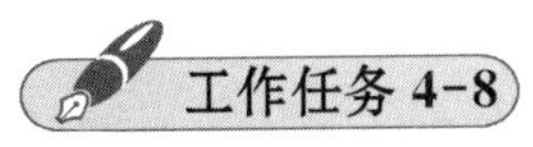

菜品“山药炖排骨”，经分析，每 100 g 菜品的蛋白质 NRV%为 17.09%，请进行该菜品的营养成分功能声称的编写。

工作步骤

1. 依据“营养声称的要求和条件表”(表 4.4),衡量菜品的营养素含量是否达到要求。

2. 对达到要求的营养素,参考表 4.8,规范使用“营养成分功能声称”。

参考解析

1. 比对要求

每 100 g 菜品的蛋白质 NRV% 为 17.09%,对比“营养声称的要求和条件表”(表 4.4),≥10% NRV,可以标识“提供蛋白质”。

2. 规范使用“营养成分功能声称”

参考表 4.8,该菜品的营养成分功能声称:“蛋白质是人体的主要构成物质并提供多种氨基酸;蛋白质是人体生命活动中必需的重要物质,有助于组织的形成和生长;蛋白质有助于构成或修复人体组织;蛋白质有助于组织的形成和生长;蛋白质是组织形成和生长的主要营养素。”

思考练习 4-6

“原味戚风蛋糕”的配料如下:鸡蛋 330 g(蛋黄、蛋白分开打发),牛奶 60 g,盐 1 g,细砂糖 75 g,玉米油 40 g,低筋面粉 100 g。请对其进行营养标识编制,包括营养成分表、营养声称和营养成分功能声称。

“梅花酥”的配料如下:豆沙 150 g,水 45 g,糖 15 g,猪油 70 g,中筋面粉 180 g。请对其进行营养标识编制,包括营养成分表、营养声称和营养成分功能声称。

“手工奶茶”的配料如下:全脂鲜奶 370 g,红茶叶 12 g,水 100 g,淡奶 55 g,糖 4 g。请对其进行营养标识编制,包括营养成分表、营养声称和营养成分功能声称。

本章小结

1. 菜品的营养分析包含三个分析维度——菜品的原料营养分析、菜品烹饪方法的营养分析和菜品的营养搭配分析。

2. 每一种原料都有其自身的营养特点,把握每种原料的营养特点,是原料营养分析的基础。

3. 中医食养食疗学对食材有性味归经学说,熟练地掌握食物的性能,才能更好地进行原料营养分析。

4. 对菜品烹饪方法进行营养分析时,需把握菜品的加工流程,以及每一步加工流程的营养变化。

5. 菜品的搭配原则有荤素搭配、海陆搭配、五颜六色原则,中医认为食材间有相须相使、相畏相杀、相恶相反的关系,同时还有君臣佐使的关系。

6. 一餐或者一日食谱的搭配应遵循多样化、适量、金字塔比例、餐次比 343 原则。

7. 菜品的营养标识包括营养成分表、营养声称和营养成分功能声称。

8. 营养成分表需标识基本内容,鼓励标识可选择内容。基本内容包括能量、脂肪、含钠量或相当于钠的食盐量,鼓励标识 NRV%。

9. 营养声称、营养成分功能声称应该比对要求，符合要求才能标识，不能任意标识。

本章测评

1. 通过餐厅服务的实践活动，研究服务员应该如何向顾客宣传菜品的营养价值。以小组为单位，以《餐厅菜品营养分析》为题制作 PPT，在班级中进行交流。

2. 以小组为单位，为规定菜品制作营养标识，在班级中进行交流评价。

第五章 餐饮营养配餐

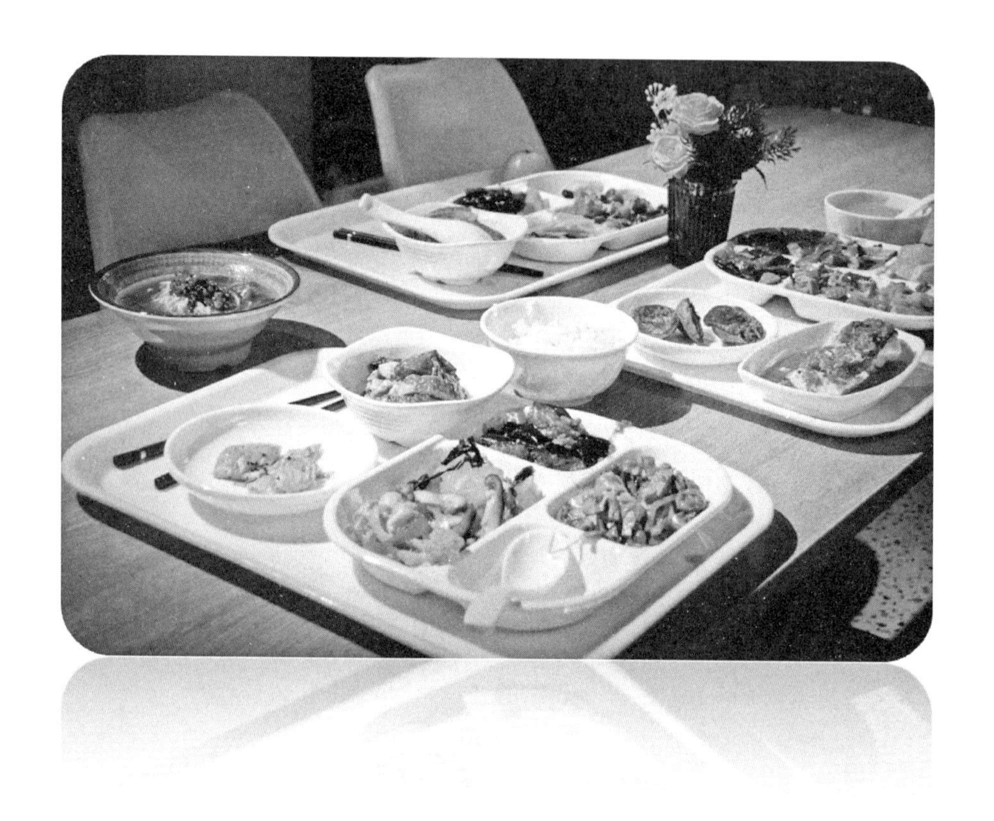

职业情境

作为一名公民，你需要合理安排自身的健康饮食，这是国民健康素养的重要组成部分；而作为餐饮提供者，你需要更为专业的营养配餐训练，针对餐饮业态的不同，你需要了解快餐营养套餐食谱设计、酒店宴席营养设计、集体膳食一周食谱设计等，以保证餐饮客人的饮食营养均衡。

学习目标

◆ 掌握食谱设计的方法

◆ 掌握不同特殊人群的食谱设计要点

◆ 根据不同餐饮业态情境进行营养配餐

任务导入

王宁是一名男大学生，19岁，身高175 cm，体重68 kg，请为其营养配餐，设计一日营养食谱。

营养配餐：按照用餐者的营养需求，基于不同种类食物的营养成分特点，设计营养均衡的一日或多日食谱，保证一日或一段时间内膳食提供的营养素种类、数量和比例合理，达到用餐者营养均衡饮食的最终目的。

营养食谱：食谱是进食食物的清单，包括一餐食谱、一日食谱、一周食谱、一月食谱等。根据是否涵盖食物重量（一般以g计），分为简单食谱和带量食谱。所有食谱都富含营养，但是只有针对用餐者的营养个性化需求，食谱的食物营养素种类、数量与用餐者需求吻合，才能被称为营养食谱，一般具有"多样、平衡、适量"特点。

营养食谱的设计：除了从营养角度考虑，设计营养食谱需考虑很多实际操作因素，如用餐者的情感需求、营养需求特点，食物的营养价值，原料的易得性、成本，制作时间，烹饪方法，菜品的质地、颜色、风味等。营养食谱设计需要在实践中，根据用餐者的反馈进行持续的动态调整设计。

表5.1　营养食谱设计考虑的因素

用餐者	食物原料	菜品
情感需求 营养需求特点 ……	营养价值 原料的易得性 原料成本 ……	质地 风味 烹饪方法 制作时间 ……

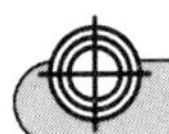

任务步骤

设计一日/多日营养食谱，你需要：

步骤1：分析用餐者营养需求特点、口味需求及禁忌。

步骤2：计划一日餐次——详见第一节。

步骤3：参考《中国居民膳食指南(2016)》、膳食餐盘和食物分量——详见第一节。

步骤4：选定配餐方法进行食谱设计——详见第二节、第三节。

步骤5：核对食谱的口感、质地、烹饪方法等因素。

第一节 营养配餐基础

一、一日餐次

案例导入5-1

不爱吃饭爱零食？儿童饮食安排

很多家庭都在为小孩不爱吃饭爱吃零食而苦恼。零食既妨碍儿童的正常饮食，造成营养不良，还会引发龋齿、肥胖、性早熟等一系列问题。但儿童钟爱零食除了因为零食的口感诱人之外，更多的是因为家长只为儿童安排一日三餐的饮食。儿童因为胃部容量较小，在三次正餐往往吃不下太多食物，在两餐之间容易饥饿。如果家长没有安排健康的点心食物，零食就成为最好的选择，而过多的零食摄入又会导致正餐时吃不下饭，形成不爱吃饭爱零食的现象。

基于儿童的营养需求特点，应该安排三餐两点制，即每天早、中、晚3次正餐，在此基础上还至少有2次加餐。一般在上、下午分别安排1次加餐，晚餐时间比较早时，可在睡前2小时安排1次加餐，睡觉前30分钟不宜进食。两次正餐之间应间隔4～5小时，加餐与正餐之间间隔1.5～2小时。加餐分量宜少，以免影响正餐进食量，加餐以奶类、水果为主，配以少量松软面点，晚间加餐不宜安排甜食，以预防龋齿。

资料来源：https://www.sohu.com/a/256907373_99940888

- 你身边也有不爱吃饭的小朋友吗？
- 该给家长什么样的餐次安排建议呢？

1. 一日餐次的分类及适用人群

一日餐次指一日用餐的次数，一般为3～6次。大多数人进食早、中、晚三餐，可以确定一日餐次为三餐。部分人可能会在三餐之外进食点心，根据点心进食次数，分为三餐一点制、三餐两点制、三餐三点制。三餐一点制的点心进食时间可以是上午10:00左右，也可以是下午3:00左右；三餐两点制的点心进食时间则包含早点和午点。三餐三点制则在早点和午点的基础上，增加晚餐后的夜宵。

以下人群推荐餐次为“一日三餐”的是？（答案扫封底二维码）

健康成年人　　糖尿病患者　　老年人　　儿童　　高血压患者　　孕妇乳母

一般正常成年人适用三餐制或者三餐一点制；而针对儿童（尤其是婴幼儿），他们因为胃部未发育完全，容量有限，适用三餐两点制；青少年处于生长发育期，可适当增加餐次，适用三餐一点制或者三餐两点制；孕妇乳母因为营养素需求增加，推荐三餐两点制、三餐三点制；老年人因为胃肠消化功能减退，不宜多食，推荐三餐一点制或者三餐两点制。此外，糖尿病患者因为要维持血糖在较为平稳的水平，宜采用少食多餐的方式，推荐三餐一点制或者三餐两点制。

2. 餐次的供能比

餐次的供能比，也称餐次比，是指三餐每餐摄入的能量占一日总能量的比例。以一日三餐为例，可考虑早餐占一日能量的25%～30%，午餐占35%～40%，晚餐占30%～35%，一般选用30%、40%、30%，即餐次比为3∶4∶3。考虑到三餐一点制、三餐两点制、三餐三点制不同餐次类型，点心以时间就近的原则，归入三餐正餐能量计算中。如早点的能量归入早餐中，午点的能量归入午餐中，夜宵的能量归入晚餐中。此外，正常成年人的一日所需能量，55%～65%应由碳水化合物提供，20%～30%由脂肪提供，10%～15%由蛋白质提供。同时，膳食总蛋白质供应量1/3以上应为优质蛋白质，即有1/3以上蛋白质来自大豆制品、鱼类、肉类、奶类、蛋类等。

二、膳食餐盘及实践应用

知识链接5-1

我的餐盘(My Plate)

“我的金字塔”(My Pyramid)是美国沿用近20年的膳食指南，前总统夫人米歇尔·奥巴马对其不满意，称“家长们没有时间称量3盎司蛋白质，却会有时间看一眼孩子的盘子”。2011年，美国农业部联合美国卫生与公众服务部发布新版膳食指南“我的餐盘”(My Plate)。

图5.1 “我的盘子”
图片来源：中国营养学会

“我的餐盘”分五个部分，用不同颜色代表不同的食物：水果和蔬菜占据盘子的一半，谷物为1/4，蛋白质食物占1/4，餐盘外另加一个蓝色杯子，用以代表乳制品。同时附有7个核心建议：①平衡膳食，享受食物，但是要少吃；②避免吃过量食物；③让盘子的一半是水果和蔬菜；④谷物中的一半是全麦的；⑤喝无脂或低脂牛奶；⑥选择低盐食物；⑦喝水而不要喝甜的饮料。

资料来源：http://fashion.ifeng.com/a/20110626/7255961_0.shtml

1. 中国居民平衡膳食餐盘

中国居民平衡膳食餐盘是中国居民膳食指南核心内容的体现。针对膳食餐盘图形，附有5条核心建议：1.食物多样谷类为主：平均每天250～400 g谷类(每餐75～160 g)，其中全谷物和杂豆类50～150 g(每餐15～60 g)，薯类适量；2.餐餐有蔬菜：每天5种以上的蔬菜，平均每天300～500 g(每餐100～200 g)，新鲜深色蔬菜占一半；3.天天吃水果：多吃新鲜水果，平均每天200～350 g(每餐70～150 g)，果汁不能代替鲜果；4.适量吃鱼肉蛋和豆类：动物性食物平均每天120～200 g(每餐35～80 g)，优选鱼和禽肉，吃多种豆制品；5.一天一杯奶：选择多种乳制品，达到300 g鲜奶量(每餐100～120 g)。

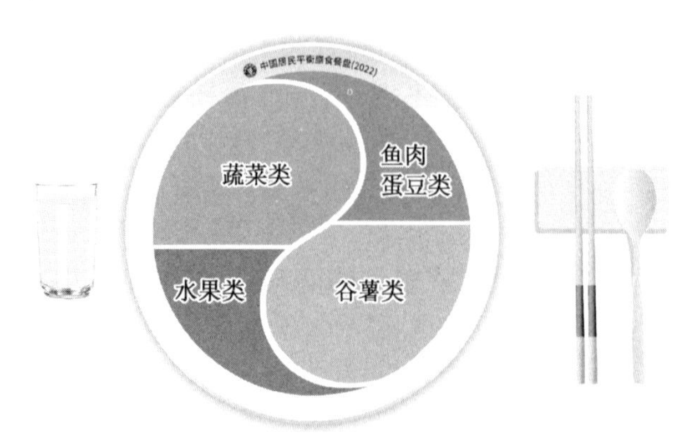

图 5.2　中国居民平衡膳食餐盘(2022)

图片来源:中国营养学会

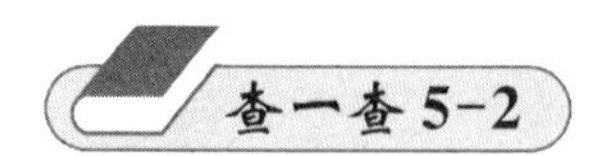

查一查 5-2

请你比较一下中国和美国的膳食餐盘有什么区别?美国和中国各有什么样的营养现状呢?

2. 中国学龄儿童平衡膳食宝塔(2022)

学龄儿童膳食宝塔是根据《中国学龄儿童膳食指南(2022)》的内容,结合中国儿童膳食的实际情况,把平衡膳食的原则转化为各类食物的数量和所占比例的图形化表示。

学龄儿童膳食宝塔形象化的组合,遵循了平衡膳食的原则,体现了在营养上比较理想的基本食物构成。宝塔共分为 5 层,各层面积大小不同,体现了 5 类食物及其食物量的多少。

5 类食物包括谷薯类、蔬菜水果、畜禽鱼蛋类、奶类、大豆和坚果类以及烹调用油盐。

食物量是根据不同能量需求量水平设计。按照不同年龄阶段学龄儿童的能量需求,制定了 6～10 岁学龄儿童平衡膳食宝塔,11～13 岁学龄儿童平衡膳食宝塔和 14～17 岁学龄儿童平衡膳食宝塔。

宝塔旁边的文字注释,表明了不同年龄阶段儿童在不同能量需要水平时,一段时间内每人每天各类食物摄入量的建议值范围。

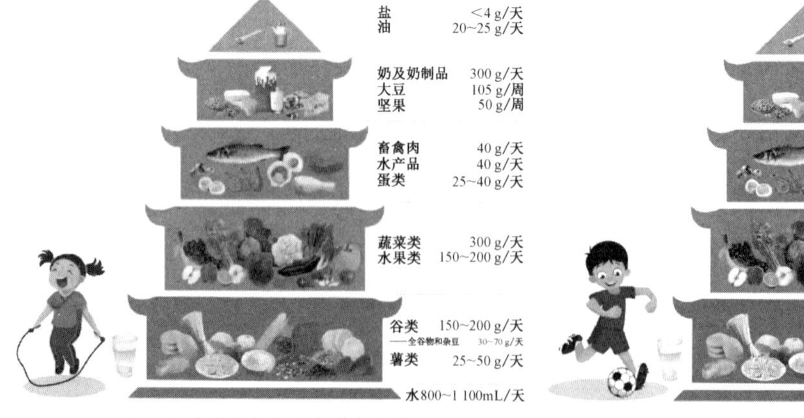

6～10 岁学龄儿童平衡膳食宝塔　　11～13 岁学龄儿童平衡膳食宝塔

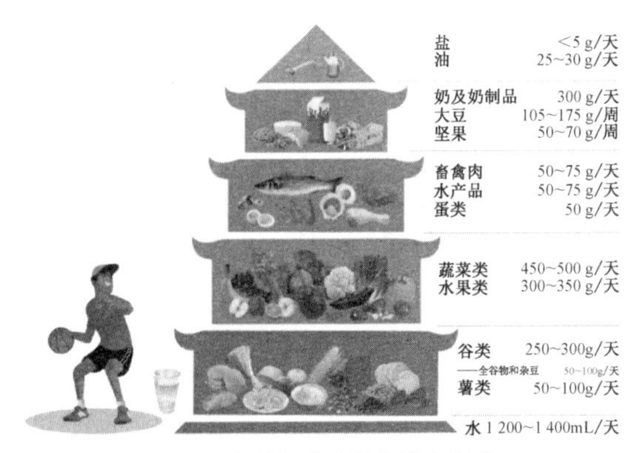

14～17岁学龄儿童平衡膳食宝塔

图 5.3　中国学龄儿童平衡膳食宝塔(2022)

图片来源:中国营养学会

3. 实践应用——营养套餐的调整

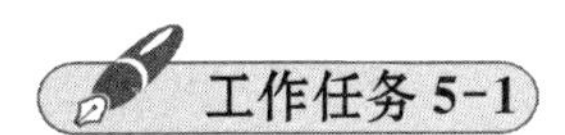

工作任务 5-1

如下图所示:一位健康成年人的午餐套餐,食物包含米饭、黑芝麻、虾仁玉米、排骨、胡萝卜、西兰花、蒜苗肉丝。请你对比中国居民平衡膳食餐盘,对此营养套餐进行调整。

工作步骤

步骤 1:核对食物种类是否达标。

步骤 2:确定比例是否合适。

参考解析

1.《中国居民膳食指南》推荐一天食物达到12种,作为三餐中的一餐应达到4种以上。该营养套餐食物种类达到9种(分别是米饭、黑芝麻、虾仁、玉米、排骨、胡萝卜、西兰花、蒜苗、肉丝),种类达标。

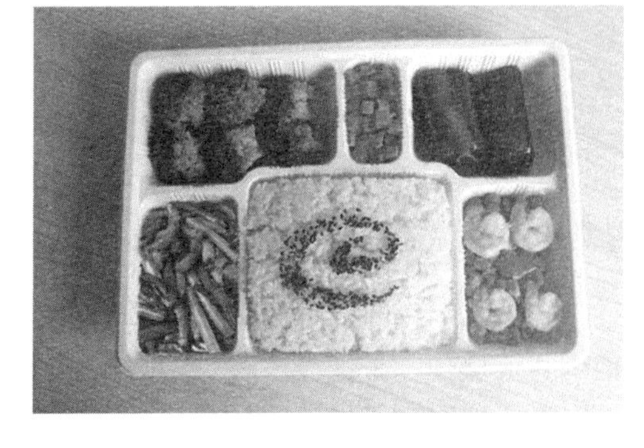

图 5.4　一位健康成年人的午餐套餐

图片来源:http://www.xpy888.cn/product-1.html

2. 对比中国居民平衡膳食餐盘,米饭、玉米属于谷薯类,虾仁、排骨、肉丝属于鱼肉蛋豆类,胡萝卜、西兰花、蒜苗属于蔬菜类,套餐缺少水果类和奶类,建议补充一个苹果和一杯酸奶。

3. 对比中国居民平衡膳食餐盘,该套餐谷薯类比例较大,应适当减少主食量,替换成水果类。

三、食物的分量

作为餐饮提供者,精确称量每一份食物的重量并不现实,因此餐饮提供者需对食物的分量有经验标准,通常会用碗、玻璃杯、扑克牌等作为参照物。英国饮食健康协会(The British Dietetic Association)发布"食物分量建议",用手来衡量每天的食物摄入量。此食物分量只适用于身体健康的成年人,而不适用于增肌人群、婴幼儿、糖尿病及痛风患者等。

每天主食的摄入量应为 250～400 g,相当于两个拳头,其中粗粮最好占主食总量的1/3,这对于预防慢性病、控制体重都有好处。

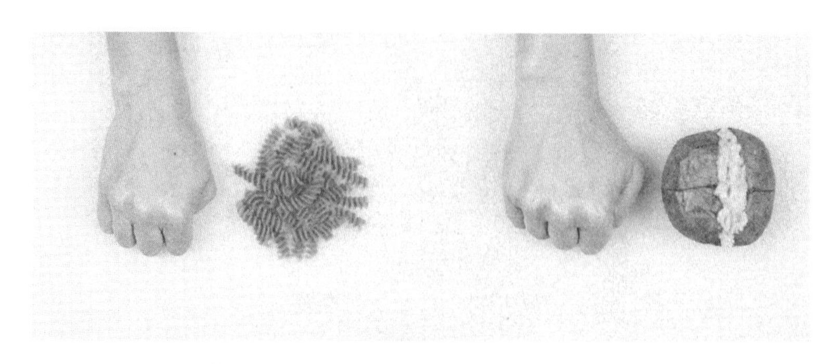

图 5.5　主食推荐量:一拳头谷类+一拳头薯类或杂豆(两拳头)

图片来源:环球网,https://health.huanqiu.com/gallery/9CaKrnQho3L

每天吃蔬菜的量应为 300～500 g,大约相当于 1 个拳头的非淀粉块茎蔬菜加上一大捧叶菜类。需要提醒的是,每天吃蔬菜的品种和颜色最好多样,这样能获得更全面的营养。

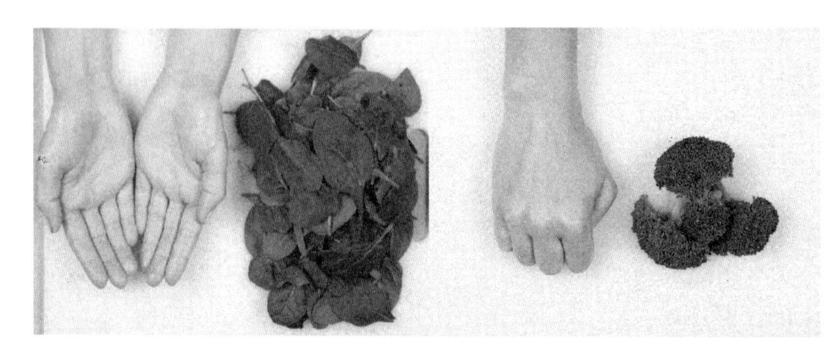

图 5.6　蔬菜推荐量:一个拳头+一大捧

图片来源:环球网,https://health.huanqiu.com/gallery/9CaKrnQho3L

每天吃水果的量应为 200～350 g,约是一个中等大小苹果的量,或者一捧浆果的量。坚果和植物种子是优质零食,既可增强饱腹感,又富含有益心脏健康的不饱和脂肪酸。但是坚果或植物种子的热量较高,每天摄入量应控制在 30 g 以内,大约为一个手掌心大小。

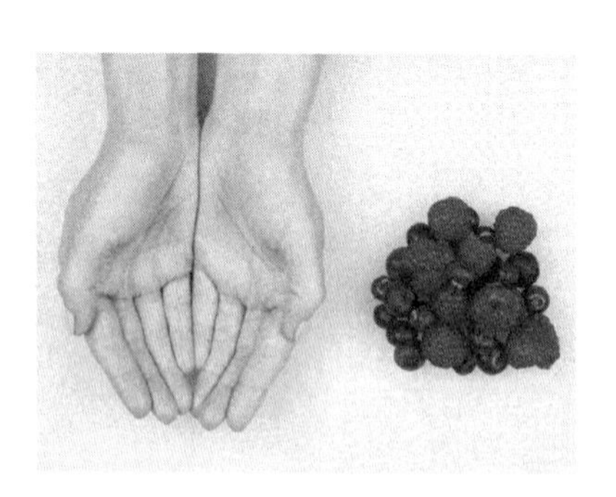

图 5.7　水果推荐量:一捧

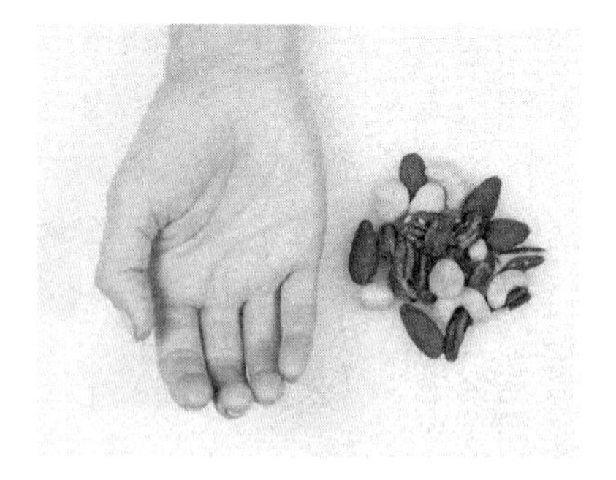

图 5.8　坚果推荐量:一个手掌心

图片来源:环球网,https://health.huanqiu.com/gallery/9CaKrnQho3L

每天吃鱼虾等海产品的量应为 50～100 g,每周最好能吃两次三文鱼、鲭鱼和沙丁鱼等深海鱼。每天摄入肉类的量应控制在手掌心(不包括手指)大小,为 50～75 g。每周红肉的总摄入量最好不超过 500 g。(图片中牛排的分量大概有 100 g,其厚度大概是一叠纸牌的厚度。)

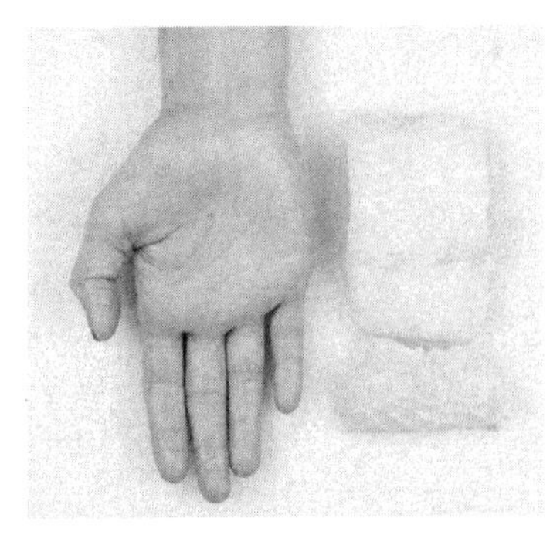

图 5.9　鱼类推荐量:一整只手

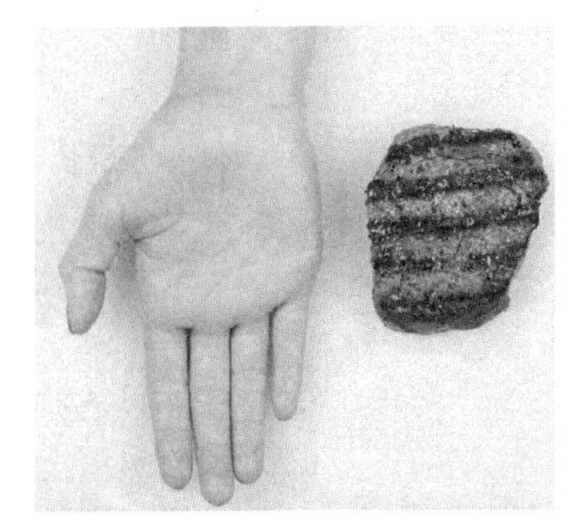

图 5.10　肉类推荐量:一个手掌心

图片来源:环球网,https://health.huanqiu.com/gallery/9CaKrnQho3L

每天奶酪的摄入量应控制在两个拇指大小,约 30 g,这能满足钙日需求量的 1/3。每天巧克力摄入应控制,不超过一根食指大小,重约 20 g,首选黑巧克力。

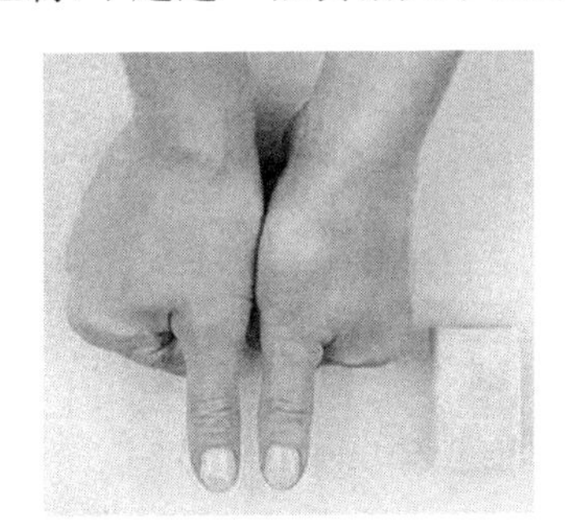

图 5.11　奶酪推荐量:两个大拇指

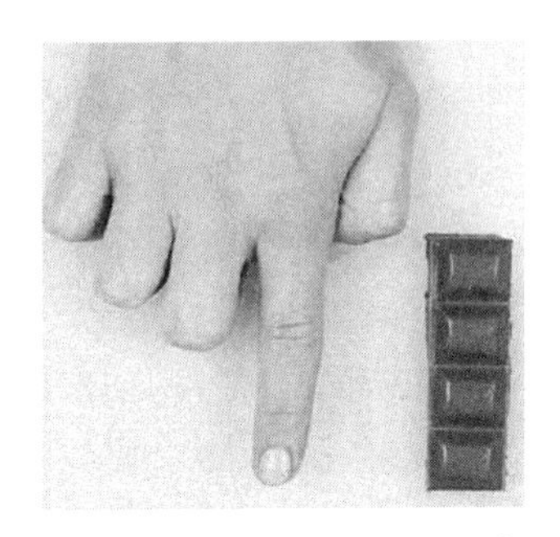

图 5.12　巧克力推荐量:一根食指

图片来源:环球网,https://health.huanqiu.com/gallery/9CaKrnQho3L

思考练习 5-1

请你参考食物的分量,比对自己的一日饮食,哪些摄入多了?哪些摄入少了?

第二节　营养配餐的方法

案例导入 5-2

外出就餐导致肥胖?

中国人民大学农业经济与农村发展学者 2018 年的研究发现,从 2004 年至 2011 年,我国城市居民的外出就餐率由16.03%上升到18.30%,农村居民由6.05%上升到11.09%。

从饮食结构来看,农村居民的谷物摄入量显著高于城市,农村居民的鸡蛋和牛奶摄入量约为城市居民摄入量的一半。城市居民外出就餐时的蔬菜和白肉(包括家禽和水产品)数量也有所增加。外出就餐与在家吃饭相比,高热量食物的摄入量增加,谷物和蔬菜消费显著减少,肉类消费显著增加,尤其是在农村地区。

研究发现,外出就餐频率对中国城市居民BMI有显著的正向影响,外出就餐频率增加一次,BMI增加约0.03 kg/m^2。而外出就餐频率与农村居民BMI没有显著相关性,可能主要是由城乡居民劳动强度的差异造成的。但是随着城市化进程加快,农村地区人群活动量减少,超重和肥胖的流行预计将来会蔓延到中国农村。

当今,外出就餐不可避免,但是为了预防肥胖超重,建议选择更健康的食物,而且应该鼓励人们做更多的体育活动。

资料来源:http://www.medsci.cn/article/show_article.do? id=034f148836d1

◆ 你也经常外出就餐吗?外出就餐的饮食结构如何呢?

◆ 作为餐饮提供者,针对外出就餐的营养现状,你觉得该如何改变呢?

营养配餐的方法较多,较常用的有计算法、膳食宝塔法、食物交换份法、营养配餐软件法等。其中计算法、营养配餐软件法是设计带量食谱的精确方法,膳食宝塔法和食物交换份法则较为粗略,但比较简单方便,适用性广。计算法是营养配餐方法中的基础方法,其他方法都是基于其发展而来,虽然复杂烦琐,实际不常用,但确有必要了解其计算原理和步骤。在实际营养配餐中较常用的方法是膳食宝塔法、食物交换份法和营养配餐软件法。

一、计算法及实践应用

1. 计算法流程

计算法是依据用餐者每日所需能量、餐次比及三大产能营养素的供能比,通过计算来确定食物的种类和数量,然后再组配成主食菜肴的形式,形成营养食谱的方法。流程如下:

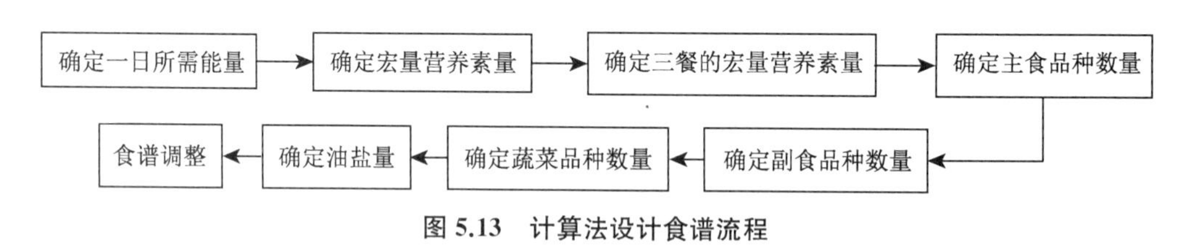

图5.13 计算法设计食谱流程

(1)确定一日所需能量

中国居民膳食一日能量需要量的影响因素有年龄、性别、身体活动水平以及妊娠状态、是否哺乳等。可以根据用餐者的具体信息,参照表5.2,确定配餐一日所需能量。其中根据不同职业因站立或者体力活动时间的差别,划分不同身体活动水平等级,具体参见表5.3。为统一计算,表5.2的能量单位采用kcal/d,其中婴幼儿(0~0.5岁)因个体体重差异,单位是kcal/(kg·d),计算时需乘以婴儿体重(kg)。此外,如果用餐者体型不属于正常范围,根据身体活动水平和体型(表5.4),确定单位体重所需能量。

表 5.2 中国居民膳食能量需要量

人群	能量(kcal·d⁻¹)					
	身体活动水平(轻)		身体活动水平(中)		身体活动水平(重)	
	男	女	男	女	男	女
0 岁～	—	—	90 kcal/(kg·d)	90 kcal/(kg·d)	—	—
0.5 岁～	—	—	80 kcal/(kg·d)	80 kcal/(kg·d)	—	—
1 岁～	—	—	900	800	—	—
2 岁～	—	—	1 100	1 000	—	—
3 岁～	—	—	1 250	1 200	—	—
4 岁～	—	—	1 300	1 250	—	—
5 岁～	—	—	1 400	1 300	—	—
6 岁～	1 400	1 250	1 600	1 450	1 800	1 650
7 岁～	1 500	1 350	1 700	1 550	1 900	1 750
8 岁～	1 650	1 450	1 850	1 700	2 100	1 900
9 岁～	1 750	1 550	2 000	1 800	2 250	2 000
10 岁～	1 800	1 650	2 050	1 900	2 300	2 150
11 岁～	2 050	1 800	2 350	2 050	2 600	2 300
14 岁～	2 500	2 000	2 850	2 300	3 200	2 550
18 岁～	2 250	1 800	2 600	2 100	3 000	2 400
50 岁～	2 100	1 750	2 450	2 050	2 800	2 350
65 岁～	2 050	1 700	2 350	1 950	—	—
80 岁～	1 900	1 500	2 200	1 750	—	—
孕妇(早)	—	+0	—	+0	—	+0
孕妇(中)	—	+300	—	+300	—	+300
孕妇(晚)	—	+450	—	+450	—	+450
乳母	—	+500	—	+500	—	+500

注:未制定参考值者用“—”表示;“+”表示在同龄人群参考值基础上额外增加量。

表 5.3 中国成人身体活动水平分级

身体活动水平	职业工作时间分配	工作举例
轻	75%时间坐或者站立 25%时间站着活动	办公室工作、修理电器钟表、售货员、酒店服务员、化学实验操作、讲课
中	75%时间坐或者站立 25%时间特殊职业活动	学生日常活动、机动车驾驶、电工安装、车床操作、精工切割
重	40%时间坐或者站立 60%时间特殊职业活动	非机械化农业劳动、炼钢、舞蹈、体育运动、装卸、采矿等

表 5.4 不同体型的单位体重能量需要量

体型	轻度身体活动/(kcal·kg^{-1})	中等身体活动/(kcal·kg^{-1})	重度身体活动/(kcal·kg^{-1})
消瘦	40	45	45～50
正常	35	40	45
超重	30	35	40
肥胖	20～25	30	35

(2) 确定宏量营养素量

首先应确定能量来源的比例。一般推荐碳水化合物提供一日能量的55%～65%,脂肪提供20%～30%,蛋白质提供10%～15%。可以根据用餐者的健康状况和生理状态的要求,确定宏量营养素——碳水化合物、脂肪、蛋白质供能比,注意三者的比例相加应为100%。

然后根据一日所需能量值和三大宏量营养素的供能比,确定一日宏量营养素目标量,即一日蛋白质目标量、脂肪目标量、碳水化合物目标量。

(3) 确定三餐的宏量营养素量

一日三餐的餐次比推荐为3∶4∶3,根据餐次比,将一日宏量营养素的目标量分配至三餐。

(4) 确定主食品种数量

主食的品种根据用餐者习惯而定,北方习惯面食,南方习惯大米,无论是面食还是大米,建议搭配一定比例的粗粮。主食的数量由各类主食原料碳水化合物的含量而定。由一餐碳水化合物的目标量和《中国食物成分表》某一主食的碳水化合物的百分含量,得出某一主食的数量。

(5) 确定副食品种数量

在主食用量确定的基础上,依据蛋白质目标量确定副食的品种和数量。蛋白质的目标量应减去主食的蛋白质量,剩余的蛋白质量由副食提供,一般推荐副食的2/3由动物性食物提供,1/3由豆制品提供。依据《中国食物成分表》某食物的蛋白质的百分含量,得出副食的数量。

(6) 确定蔬菜品种数量

蔬菜的品种和数量可以根据不同季节市场供应情况而定,也应考虑与副食搭配的需要。蔬菜主要提供微量营养素和纤维素。由于微量营养素往往是一段时间内供应充足即可,所以每日配餐蔬菜量达到300～500 g的要求即可,其中蔬菜的一半是深色蔬菜,尤其推荐绿叶蔬菜。

(7) 确定油盐量

在确定已配食物的油盐含量的基础上,根据一日油盐的目标量(油25～30 g,盐6 g),除去食物中的油盐含量,得出一餐的用油盐量。

(8) 食谱调整

参照《中国食物成分表》,初步核算该食谱提供的能量和各种营养素含量是否在允许范围内。注意制定食谱时,不必严格要求每份食谱与目标营养素量一致,在一段时间内保持充足摄入即可。

2. 实践应用——计算法设计食谱

工作任务 5-2

王宁是一名男大学生,19 岁,身高 175 cm,体重 68 kg,请为其营养配餐,利用计算法设计一日营养食谱。

工作步骤

步骤 1:分析用餐者营养需求特点、口味需求及禁忌。

步骤 2:计划一日餐次。

步骤 3:用计算法设计食谱。

步骤 4:食谱调整。

参考解析

1. 分析用餐者营养需求特点、口味需求及禁忌

用餐者是一名男大学生,身高 175 cm,体重 68 kg,计算 BMI＝体重/身高^2＝68/1.75^2＝22.2,体重属于正常范围。用餐者年满 18 岁,可按正常成年人的营养素需求计算。口味需求及禁忌未被提及,按照正常范围配餐。

2. 计划一日餐次

用餐者年满 18 岁,属于正常成年人,计划一日 3 餐。

3. 确定用计算法配餐,按照计算法的流程进行设计

(1) 确定一日所需能量

查表 5.3,大学生的日常活动属于中等体力劳动。查表 5.2,18 岁的男性中等体力活动者一日所需能量为 2 600 kcal。

(2) 确定宏量营养素量

首先确定能量来源的比例。考虑大学生新陈代谢旺盛,蛋白质需求量较大,可设计为碳水化合物提供能量的 60%,脂肪提供 25%,蛋白质提供 15%。而该大学生一日所需能量为2 600 kcal,因此三大宏量营养素分别提供的能量为:

一日蛋白质提供能量目标值＝2 600×15%＝390 (kcal)

一日脂肪提供能量目标值＝2 600×25%＝650 (kcal)

一日碳水化合物提供能量目标值＝2 600×60%＝1 560 (kcal)

1 g 蛋白质、脂肪、碳水化合物分别提供 4 kcal、9 kcal、4 kcal 的能量,由此计算出一日蛋白质、脂肪、碳水化合物的目标量:

一日蛋白质目标量＝390÷4＝97.5 (g)

一日脂肪目标量＝650÷9＝72.2 (g)

一日碳水化合物目标量＝1 560÷4＝390 (g)

(3) 确定三餐的宏量营养素量

一日三餐的餐次比推荐为 3∶4∶3,即早餐能量占 30%,中餐能量占 40%,晚餐能量占 30%,三餐的宏量营养素量也遵循餐次比。

早餐:蛋白质目标量＝97.5×30%＝29.3 (g)

脂肪目标量=72.2×30%=21.7 (g)

碳水化合物目标量=390×30%=117 (g)

中餐:蛋白质目标量=97.5×40%=39 (g)

脂肪目标量=72.2×40%=28.9 (g)

碳水化合物目标量=390×40%=156 (g)

晚餐:蛋白质目标量=97.5×30%=29.3 (g)

脂肪目标量=72.2×30%=21.7 (g)

碳水化合物目标量=390×30%=117 (g)

(4) 主食品种数量确定

考虑多样性原则,三餐主食选择不同的品种,早餐选择玉米,中餐选择米饭,晚餐选择面条。经查阅《中国食物成分表》,玉米、米饭、面条的营养素含量如下:

食物品种	可食部/g	蛋白质/g	脂肪/g	碳水化合物/g
玉米(黄、苞谷)	100	8.7	3.8	66.6
米饭(蒸、粳米)	100	2.6	0.3	26
面条(煮、富强粉)	100	2.7	0.2	24.2

根据《中国食物成分表》,玉米、米饭、面条的碳水化合物百分含量分别为66.6%,26%,24.2%,依据三餐碳水化合物目标量,三餐主食摄入量计算如下:

早餐:玉米摄入量=117÷66.6%=175.7 g≈176 (g)

中餐:米饭摄入量=156÷26%=600 (g)

晚餐:面条摄入量=117÷24.2%=483.5 (g)≈484 (g)

(5) 副食品种数量的确定

因主食含有少量蛋白质,计算副食蛋白质目标量时,应扣除主食蛋白质含量,三餐主食的蛋白质含量计算如下:

早餐:玉米蛋白质含量=176×8.7%=15.3 (g)

中餐:米饭蛋白质含量=600×2.6%=15.6 (g)

晚餐:面条蛋白质含量=484×2.7%=13 (g)

三餐副食的蛋白质目标量分别为:

早餐:副食蛋白质目标量=早餐蛋白质目标量-玉米蛋白质含量=29.3-15.3=14 (g)

中餐:副食蛋白质目标量=中餐蛋白质目标量-米饭蛋白质含量=39-15.6=23.4 (g)

晚餐:副食蛋白质目标量=晚餐蛋白质目标量-面条蛋白质含量=29.3-13=16.3 (g)

副食选择鸡蛋、豆腐、带鱼、猪肉,经查阅《中国食物成分表》营养素含量如下:

食物品种	可食部/g	蛋白质/g	脂肪/g	碳水化合物/g
鸡蛋(红皮)	88	12.8	11.1	1.3
豆腐(南)	100	6.2	2.5	2.4
带鱼(白带鱼)	76	17.7	4.9	3.1
猪肉(里脊)	100	20.2	7.9	0.7

设计早餐副食为鸡蛋,中餐副食为豆腐和带鱼,晚餐副食为猪肉。其中中餐豆腐和带鱼的蛋白质比例分别为1/3和2/3,计算如下:

早餐:鸡蛋量(可食部重量)=早餐副食蛋白质目标量÷鸡蛋蛋白质百分含量

=14÷(12.8÷88)=96.3 (g)≈96 (g)

中餐:豆腐量=中餐副食蛋白质目标量×1/3÷豆腐蛋白质百分含量

=23.4×1/3÷(6.2÷100)=125.8 (g)≈126 (g)

带鱼量(可食部重量)=中餐副食蛋白质目标量×2/3÷带鱼蛋白质百分含量

=23.4×2/3÷(17.7÷76)=67 (g)

晚餐:猪肉量=晚餐副食蛋白质目标量÷猪肉蛋白质百分含量

=16.3÷(20.2÷100)=80.7 (g)≈81 (g)

(6) 确定蔬菜品种和数量

设计早餐蔬菜为生菜150 g,中餐蔬菜选择番茄50 g,青菜100 g,晚餐蔬菜选择西兰花150 g。此外在午餐后选择苹果200 g。

(7) 确定油盐量

每日用盐量控制在6 g以内,故而早餐1 g,中餐3 g,晚餐2 g。植物油的用量根据脂肪目标量计算而得:

早餐:植物油量=早餐脂肪目标量－玉米脂肪量－鸡蛋脂肪量

=21.7－176×3.8%－96×(11.1÷88)=2.9 (g)≈3 (g)

中餐:植物油量=中餐脂肪目标量－米饭脂肪量－豆腐脂肪量－带鱼脂肪量

=28.9－600×0.3%－126×2.5%－67×(4.9÷76)=19.6 (g)≈20 (g)

晚餐:植物油量=晚餐脂肪目标量－面条脂肪量－猪肉脂肪量

=21.7－483×0.2%－81×7.9%=14.3 (g)≈14 (g)

总结以上计算,得出一日带量食谱:

餐次	食物	可食部重量/g
早餐	玉米	176
	鸡蛋	96
	生菜	150
	盐	1
	植物油	3
午餐	米饭	600
	豆腐	126
	带鱼	67
	番茄	50
	青菜	100
	盐	3
	植物油	20
午后	苹果	200

（续表）

餐次	食物	可食部重量/g
晚餐	面条	484
	猪肉	81
	西兰花	150
	盐	2
	植物油	14

4. 食谱调整

因为在编制带量食谱时，蔬菜的配餐并没有经过严格的计算，这对最终食谱可能会有影响，因此依据各食物的可食部重量和《中国食物成分表》营养素的百分含量，对食谱营养成分进行汇总分析。

餐次	食物	可食部重量/g	能量/kcal	蛋白质/g	脂肪/g	碳水化合物/g
早餐	玉米	176	589.6	15.3	6.7	117.2
	鸡蛋	96	170.2	14	12.1	1.4
	生菜	150	20.7	2.1	0.5	2.1
	盐	1	—	—	—	—
	植物油	3	27	—	3	—
早餐合计	—	—	807.5	31.4	22.3	120.7
午餐	米饭	600	702	15.6	1.8	156
	豆腐	126	71.8	7.8	3.2	3
	带鱼	67	112	15.6	4.3	2.7
	番茄	50	9.8	0.5	0.1	1.8
	青菜	100	18.5	1.9	0.4	2
	盐	3	—	—	—	—
	植物油	20	180	—	20	—
午后	苹果	200	105.9	1.7	0.9	22.6
午餐合计	—	—	1 200	43.1	30.7	188.1
晚餐	面条	484	526.5	13	1	116.9
	猪肉	81	124	16.2	6.3	0.6
	西兰花	150	59.6	7.4	1.1	4.9
	盐	2	—	—	—	—
	植物油	14	126	—	14	—
晚餐合计	—	—	836.1	36.6	22.4	122.4
一天合计	—	—	2 843.6	111.1	75.4	431.2

首先，一天能量合计为 2 843.6 kal，目标能量值为 2 600 kal，误差为(2 843.6−2 600)÷2 600×100%=9.3%，误差在±10%以内，符合要求。如超过此范围，需对食谱进行调整。

其次，能量来源方面，蛋白质供能比=蛋白质提供的能量÷一天能量合计×100%=111.1×4÷2 843.6×100%=15.6%；脂肪供能比=脂肪提供的能量÷一天能量合计×100%=75.4×9÷2 843.6×100%=23.9%；碳水化合物供能比=碳水化合物提供能量÷一天能量合计×100%=431.2×4÷2 843.6×100%=60.6%。基本符合碳水化合物提供能量的 60%，脂肪提供 25%，蛋白质提供 15%的配餐目标。

最后，餐次比方面，早餐餐次比=早餐能量合计÷一天能量合计×100%=807.5÷2 843.6×100%=28.4%；中餐餐次比=中餐能量合计÷一天能量合计×100%=1 200÷2 843.6×100%=42.2%；晚餐餐次比=中餐能量合计÷一天能量合计×100%=836.1÷2 843.6×100%=29.4%。基本符合 30%、40%、30%的比例要求。

综上所述，所计算带量食谱符合营养配餐要求。

二、膳食宝塔法及实践应用

1. 膳食宝塔法设计流程

膳食宝塔法是利用《中国居民膳食指南》中的中国居民膳食宝塔给用餐者提供配餐，是一种粗略但简便的配餐方法，对餐饮业营养配餐较为适用。在此以健康成年人的膳食宝塔举例，针对婴幼儿、儿童、孕妇、乳母、老人，有专业对应的膳食宝塔，配餐方法类似，具体包含以下步骤：

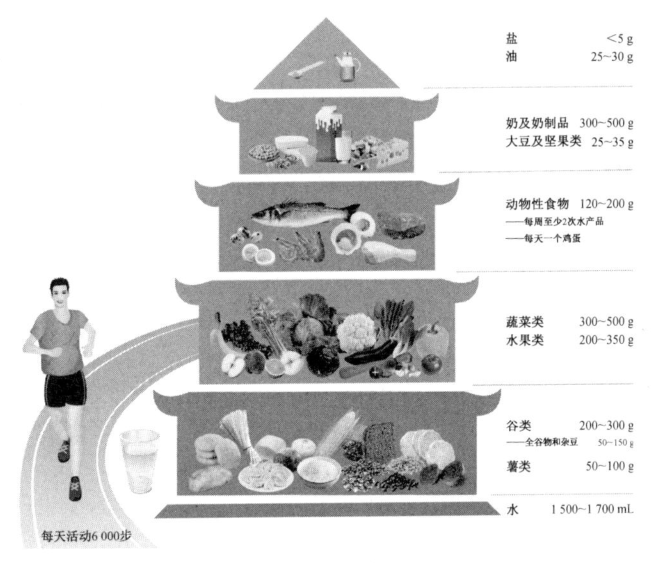

图 5.15　中国居民膳食指南(2022)

图片来源：中国营养学会

(1) 种类设计

每天的膳食应至少涵盖谷薯类、蔬菜水果类、畜禽鱼蛋奶类、大豆坚果类四类食物，平均每天摄入 12 种以上食物，每周 25 种以上。

以一日配餐的食物“多样”性举例，建议如下：谷类、薯类、杂豆类的食物品种数平均每天 3 种以上，每周 5 种以上；蔬菜、菌藻和水果类的食物品种数平均每天有 4 种以上，每周 10 种以上；鱼、蛋、禽肉、畜肉类的食物品种数平均每天 3 种以上，每周 5 种以上；奶、大豆、坚果类的食物品种数平均每天有 2 种,每周 5 种以上。

按照一日三餐的品种数分配,早餐至少摄入 4～5 个品种,午餐摄入 5～6 个食物品种;晚餐 4～5 个食物品种;加上零食 1～2 个品种。

(2) 主食设计

每天摄入谷薯类食物 250～400 g,其中全谷物和杂豆类 50～150 g,薯类 50～100 g。

餐饮就餐中,容易忽视主食。建议顾客点餐时,先点主食或蔬菜类,注意肉或酒水的比例;餐饮服务时,需注意主食和菜肴同时上桌,改变传统的"用餐结束时才上主食"的服务习惯,改善消费者主食摄入较少的营养现状。

(3) 蔬菜水果设计

每一餐都有蔬菜,保证每天摄入 300～500 g 蔬菜,深色蔬菜应占 1/2,尤其推荐绿叶蔬菜。做到科学烹饪,先洗后切,大火快炒等,保持蔬菜营养素不流失。

每天至少吃一个新鲜时令水果,保证每天摄入 200～350 g 的新鲜水果,果汁不能代替鲜果。同时注意每天水果变换种类和颜色,保证营养均衡。

(4) 肉类设计

每天吃鱼 40～75 g,畜禽肉 40～75 g,蛋类 40～50 g,平均每天摄入总量 120～200 g,不超过 4 两。每周摄入鱼和畜禽肉的总量不超过 1.1 kg,鸡蛋不超过 7 个,吃鸡蛋不弃蛋黄,建议将肉类分散到每天各餐中,避免集中食用。

肉类中优先选择鱼和禽,尽量少吃肥肉、烟熏和腌制肉制品。但是不能长期偏食某一类肉,注意多种肉类的均衡摄入,不要求每天肉类食物样样齐全,但不应少于 2 类。

餐饮就餐时,建议点餐时尽量用鱼和豆制品代替畜禽肉;烹饪时掌握肉类食块的大小,在烹饪时宜切小块烹制;烹制成的大块畜禽肉或鱼,吃前最好分成小块再供食用。

(5) 奶、豆、坚果类设计

每天摄入奶制品,相当于液态奶 300 g。选择多种多样的奶制品,把奶类当作膳食组成的必需品。

每天吃豆制品,相当于大豆 25 g。

适量吃坚果,坚果有益健康但不可过量,最好一周 50～70 g 之间。

(6) 油盐设计

每天食盐不超过 5 g,清淡饮食。不能仅凭菜品品尝来判断食盐是否过量,因为加糖会掩盖咸味,使用量具更准确。对每天食盐摄入总量进行控制,每餐量出放入菜肴;如果菜肴需要用酱油和酱类,应按比例减少食盐用量;注意减少酱菜、腌制食品以及其他过咸食品的摄入量;可在烹制菜肴时放少许醋,提升少盐食物的鲜香味。

每天烹调油 25～30 g,每日反式脂肪酸摄入量不超过 2 g,少吃油炸食品。使用带刻度的油壶来控制炒菜用油;选择合理的烹饪方法,如蒸、煮、炖、拌等,使用煎炸代替油炸;少吃富含饱和脂肪和反式脂肪酸的食物,例如饼干、蛋糕、糕点、加工肉制品以及薯条/薯片等;经常更换烹调油的种类,食用各种植物油,减少动物油用量。

2. 实践应用——膳食宝塔法设计食谱

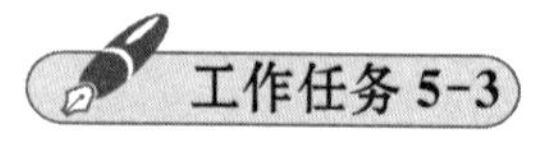

张晚是一名公司职员,女,35 岁,身高 170 cm,体重 60 kg,请为其营养配餐,利用膳食宝塔法设计一日营养食谱。

【工作步骤】

步骤1:分析用餐者营养需求特点、口味需求及禁忌

步骤2:计划一日餐次

步骤3:膳食宝塔法设计食谱

步骤4:食谱调整

【参考解析】

1. 分析用餐者营养需求特点、口味需求及禁忌:用餐者是一名女职员,身高170 cm,体重60 kg,计算BMI=体重/身高^2=60/1.7^2=20.8,体重属于正常范围。年龄介于18岁与60岁之间,按正常成年人的营养素需求计算。对口味需求及禁忌未提及,按照正常范围配餐;

2. 计划一日餐次:用餐者属于正常成年人,计划一日3餐;

3. 确定用膳食宝塔法配餐,按照流程进行设计:

a. 种类设计

设计目标为一日12种以上食物,一周25种以上。设计谷类、薯类、杂豆类各1种;蔬菜、菌藻类、水果类各1种;鱼、蛋类、禽肉各1种;奶、大豆、坚果类各1种。

b. 主食设计

设计目标为谷薯类食物250~400 g,其中全谷物和杂豆类50~150 g,薯类50~100 g。因此设计早餐玉米100 g;午餐为米饭150 g、红豆50 g;晚餐红薯100 g。

c. 肉类设计

设计目标为鱼虾40~75 g,畜禽肉40~75 g,蛋类40~50 g。因此设计早餐鸡蛋50 g,午餐昂刺鱼50 g,晚餐鸡丝50 g。

d. 蔬菜水果设计

设计目标为300~500 g蔬菜,200~350 g新鲜水果,深色蔬菜一半以上,主要根据肉类进行配菜设计。因此设计早餐清炒菠菜100 g,午餐胡萝卜100 g、木耳30 g、生菜100 g,晚餐洋葱50 g、苋菜100 g;午餐后食用橙子一个200 g。

e. 奶、豆、坚果类设计

设计目标为奶制品相当于液态奶300 g,豆制品相当于大豆25 g,坚果10 g。因此设计早餐牛奶300 g、瓜子仁10 g,午餐香干50 g。

f. 油盐设计

设计目标食盐不超过5 g,烹调油25~30 g。因此设计盐早餐1 g,午餐2 g,晚餐2 g。油早餐5 g,午餐15 g,晚餐10 g。

将以上设计总结如下:

餐次	食物	重量(g)
早餐	玉米	100
	鸡蛋	50
	菠菜	100
	牛奶	300
	瓜子仁	10
	盐	1
	油	5

（续表）

餐次	食物	重量(g)
午餐	米饭	150
	红豆	50
	昂刺鱼	50
	胡萝卜	100
	木耳	30
	生菜	100
	香干	50
	盐	2
	油	15
餐后水果	橙子	200
晚餐	红薯	100
	鸡丝	50
	洋葱	50
	苋菜	100
	盐	2
	油	10

4. 食谱调整：

核对食谱的食物种类是否在12种以上？三餐的餐次比是否基本符合3∶4∶3？三大产能营养素的供能比是否合适？该食谱基本符合要求。

三、食物交换份法及实践应用

1. 食物交换份法设计流程

食物交换份法最早由美国糖尿病协会(American Diabetes Association)提出，也称ADA饮食。该法计算简单，使用方便，不仅应用于糖尿病患者的膳食管理，也广泛应用于其他人群的营养配餐。此方法不足之处是只考虑食物能量，对其他营养素的考量较为粗略。

该方法是按照食物来源及性质将食物分为四大组——谷薯类、果蔬类、肉蛋类及油脂类，八小类——谷薯、蔬菜、水果、肉蛋、豆类、奶制品、坚果及油脂类。同类食物本身含有的蛋白质、脂肪、碳水化合物的比例较为接近，若干重量即可提供相同的能量，可以进行互换。通常将产生90 kcal(376 kJ)热量的食物定为1个食物交换份(Food Exchange List，FEL)单位，因此将1个食物交换份单位的同组食物列入表格，方便同组食物替换。具体如下：

表5.5　谷薯类1个食物交换份单位(90 kcal)的食物重量

食物	可食部重量/g	食物	可食部重量/g
大米、小米、糯米	25	干粉条、干莲子	25
高粱米、玉米、薏米	25	油条、油饼、苏打饼干	25

（续表）

食物	可食部重量/g	食物	可食部重量/g
面粉、米粉、玉米面	25	烧饼、烙饼、馒头	35
燕麦片、莜麦面	25	生面条、魔芋生面条	35
荞麦面、苦荞面	25	马铃薯	100
挂面、龙须面、通心粉	25	湿粉皮	150
绿豆、红豆、芸豆	25	鲜玉米	200

表 5.6 果蔬类 1 个食物交换份单位(90 kcal)的食物重量

食物	可食部重量/g	食物	可食部重量/g
白菜、圆白菜、菠菜、油菜	500	白萝卜、青椒、茭白、冬笋	400
韭菜、茴香、茼蒿	500	南瓜、菜花	350
芹菜、苤蓝、莴苣、油菜	500	鲜豇豆、扁豆、洋葱、蒜苗	250
西葫芦、番茄、冬瓜、苦瓜	500	胡萝卜	200
黄瓜、茄子、丝瓜	500	山药、荸荠、藕、凉薯	150
芥蓝、上海青、鲜蘑、水浸海带	500	慈姑、百合、芋头	100
蕹菜、苋菜、龙须菜、绿豆芽	500	毛豆、鲜豌豆	70

表 5.7 肉蛋类 1 个食物交换份单位(90 kcal)的食物重量

食物	可食部重量/g	食物	可食部重量/g
热火腿、香肠	20	鸡蛋（1 个带壳）	60
猪肉(肥瘦相间)	25	鸭蛋、松花蛋（1 个带壳）	60
熟叉烧肉（无糖）、午餐肉	35	鹌鹑蛋（6 个带壳）	60
酱牛肉、酱鸭、大肉肠	35	鸡蛋清	150
瘦猪、牛、羊肉	50	带鱼	80
排骨	50	鲤鱼、甲鱼、比目鱼	80
鸭肉	50	大黄鱼、黑鲢、鲫鱼	80
鹅肉	50	对虾、青虾、鲜贝	80
兔肉	100	蟹肉、水发鱿鱼	100
鸡蛋粉	15	水发海参	350

表 5.8 大豆类 1 个食物交换份单位(90 kcal)的食物重量

食物	可食部重量/g	食物	可食部重量/g
腐竹	20	北豆腐	100
大豆粉、大豆	25	南豆腐（嫩豆腐）	150
豆腐丝、豆腐干	50	豆浆	400

表 5.9　油脂类 1 个食物交换份单位(90 kcal)的食物重量

食物	可食部重量/g	食物	可食部重量/g
花生油、玉米油	10	葵花籽仁	30
菜籽油、猪油	10	芝麻酱、花生米	20
牛油、黄油	10	核桃、杏仁、蔗糖	20

食物交换份法营养配餐的流程如下：

(1) 根据用餐者的信息，查阅表 5.2，确定一日所需能量。

(2) 将一日所需能量折算成食物交换份数，即一日食物交换份数＝一日所需能量(kcal)÷90。

(3) 将一日食物交换份数按照蛋白质、脂肪、碳水化合物的比例分配至谷薯类、果蔬类、肉蛋类及油脂类四类食物，具体可参照表 5.10。

表 5.10　食物交换份数的分配建议

一日所需能量/kcal	一日食物交换份数/份	谷薯类/份	果蔬类/份	肉蛋类/份	油脂类/份
1 200	13.5	6	2	4	1.5
1 300	14.5	7	2	4	1.5
1 400	16	8	2	4	2
1 500	17	9	2	4	2
1 600	18	10	2	4	2
1 700	19	11	2	4	2
1 800	20	12	2	4	2
1 900	21	12.5	2	4	2.5
2 000	22	13.5	2	4	2.5
2 100	23.5	14.5	2	4.5	2.5
2 200	24.5	15.5	2	4.5	2.5
2 300	25.5	16	2	4.5	2.5
2 400	27	17	2.5	4.5	3
2 500	28	18	2.5	4.5	3
2 600	29	19	2.5	4.5	3
2 700	30	19.5	2.5	4.5	3

（续表）

一日所需能量/kcal	一日食物交换份数/份	谷薯类/份	果蔬类/份	肉蛋类/份	油脂类/份
2 800	31	20	3	4.5	3.5
2 900	32	21	3	4.5	3.5
3 000	33.5	22.5	3	4.5	3.5
3 100	34.5	23	3.5	4.5	3.5
3 200	35.5	24	3.5	4.5	3.5

(4) 将谷薯类、果蔬类、肉蛋类及油脂类四类食物按照大约3∶4∶3的餐次比分配至一日三餐。

(5) 设计食物：根据份数计算四类食物的可食部重量。

(6) 调整食谱：可以进行同类食物的更换，应遵循谷换谷、豆换豆、蔬换蔬、果换果的同类互换原则。

2. 实践应用——食物交换份法设计食谱

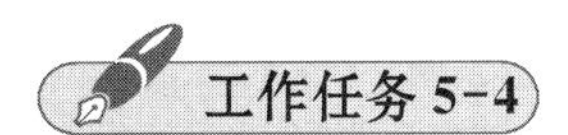

刘洋是一名司机，男，47岁，身高170 cm，体重80 kg，请为其营养配餐，利用食物交换份法设计一日营养食谱。

工作步骤

步骤1：分析用餐者营养需求特点、口味需求及禁忌。

步骤2：计划一日餐次。

步骤3：用食物交换份法设计食谱。

步骤4：食谱调整。

参考解析

1. 分析用餐者营养需求特点、口味需求及禁忌

用餐者是一名男司机，身高170 cm，体重80 kg，计算BMI＝体重/身高^2＝80/1.7^2＝27.7，属于超重。口味需求及禁忌未被提及，按照正常范围配餐。

2. 计划一日餐次

用餐者年龄介于18～60岁之间，属于正常成年人，计划一日3餐。

3. 确定用食物交换份法配餐，按照流程进行设计

(1) 确定一日所需能量

用餐者职业为司机，查阅表5.3，为中等身体活动水平；该用餐者体型超重，查阅表5.4，单位体重所需能量为35 kcal/kg。因此该用餐者一日所需能量＝单位体重所需能量×体重＝35×80＝2 800 (kcal)。

(2) 折算食物交换份数

一日食物交换份数＝一日所需能量(kcal)÷90＝2 800÷90＝31(份)

(3) 确定谷薯类、果蔬类、肉蛋类及油脂类四类食物交换份数

查阅表5.10,一日所需能量为2 800 kcal时,食物交换份数为31,分配至谷薯类20份,果蔬类3份,肉蛋类4.5份,油脂类3.5份。

(4) 四类食物份数按餐次比分配至一日三餐

计划餐次比为3∶4∶3,谷薯类20份分配至早餐6份、中餐8份、晚餐6份;果蔬类3份分配至早餐1份、中餐1份、晚餐1份;肉蛋类4.5份分配至早餐1.35份、午餐1.8份、晚餐1.35份;油脂类3.5份分配至早餐1份、中餐1.5份、晚餐1份。

(5) 设计食物,根据份数计算食物的可食部重量

在同一类食物中选择设计食物,根据份数和1个食物交换份的食物可食部重量(查阅表5.5～表5.9)计算重量,设计食物可食部重量=食物份数×1个食物交换份的食物可食部重量。如设计早餐谷薯类食物为小米,查阅表5.5,1个食物交换份小米为25 g,早餐小米一食物交换份数×1个食物交换份的食物可食部重量=6×25=150 (g);以此类推。

餐次	食物类别	交换份数/份	设计食物	可食部重量/g
早餐	谷薯类	6	小米	6×25=150
	果蔬类	1	菠菜	1×500=500
	肉蛋类	1.35	鸡蛋(带壳)	1.35×60=81
	油脂类	1	花生米	1×20=20
午餐	谷薯类	8	大米	8×25=200
	果蔬类	1	韭菜(0.5份) 藕(0.5份)	韭菜 0.5×500=250 藕 0.5×150=75
	肉蛋类	1.8	带鱼(1份) 豆腐干(0.8份)	带鱼 1×80=80 豆腐干 0.8×50=40
	油脂类	1.5	菜籽油	1.5×10=15
晚餐	谷薯类	6	馒头	6×35=210
	果蔬类	1	绿豆芽(0.5份) 蒜苗(0.5份)	豆芽 0.5×500=250 蒜苗 0.5×250=125
	肉蛋类	1.35	鸭肉	1.35×50=67.5
	油脂类	1	花生油	1×10=10

4. 调整食谱,同类互换

核对食谱是否涵盖谷薯类、蔬菜水果类、畜禽鱼蛋奶类、大豆坚果类四类食物,食谱食物种类是否在12种以上。如果这些要求都满足,则该食谱基本符合要求。如果需要调整,注意食物交换份可以拆分,食物必须是同类才能互换。

四、营养配餐软件法及实践应用

1. 营养配餐软件法流程

目前,市场上营养配餐软件较多,虽然面向的对象多样化,如各类健康管理公司、医院、疗养院、社区、学校、幼儿园、养老院等,软件的基本功能也不尽相同,操作界面也稍有区别,

但是针对营养配餐食谱制定的操作流程基本一致，大致分为用餐者信息输入、食谱生成、食谱调整 3 个环节，较为简单方便。在此以“自动配餐王”软件为例，进行流程简介。

（1）软件欢迎界面。

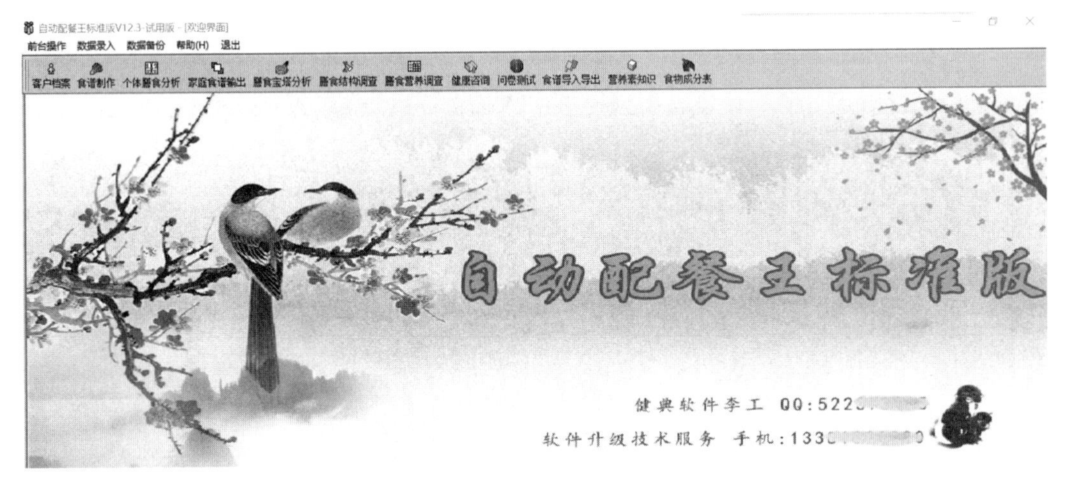

图 5.14　“自动配餐王”软件界面

（2）进入“客户档案”，选择“客户集”。

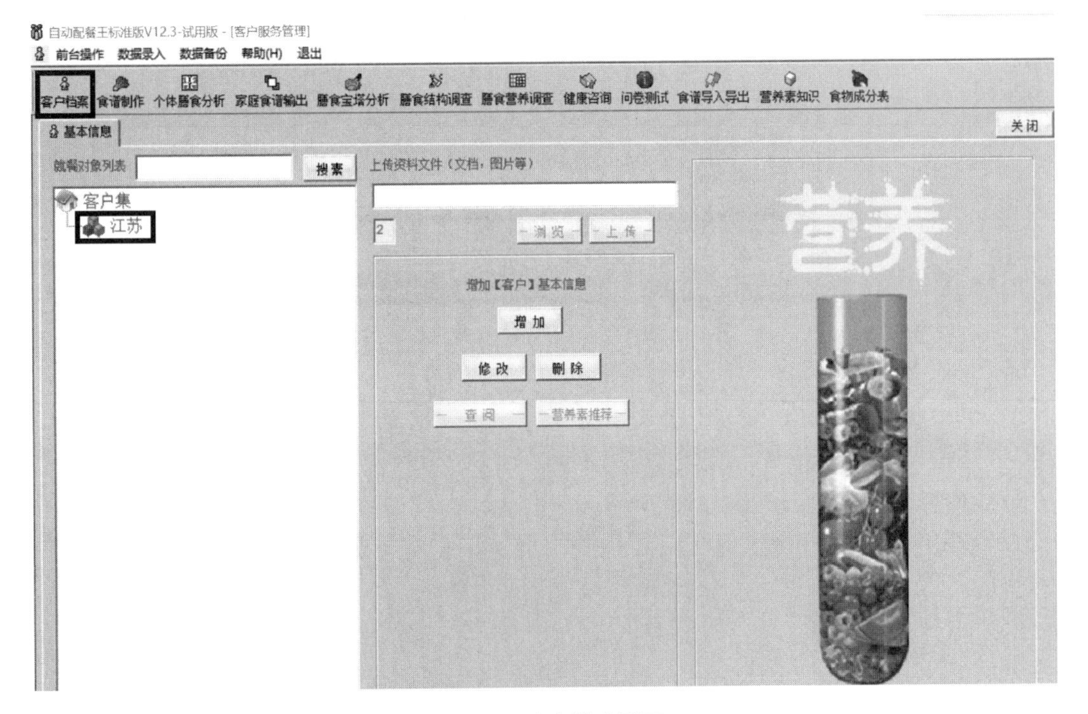

图 5.15　客户档案界面

（3）“增加”用餐者个人信息。

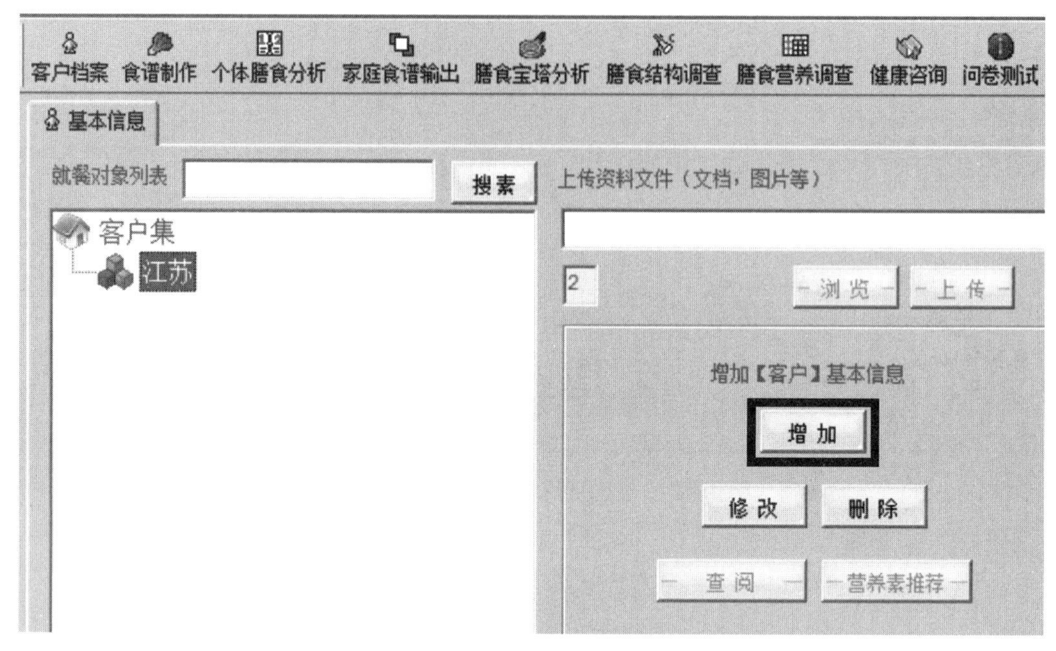

图 5.16　客户档案增加界面

（4）输入用餐者姓名、性别、年龄、身高、体重信息，“选择”用餐者体力活动信息，并“保存”。

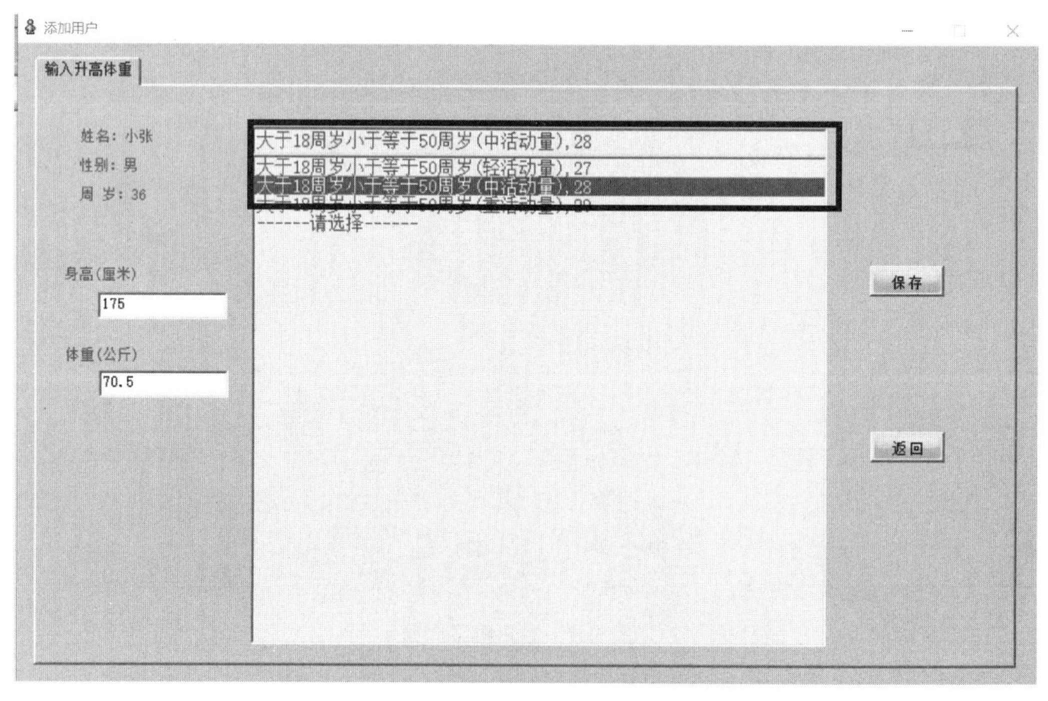

图 5.17　个人信息录入界面

(5) 进入"食谱制作",选定用餐者,确定用餐时间。

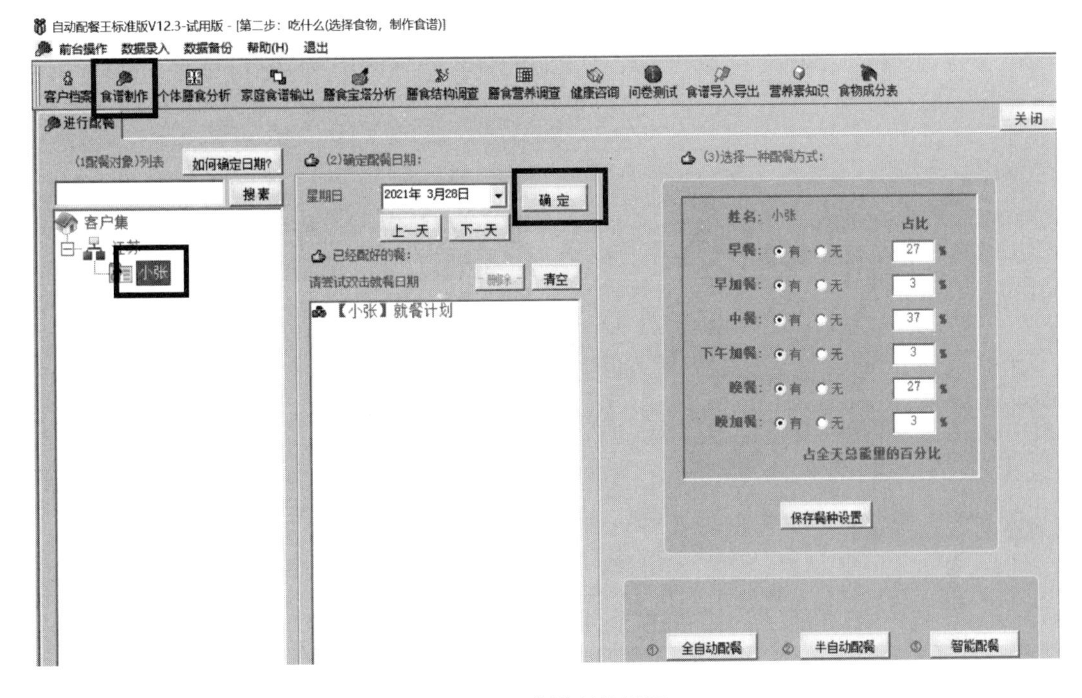

图 5.18　食谱制作界面

(6) 设定餐种设置(餐次比)。

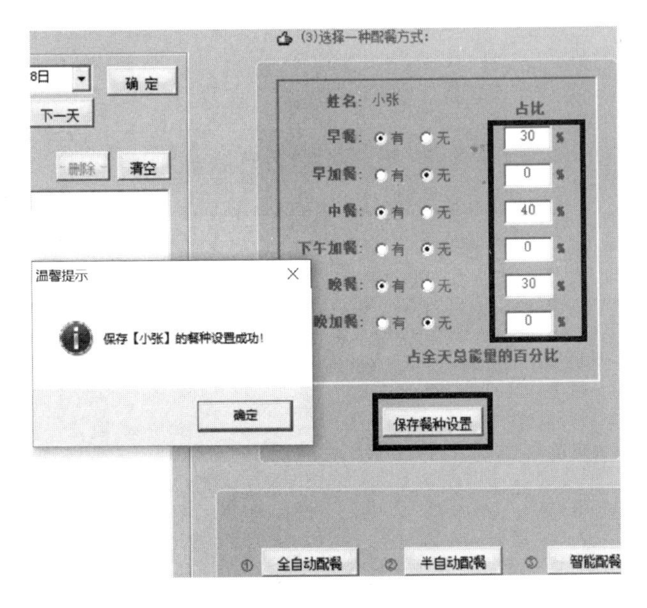

图 5.19　餐种设置界面

(7)“选择”配餐方式。自动配餐王具有三种配餐模式——全自动配餐、半自动配餐、智能配餐(图 5.20)。全自动配餐一键生成七日食谱;半自动配餐增加了不同食谱库选择的步骤(图5.21),也可以生成七日食谱;智能配餐可以对“全自动配餐”和“半自动配餐”生成的具体某一天的食谱进行编辑、替换和调整(图 5.22),也可以对该日食谱进行营养分析。

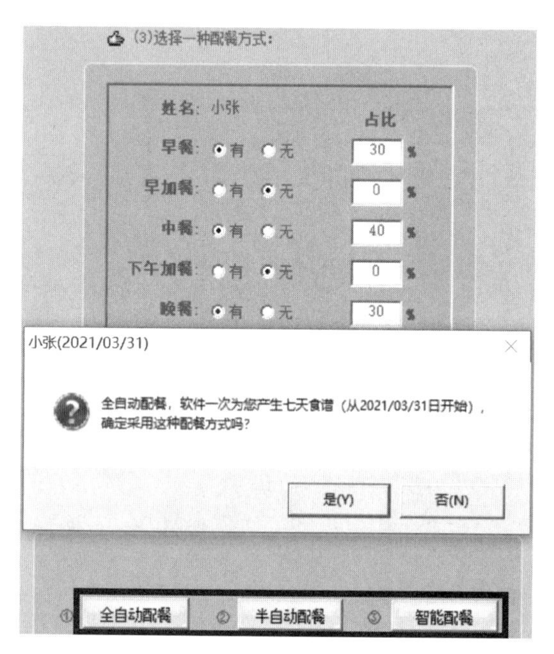

图 5.20 配餐方式选择界面

全国地域性食谱库
设置(第一步)
选择收藏类别

编号	请选择	类别名称
1	□	补充营养食谱
2	□	全国省份食谱
3	□	特殊人群食谱
4	□	运动系统食谱
5	□	循环系统食谱
6	□	消化系统食谱
7	□	呼吸系统食谱
8	□	内分泌系统
9	□	康复食谱
10	□	孕妇食谱
11	□	婴儿保健食谱
12	□	特殊营养需求
13	□	养生食谱

下一步

图 5.21 半自动配餐模式食谱库选择界面

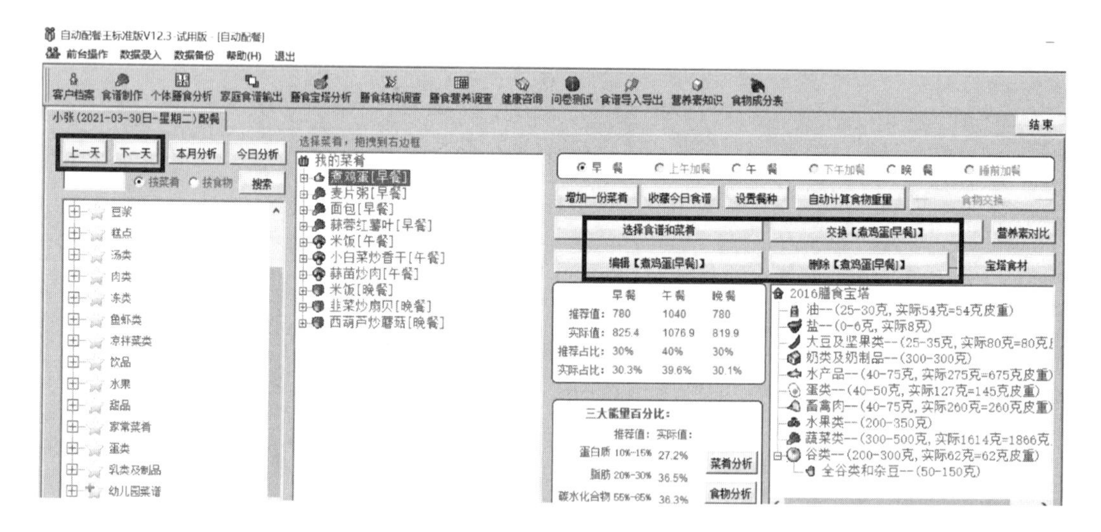

图 5.22 智能配餐模式的编辑界面

（8）输出食谱。

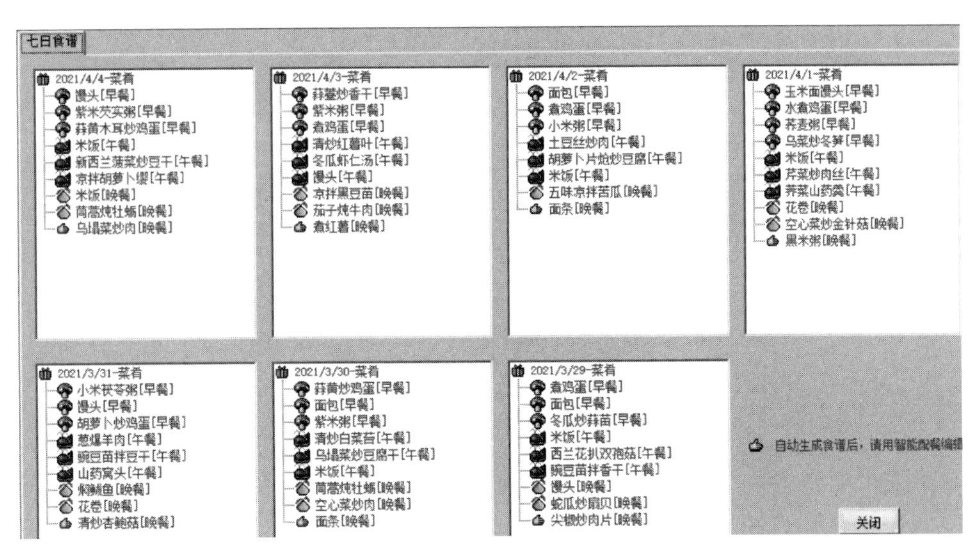

图 5.23　食谱形成界面

（9）食谱中菜肴配方及重量，可选定某日食谱，在“智能配餐”模式中查看，双击菜肴，配方及重量即呈现。

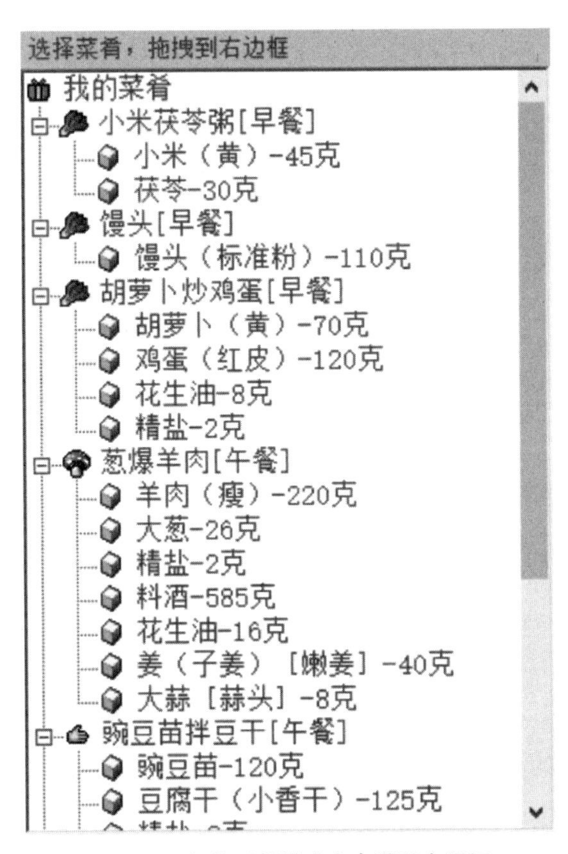

图 5.24　智能配餐模式中食谱配方明细

2. 实践应用——营养配餐软件法设计食谱

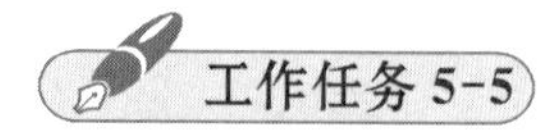

陆鸣是一名舞蹈演员，男，26 岁，身高 175 cm，体重 70 kg，请为其营养配餐，利用营养配餐软件法设计一日营养食谱。

工作步骤

步骤 1：分析用餐者营养需求特点、口味需求及禁忌。

步骤 2：计划一日餐次。

步骤 3：用营养配餐软件法设计食谱。

步骤 4：食谱调整。

参考解析

1. 分析用餐者营养需求特点、口味需求及禁忌

用餐者是一名男舞蹈演员，身体活动水平属于重，身高、体重可以录入系统计算。口味需求及禁忌未被提及，按照正常范围配餐。

2. 计划一日餐次

用餐者年龄介于 18～60 岁之间，属于正常成年人，计划一日 3 餐。

3. 确定用营养配餐软件法配餐（"自动配餐王"软件），按照流程进行设计

(1) 录入用餐者信息。

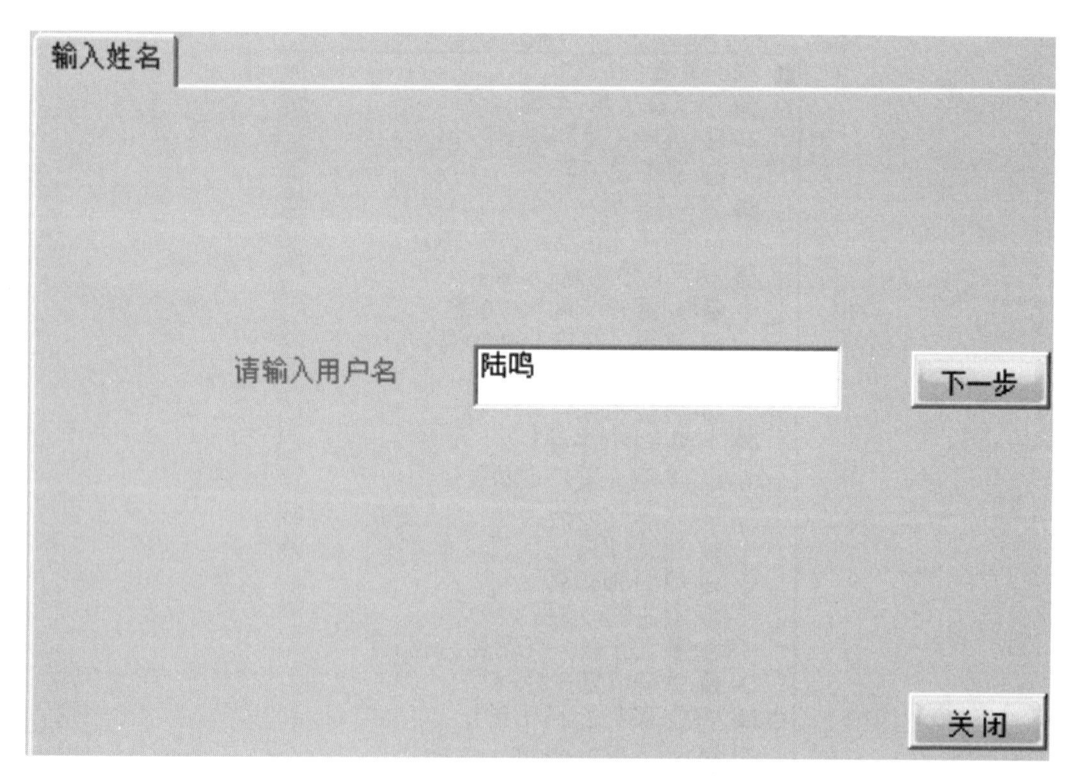

图 5.25　输入姓名

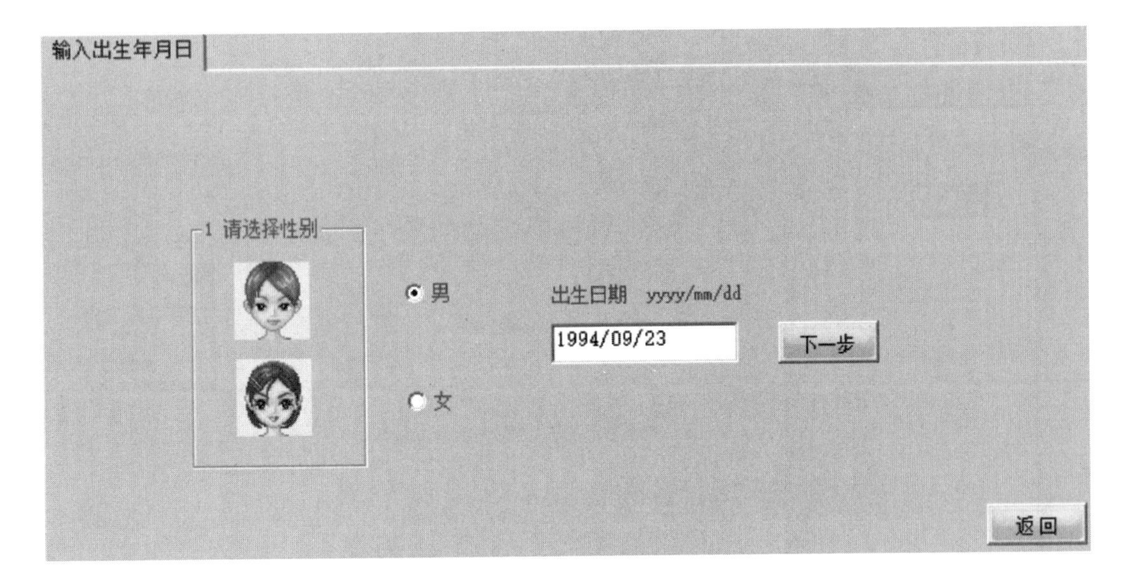

图 5.26　输入出生日期和性别

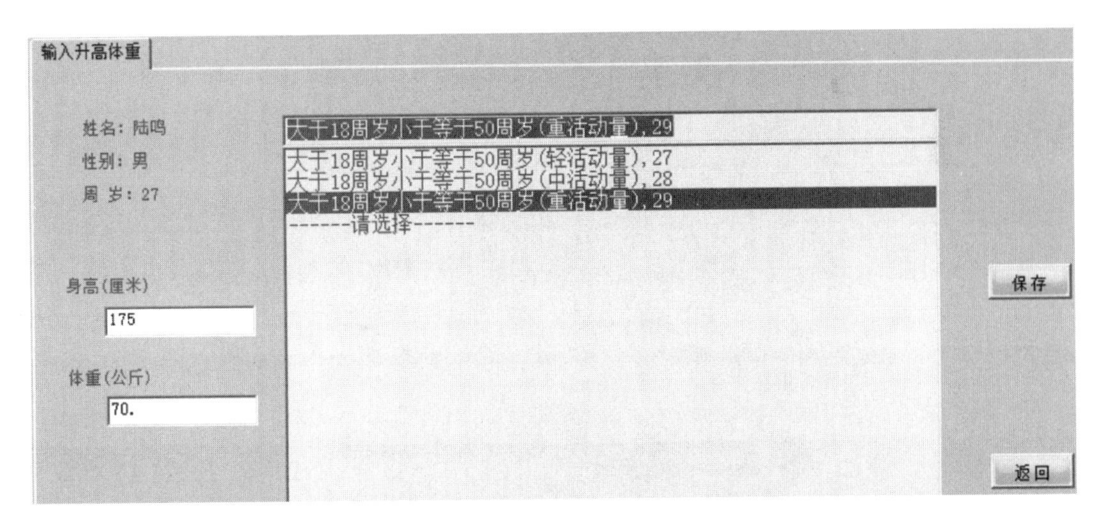

图 5.27　输入身高、体重、身体活动水平

(2) 食谱制作参数设置:进入“食谱制作”,选定用餐者,确定用餐日期,设定餐种设置,并保存。

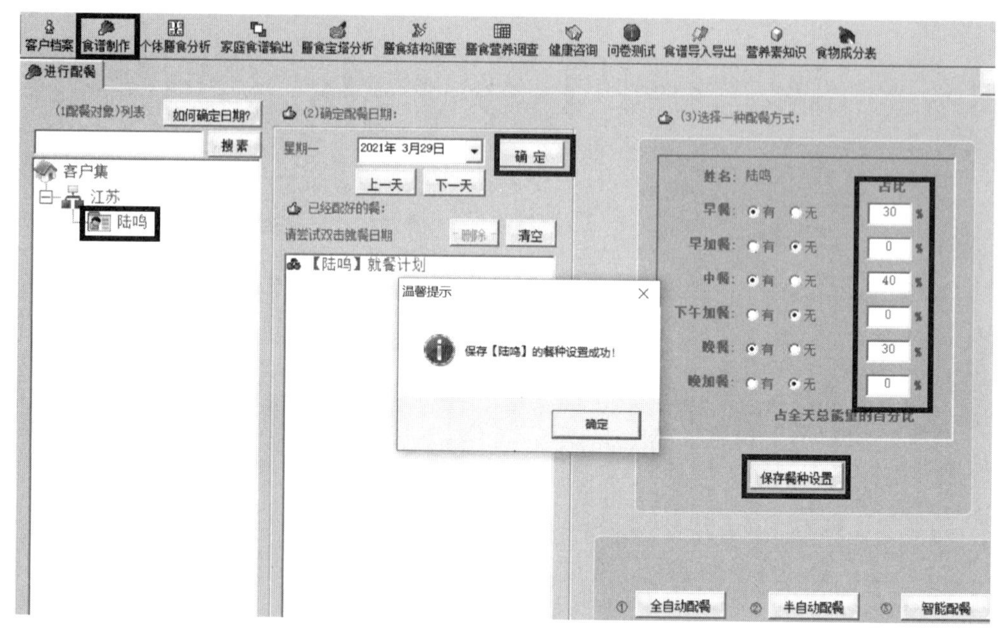

图 5.28 食谱制作参数设置

(3) 因用餐者属于正常人群,不需使用特殊食谱库,所以采用全自动配餐模式。

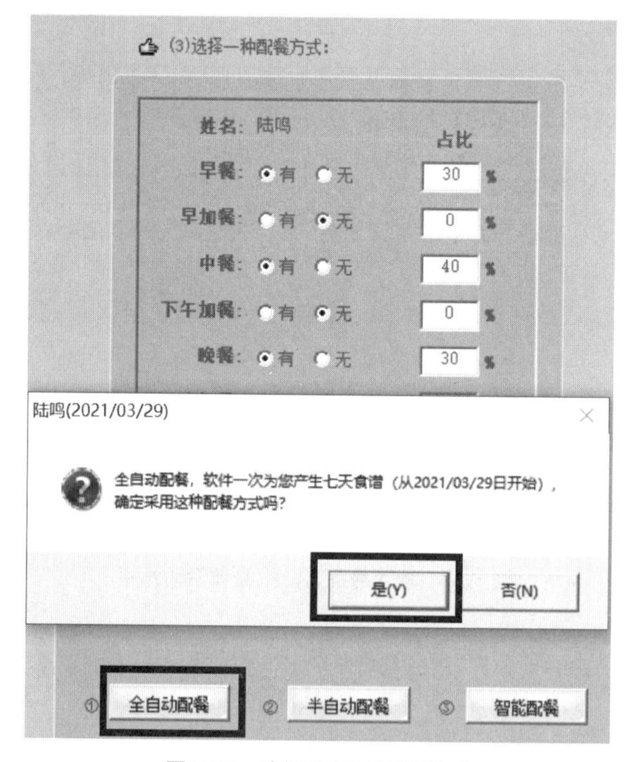

图 5.29 选择全自动配餐模式

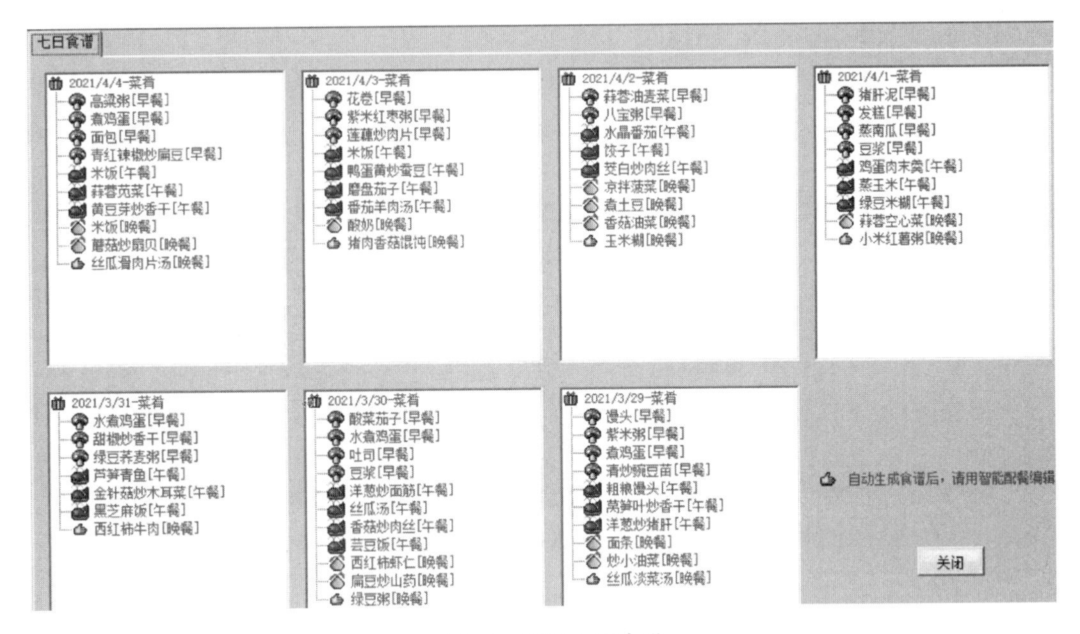

图 5.30　配出七天食谱

(4) 食谱调整：选定某日食谱，进入“智能配餐”模式，查看营养分析情况，对具体菜肴进行调整。

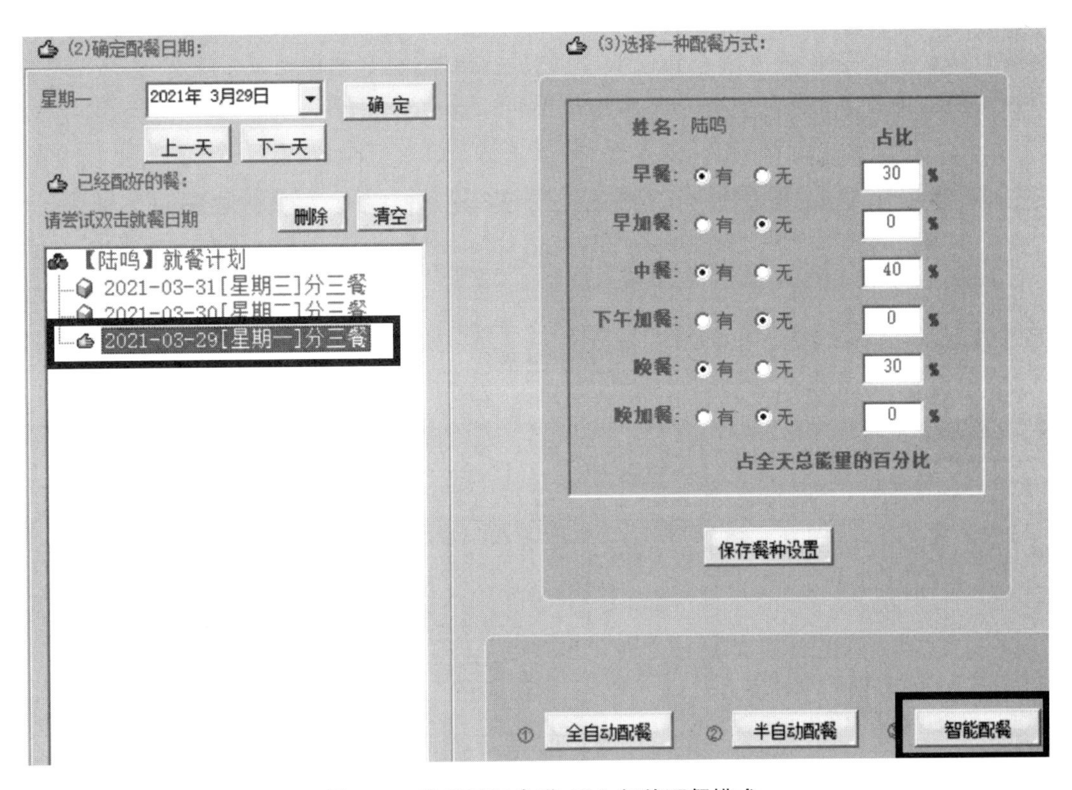

图 5.31　选定某日食谱，进入智能配餐模式

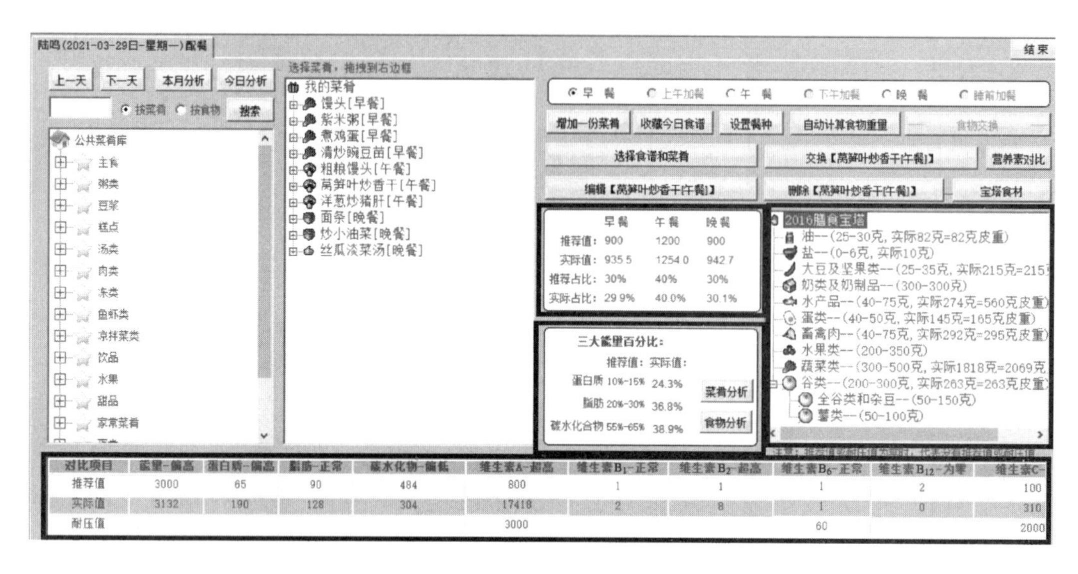

图 5.32　查看某日食谱的营养分析

(5) 在“智能配餐”模式中，可以直观看到“2021-03-29”一日食谱的早中晚三餐实际餐次比、实际三大产能营养素的供能比、依据中国居民平衡膳食宝塔各食材推荐量与实际值的对比、依据“膳食营养素参考摄入量”各营养素推荐值与实际值的对比。由分析可以看出，蛋白质和能量偏高，碳水化合物偏低，因此进行调整：将晚餐的丝瓜淡菜汤的70%与花卷进行交换，最后删除剩下30%的丝瓜淡菜汤。

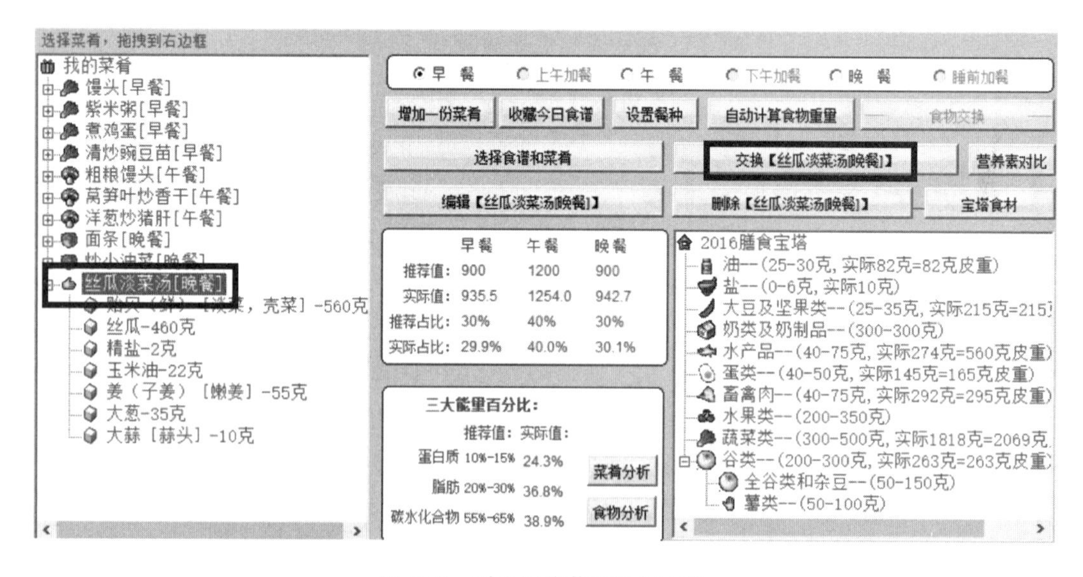

图 5.33　对丝瓜淡菜汤进行交换

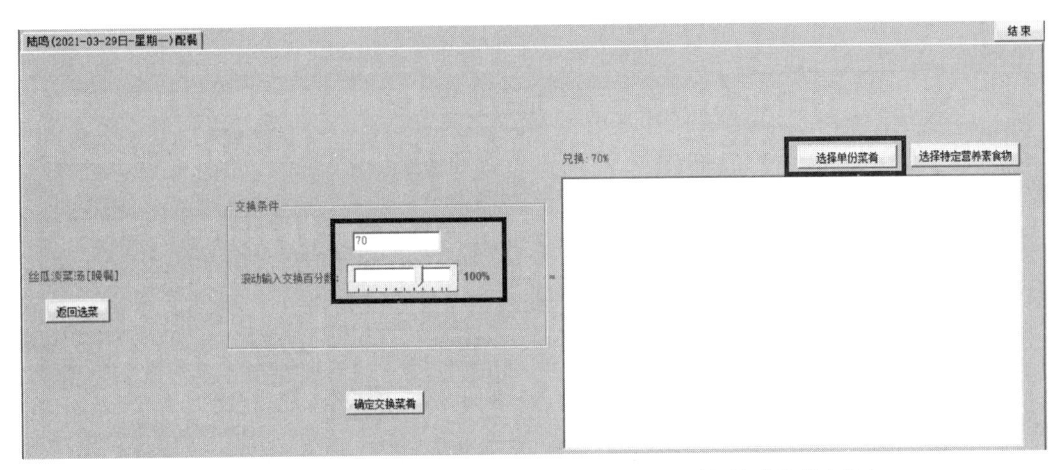

图 5.34　输入交换条件(选择“丝瓜淡菜汤”的 70%与待选菜肴交换)

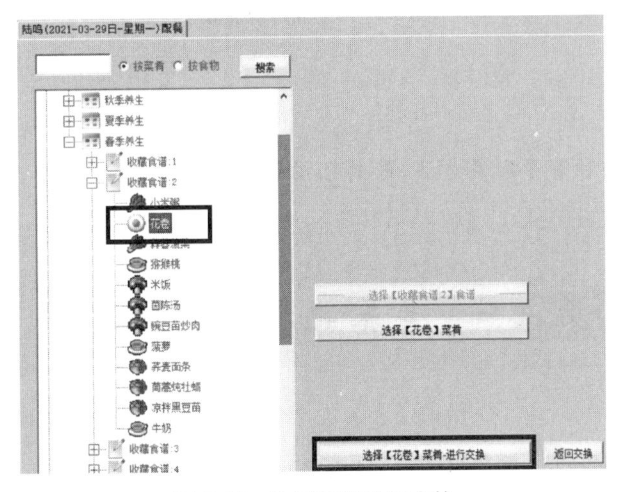

图 5.35　选择花卷进行交换

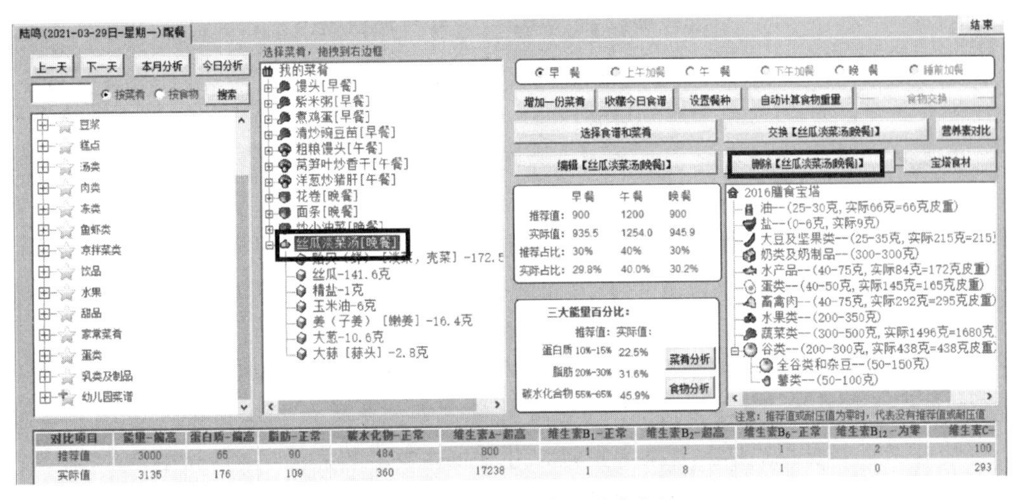

图 5.36　删除剩下的丝瓜淡菜汤

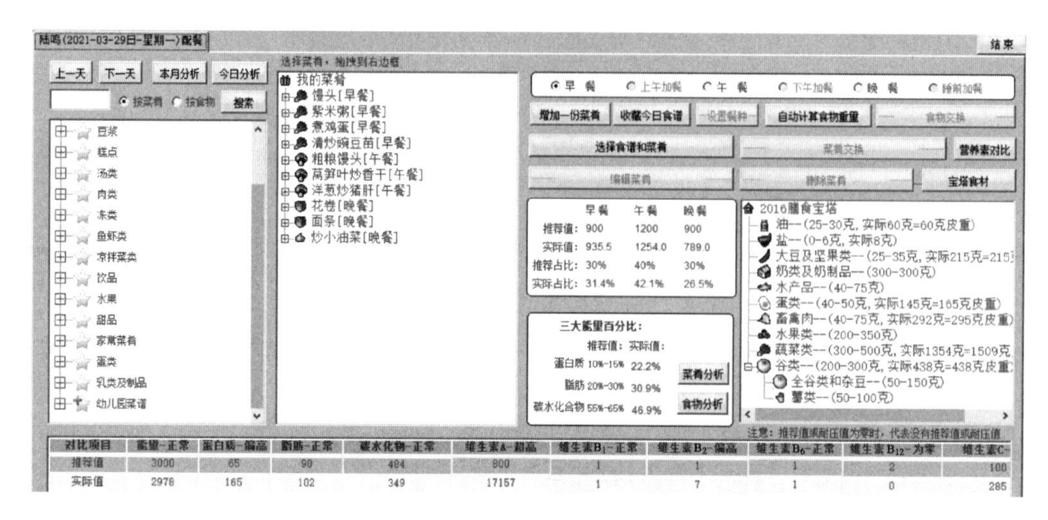

图 5.37　生成最终食谱

思考练习 5-2

请你利用任意一种营养配餐方法，给自己设计一日营养食谱。

第三节　营养配餐的具体应用

案例导入 5-3

改善餐饮营养环境，引导合理饮食

某研究针对位置、客源、菜品相似的某市 2 家桌餐店和 2 家快餐店，进行以下试验：①对餐饮从业人员进行《中国居民膳食指南》知识培训并考核，确保厨师掌握低盐低脂饮食的烹调技巧，服务员必须掌握平衡膳食原则，会指导有健康饮食需求的就餐者合理点餐。②对餐单进行营养设计，所有菜品标注热量、脂肪、糖、蛋白质、钠、膳食纤维等营养素；用红色（高能高脂高糖高盐）、黄色（热量、脂肪、糖、盐等含量适中）、绿色（低能低脂低糖低盐）进行推荐标识；在餐单首页或背面印刷膳食指南和膳食宝塔的主要内容。③餐具、餐巾纸盒、桌布等印刷膳食指南或膳食宝塔的主要内容，提供二维码供就餐者扫描下载学习。④就餐大厅或桌餐包间的醒目位置张贴膳食指南或膳食宝塔海报；店内外放置膳食指南或膳食宝塔易拉宝；公共区域醒目位置放置膳食宝塔食物模型、身高体重秤、体重指数计算盘等。同期收集干预组和对照组就餐者的点餐单、剩余就餐量、油盐使用量等，分析两组就餐者人均营养素和油盐使用量；对两组就餐人群均做饮食生活情况和对膳食指南了解及应用情况问卷调查。结果显示根据膳食指南进行中式餐饮营养环境干预可以引导外出就餐者合理饮食，降低其外出就餐的摄食量；膳食指南知识宣传效果快餐店好于桌餐店。

资料来源：许美艳，马跃青，胡南，等.应用膳食指南营造餐饮营养环境对指导合理膳食的效果评价[J].中国食物与营养，2019，25(11)：15-20.

◆ 作为餐饮提供者，对于餐饮营养环境的营造，你认为还有哪些措施呢？

一、营养套餐设计及实践应用

1. 营养套餐设计要求

营养套餐，在餐饮行业中，特指针对特殊人群提供专业的营养餐食方案，可以是一餐，也可以是一日三餐。根据对象不同分为儿童营养套餐、孕妇营养套餐、乳母营养套餐、老年人营养套餐、特种病营养套餐、运动员营养套餐等。营养套餐设计既要遵循营养配餐设计的基本流程，又要考虑到特殊人群的特殊营养需求，因此需要具备人群营养知识。在此以儿童和乳母为例，说明营养套餐的设计流程。

知识链接 5-2

儿童营养需求特点

从婴幼儿过渡为成人，儿童期有其独特的生理特点。首先，消化系统初步发育，但是不及成人。3 岁时 20 颗乳牙已出齐，6 岁时第一颗恒牙萌出，咀嚼能力达到成人的 40%，胃容量较小，消化能力不及成人。其次，神经系统发育迅速，3 岁时神经细胞分化已完成，脑细胞体积的增大和神经纤维的髓鞘化仍继续进行，此时注意力易分散，出现进食不专心，边吃边玩，进餐时间延长等现象。因此，儿童期也是良好饮食习惯培养的重要阶段。

(1) 为适应其消化能力，应增加餐次。采用 3 餐 2 点制供给食物，3 岁儿童可再增加 1 次晚点。加餐以奶类、水果为主，配以少量松软面点，晚间加餐不宜安排甜食，以预防龋齿。父母要和孩子一起进餐，树立良好榜样。

(2) 每日膳食由适宜数量的谷类、乳类、肉类(蛋或鱼类)、蔬菜和水果类组成。每天牛奶 200～300 mL，1 个鸡蛋，100 g 无骨鱼(或禽、瘦肉)，适量豆制品，150 g 蔬菜和适量水果，150～200 g 谷类。每周进食 1 次动物肝脏(如猪肝)和动物血(如猪血)，每周进食 1 次富含碘、锌的海产品。每天食物要更换品种，一周内不重复。

(3) 3 岁以下幼儿膳食应专门单独加工烹制，并采用蒸、煮、炖、煨等烹饪方式，尽量少用油炸、烤、煎等方式。应将食物切碎煮烂，易于幼儿咀嚼、吞咽和消化，特别注意要完全去除皮、骨、刺、核等；大豆、花生等坚果类食物，应先磨碎，制成泥、糊、浆等状态。口味以清淡为好，不应过咸、油腻和辛辣，尽可能少用或不用味精或鸡精、色素、糖精等调味品。每人每次正餐烹饪油用量不多于 2 茶匙(10 mL)。应控制食盐用量，还应少选含盐高的腌制食品或调味品。可选天然、新鲜香料(如葱、蒜、洋葱、柠檬、醋、香草等)和新鲜蔬果汁(如番茄汁、南瓜汁、菠菜汁等)进行调味。

(4) 每天饮水 600～800 mL，以白开水为主，少量多次饮用，避免饮含糖饮料。合理选择健康零食，零食量不宜多，睡觉前30分钟不要吃零食。

资料来源：马冠生.专家解读：学龄儿童膳食指南核心信息[EB/OL].(2016-09-30)[2020-10-05]. http://dg.cnsoc.org/article/04/8a2389fd575f695101577a545b0102db.html

2. 实践应用——儿童营养套餐设计

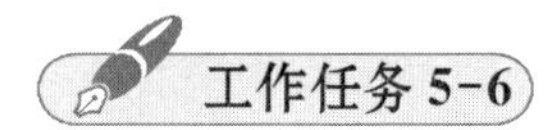

工作任务5-6

某中式快餐店经营淮扬菜系，需要针对儿童推出营养套餐，请你设计一份儿童营养套餐，设定为午餐食用。

工作步骤

步骤1：分析用餐人群营养需求特点、口味需求及禁忌。

步骤2：计划一日餐次。

步骤3：用营养配餐软件法设计食谱。

步骤4：食谱调整。

参考解析

1. 分析用餐人群营养需求特点、口味需求及禁忌

用餐人群为儿童群体(3～12岁)，其中3～6岁为学龄前儿童，6～12岁为学龄儿童，设定配餐对象时取中位数，即3～12岁中间的7.5岁，身体活动水平取中等，性别取男性，身高、体重按照儿童计算公式：体重＝年龄×2＋7(或8)＝7.5×2＋7＝22 (kg)；身高＝年龄×7＋70＝7.5×7＋70＝122.5 (cm)。口味需求及禁忌未被提及，按照正常范围配餐。

2. 计划一日餐次

用餐者为儿童，计划一日3餐2点，设计营养套餐为午餐。

3. 确定用营养配餐软件法配餐(“自动配餐王”软件)，按照流程进行设计

(1) 输入用餐群体的代表信息：客户档案—增加—输入用户名—输入性别、出生日期—输入身高体重、身体活动水平—保存。

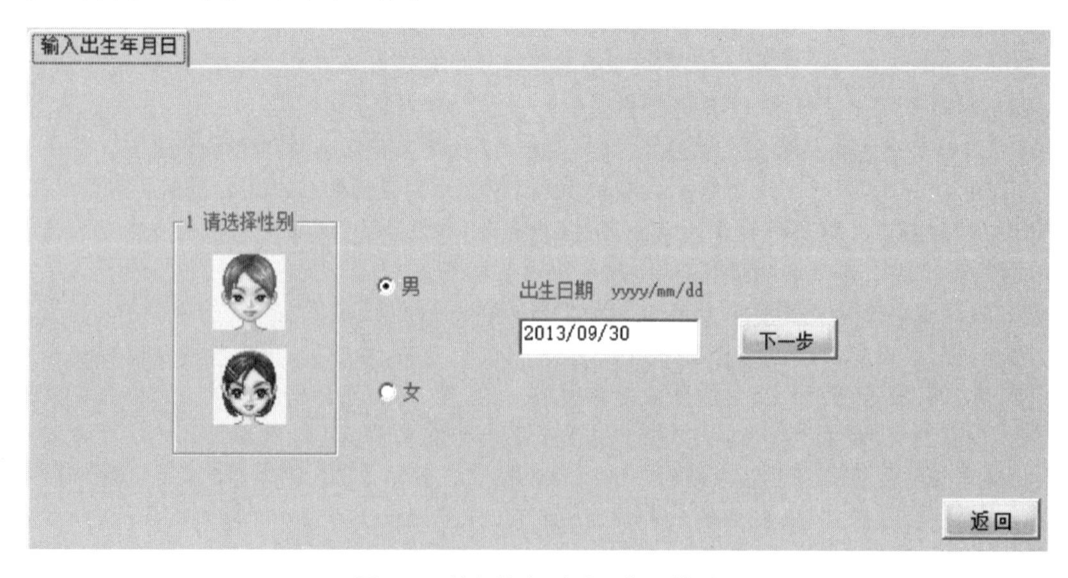

图5.38　输入姓名、出生日期和性别

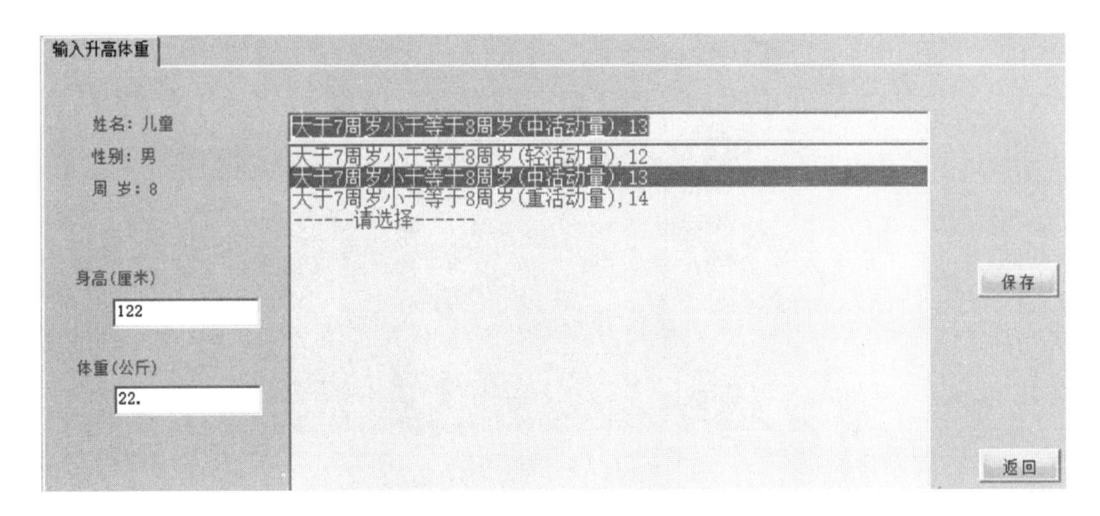

图 5.39　输入身高、体重和身体活动水平

(2) 食谱制作参数设置：进入食谱制作—选定客户(儿童)—确定配餐日期—设定餐种 3 餐 2 点制，只选午餐—保存餐种设置。

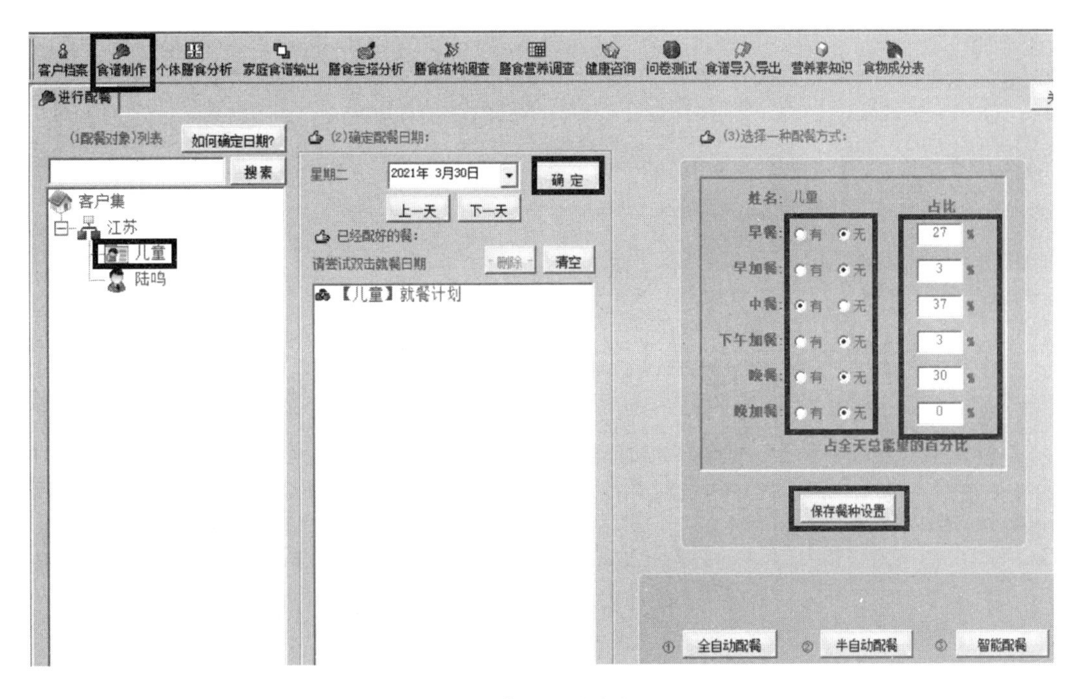

图 5.40　食谱制作参数设置

(3) 食谱制作:选择全自动配餐模式—输出食谱。

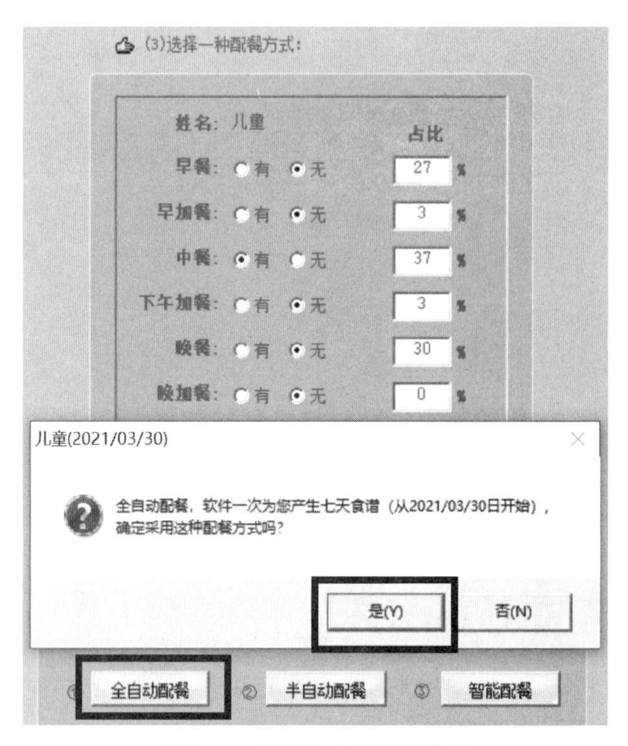

图 5.41　选择全自动配餐模式

七日食谱
2021/4/5-菜肴
米饭[午餐]
新西兰菠菜炒豆干[午餐]
凉拌胡萝卜缨[午餐]
2021/4/4-菜肴
清炒红薯叶[午餐]
冬瓜虾仁汤[午餐]
馒头[午餐]
2021/4/3-菜肴
土豆丝炒肉[午餐]
胡萝卜片炝炒豆腐[午餐]
米饭[午餐]
2021/4/2-菜肴
米饭[午餐]
芹菜炒肉丝[午餐]
荠菜山药羹[午餐]
2021/4/1-菜肴
葱爆羊肉[午餐]
豌豆苗拌豆干[午餐]
山药窝头[午餐]
2021/3/31-菜肴
清炒白菜薹[午餐]
乌塌菜炒豆腐干[午餐]
米饭[午餐]
2021/3/30-菜肴
米饭[午餐]
西兰花扒双孢菇[午餐]
豌豆苗拌香干[午餐]
自动生成食谱后，请用智能配餐
关闭

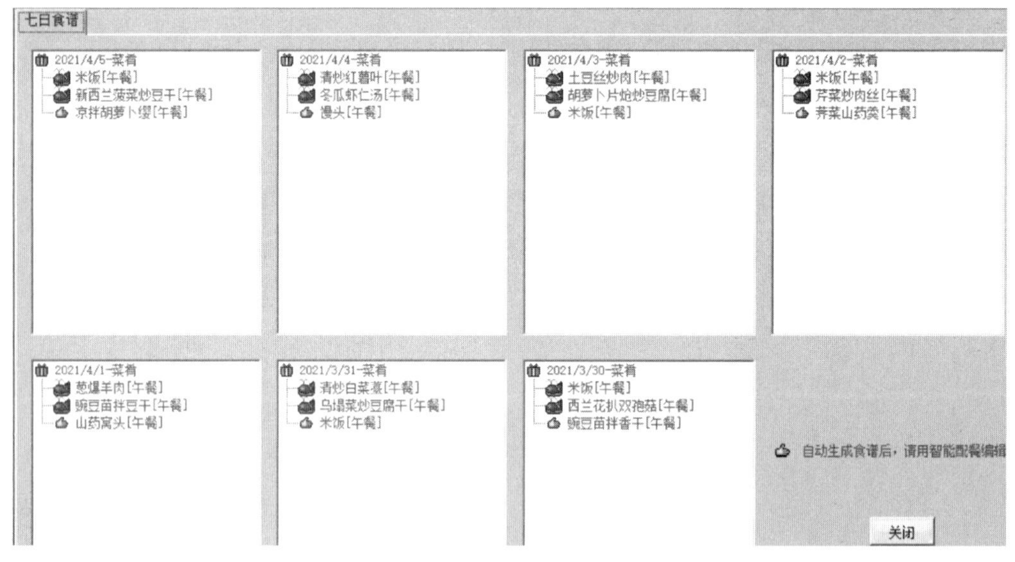

图 5.42　生成食谱

(4) 食谱调整:选择 4 月 4 日午餐食谱—进入智能配餐模式—根据餐厅实际情况进行调整—删除“清炒红薯叶”—将“幼儿园食谱”中的“胡萝卜鸡蛋碎”拖进菜谱—删除“馒头”—将“幼儿园食谱”中的“南瓜拌饭”拖进菜谱—形成最终食谱。

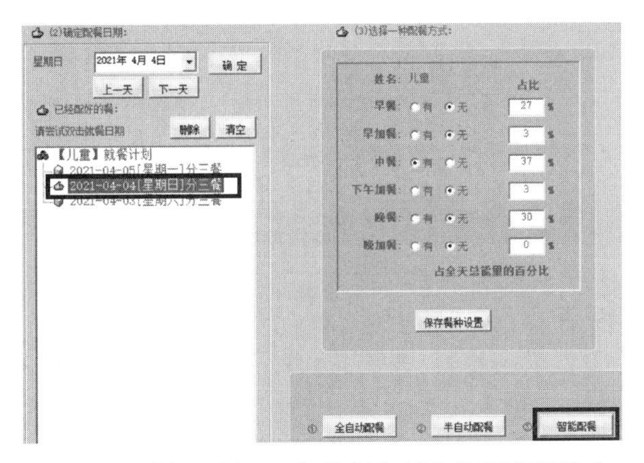

图 5.43　选择 4 月 4 日午餐食谱，进入智能配餐模式

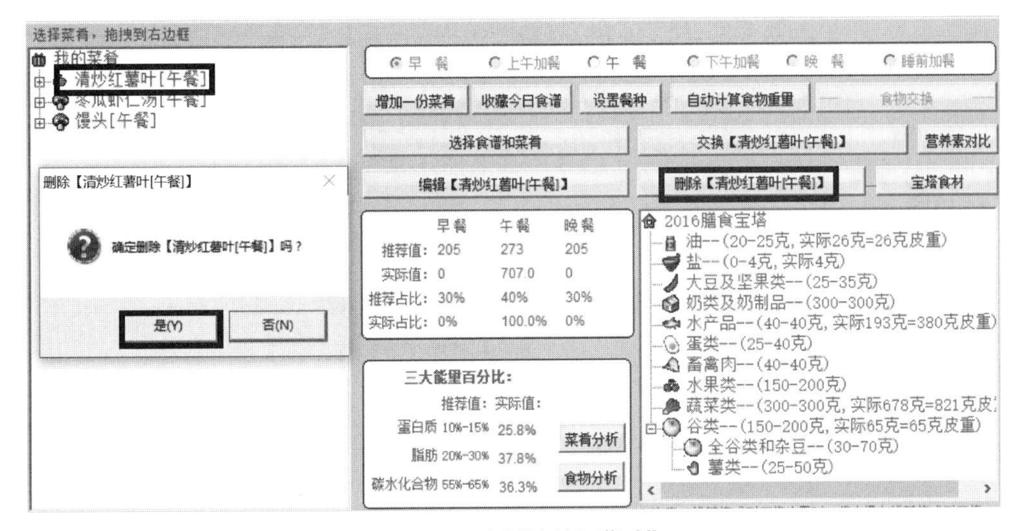

图 5.44　删除“清炒红薯叶”

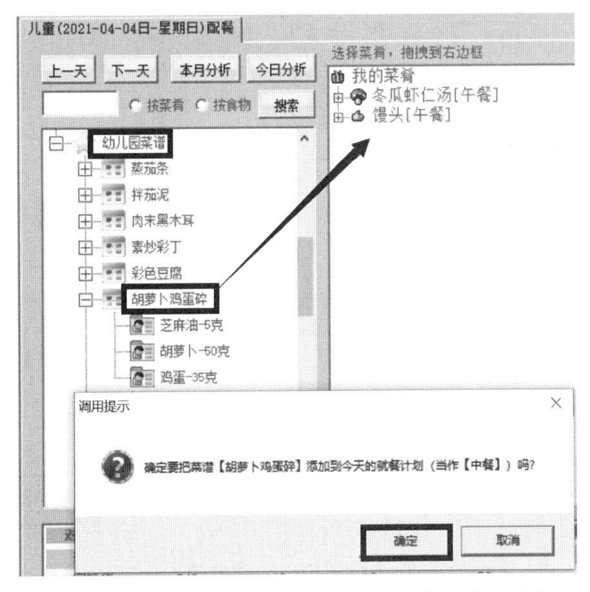

图 5.45　从“幼儿园食谱”中拖入“胡萝卜鸡蛋碎”

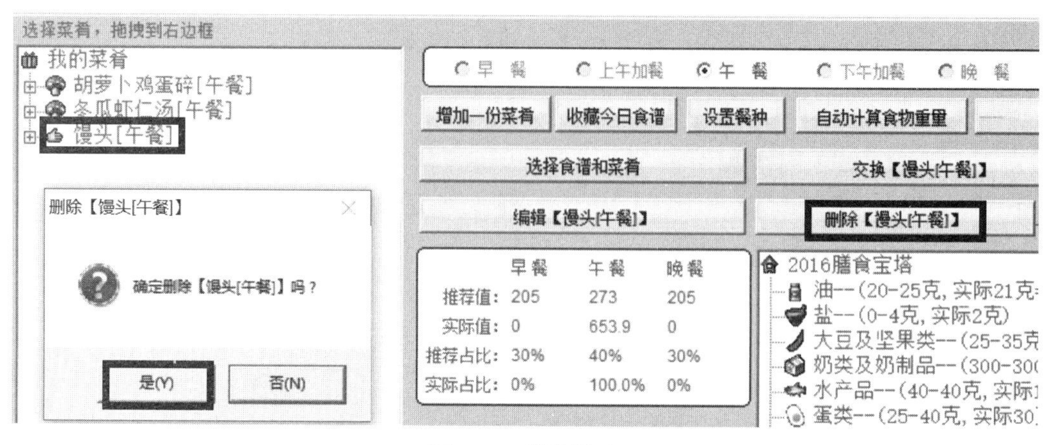

图 5.46 删除馒头

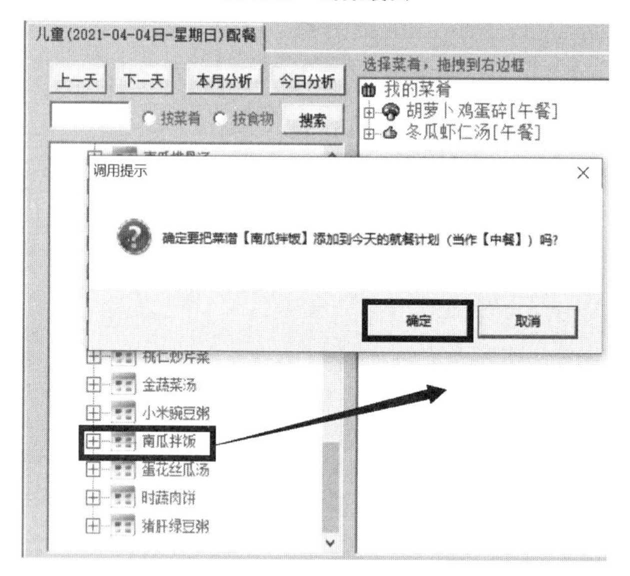

图 5.47 从“幼儿园食谱”中拖入“南瓜拌饭”

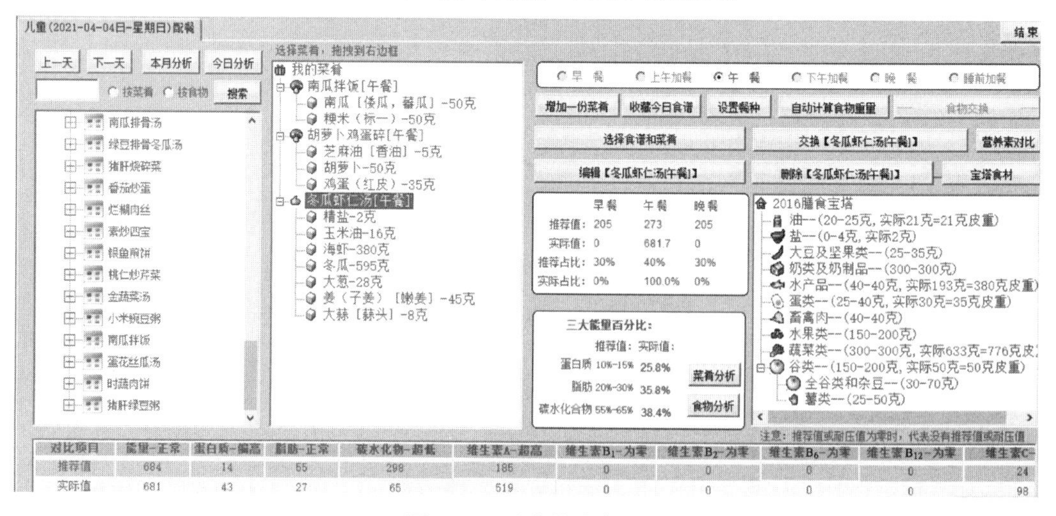

对比项目	能量-正常	蛋白质-偏高	脂肪-正常	碳水化合物-超低	维生素A-超高	维生素B_1-为零	维生素B_2-为零	维生素B_6-为零	维生素B_{12}-为零	维生素C-
推荐值	684	14	55	298	185	0	0	0	0	24
实际值	681	43	27	65	519	0	0	0	0	98

图 5.48 形成最终食谱

知识链接 5-3

乳母营养需求特点

乳母(哺乳期妇女)既要分泌乳汁哺育婴儿,保证婴儿获得最佳生长发育,还需要逐步补偿妊娠分娩时的营养素损耗,促进母体各器官系统功能的恢复,因此比非哺乳期妇女更需要注重营养。乳母又具体分为产褥期妇女和哺乳期妇女。

哺乳期的女性要在《中国居民膳食指南》一般人群膳食指南基础上,遵循哺乳期妇女膳食指南的关键推荐:①增加富含优质蛋白质及维生素 A 的动物性食物和海产品,选用碘盐;②产褥期食物多样不过量,重视整个哺乳期营养;③心情愉悦,睡眠充足,促进乳汁分泌;④坚持哺乳,适度运动,逐步恢复适宜体重;⑤忌烟酒,避免浓茶和咖啡。

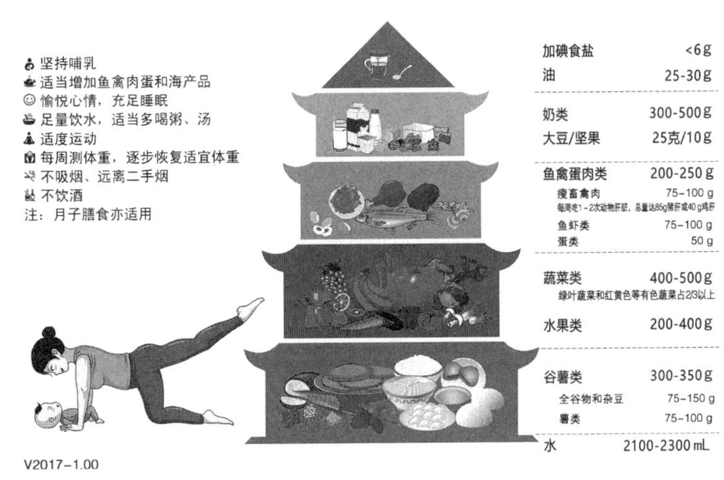

图 5.49 中国哺乳期妇女平衡膳食宝塔

图片来源:中国营养学会妇幼营养分会

产褥期是哺乳期的一部分,产妇自胎儿及其胎盘娩出,到全身器官(除乳腺外)恢复至正常未孕状态一般需要 6～8 周,这段时间在医学上称为产褥期,民间俗称“坐月子”。应在遵循哺乳期妇女膳食指南的基础上,遵循以下膳食原则:①产后几天内膳食宜清淡、易消化,分娩时若有会阴Ⅲ度撕伤缝合,应无渣或少渣膳食一周左右;剖宫产局部麻醉妇女,术后一般流食,忌用牛奶、豆浆、含大量蔗糖等胀气食物;情况复杂的饮食需遵医嘱。②食物多样不过量,保证营养均衡,产褥期膳食无需特别食物禁忌,在多样化的同时应注意食不过量。③适量增加鱼、禽、蛋、瘦肉等富含优质蛋白质的食物摄入,可比未孕时适当多吃(平均每天摄入总量 200～250 g),每周吃 1～2 次动物肝脏(85 g 猪肝/40 g 鸡肝),产褥期妇女应每周摄入 1～2 次海产品。④注意粗细粮搭配,重视新鲜蔬菜水果的摄入,注意摄入粗粮、杂粮(如小米、燕麦、红豆、绿豆等)和全谷类食物,每天应保证摄入蔬菜水果 500 g 以上(其中绿叶蔬菜和红黄色等有色蔬菜占 2/3)。⑤足量饮水,可多喝汤汁,多食用易消化的带汤的炖菜,如鸡汤、鱼汤、排骨汤、猪蹄汤、豆腐汤等。⑥适当增加奶类等含钙丰富的食品,合理使用营养补充剂,每日饮奶总量达 500 mL,建议补充适量的维生素 D(每日 400 μg)或适当户外活动。可以选择适当的营养素补充剂,如每日 200 mg DHA、500～1 000 μg 维生素 A 等。⑦适当运动,愉悦心情,充分休息和睡眠,避免过早负重劳动。⑧尽早开奶,坚持母乳喂养,注意居住环境和个人卫生,建议产后 1 小时内开始母乳喂养,坚持对新生儿进行纯母乳喂养,母婴同室。

资料来源:中国营养学会"中国产褥期(月子)妇女膳食"工作组.中国产褥期(月子)妇女膳食建议[J].营养学报,2020,42 (1):3-6.

3. 实践应用——乳母营养套餐设计

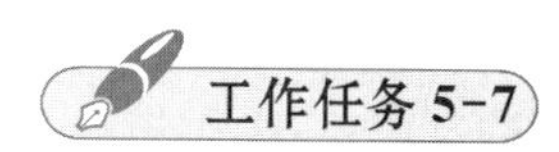

某月子中心,需要针对产褥期妇女推出营养月子套餐,请你设计一日营养月子套餐。

工作步骤

步骤 1:分析用餐人群营养需求特点、口味需求及禁忌。

步骤 2:计划一日餐次。

步骤 3:用营养配餐软件法设计食谱。

步骤 4:食谱调整。

参考解析

1. 分析用餐人群营养需求特点、口味需求及禁忌

用餐人群为产褥期妇女群体(20～35 岁),设定配餐对象时取中位数,即 20～35 岁中间的 27.5 岁,身体活动水平取轻,性别取女性,身高、体重设定为 160 cm、60 kg。口味需求及禁忌未被提及,按照正常范围配餐。

2. 计划一日餐次

用餐人群为产褥期妇女,计划一日 3 餐 2 点。

3. 确定用营养配餐软件法配餐("自动配餐王"软件),按照流程进行设计

(1) 输入用餐群体的代表信息:客户档案—添加用户—输入用户名—输入性别、出生日期—输入身高体重—选择乳母,身体活动水平为轻—保存。

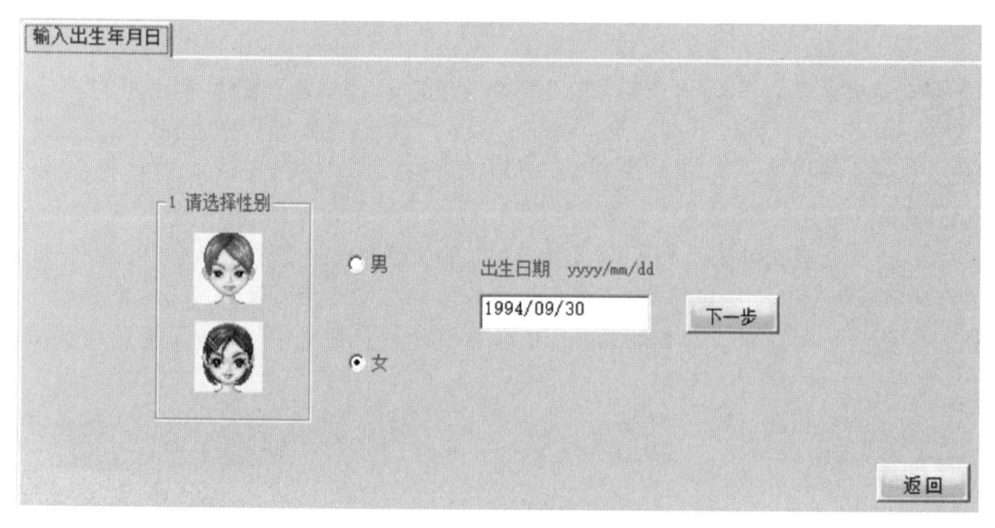

图 5.50 输入姓名、性别、出生日期

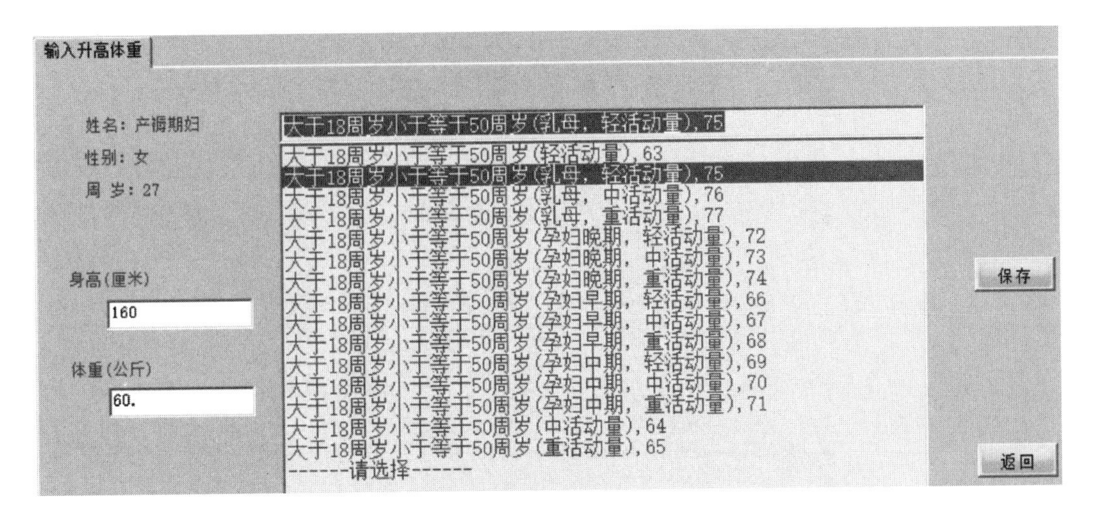

图 5.51 输入身高、体重、身体活动水平

(2) 食谱制作参数设置：进入食谱制作—选定客户(产褥期妇女)—确定配餐日期—设定餐种 3 餐 2 点制—保存餐种设置。

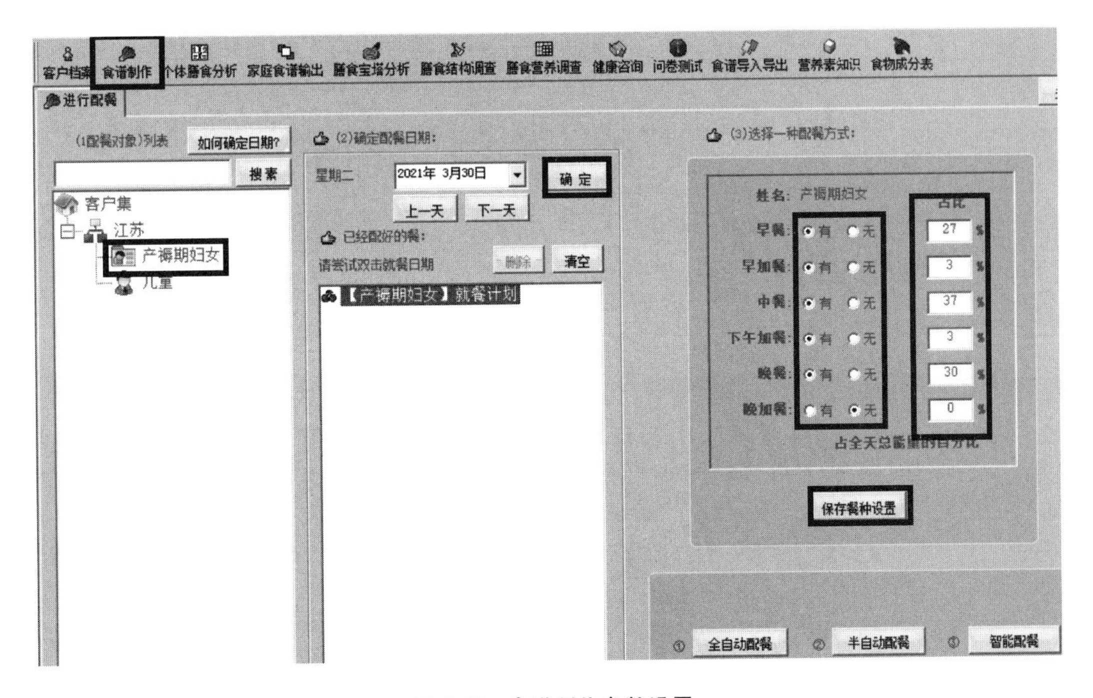

图 5.52 食谱制作参数设置

（3）食谱制作：选择半自动配餐模式—选择婴儿保健食谱库—选择乳母食谱库—输出食谱。

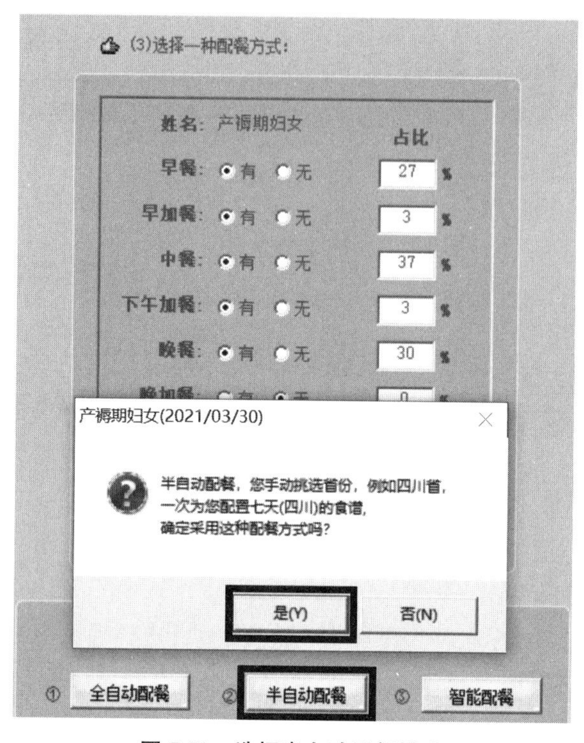

图 5.53　选择半自动配餐模式

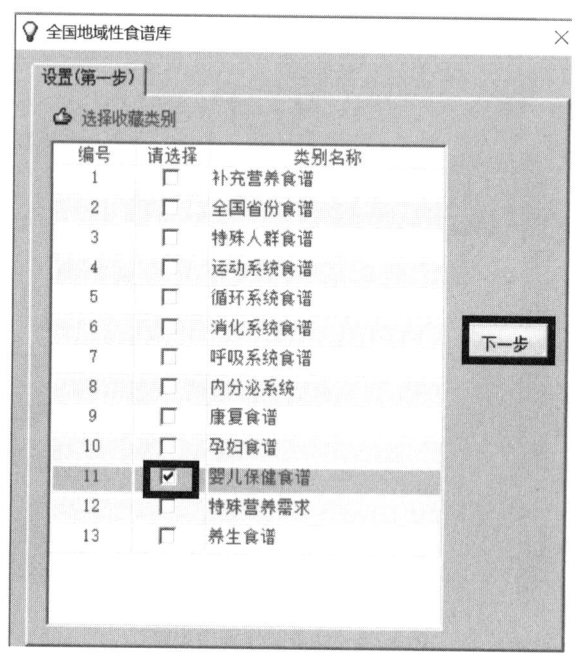

图 5.54　选择婴儿保健食谱库

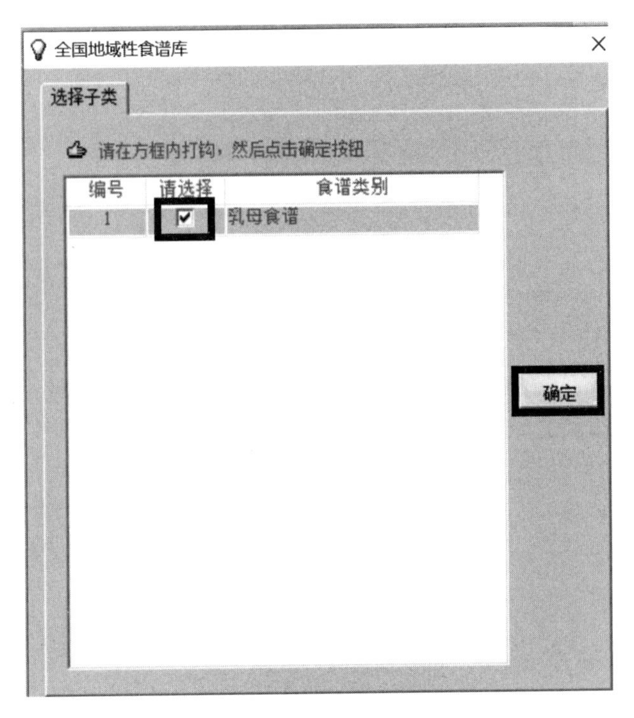

图 5.55 选择乳母食谱库

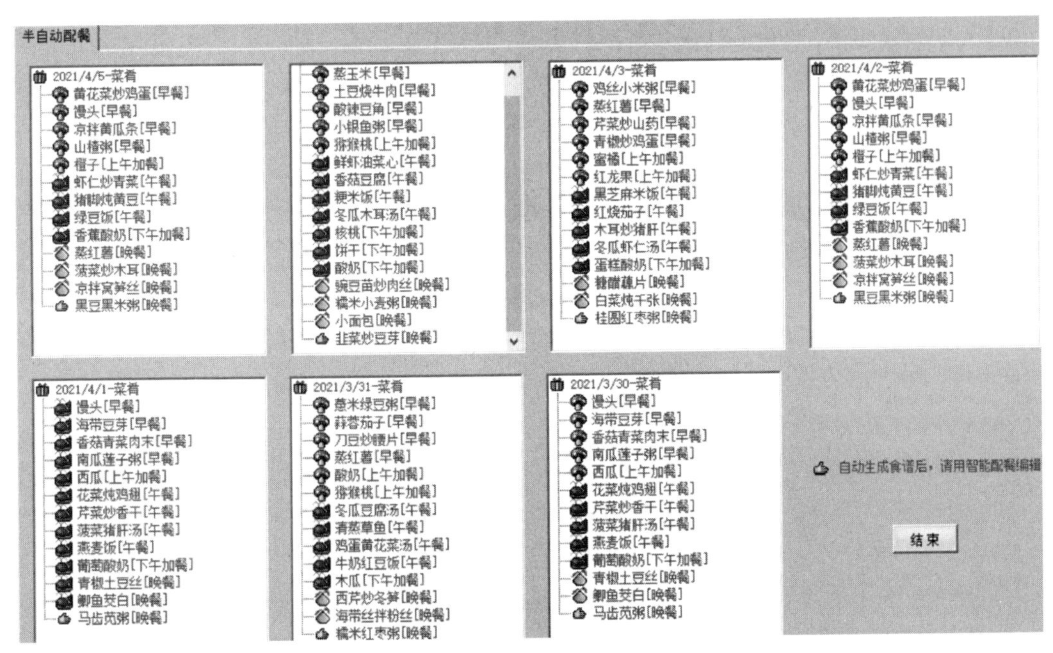

图 5.56 生成一周食谱

(4) 食谱查看及调整:选择 3 月 30 日食谱—进入智能配餐模式—根据月子中心实际情况进行调整—查看配方及重量—形成最终食谱。

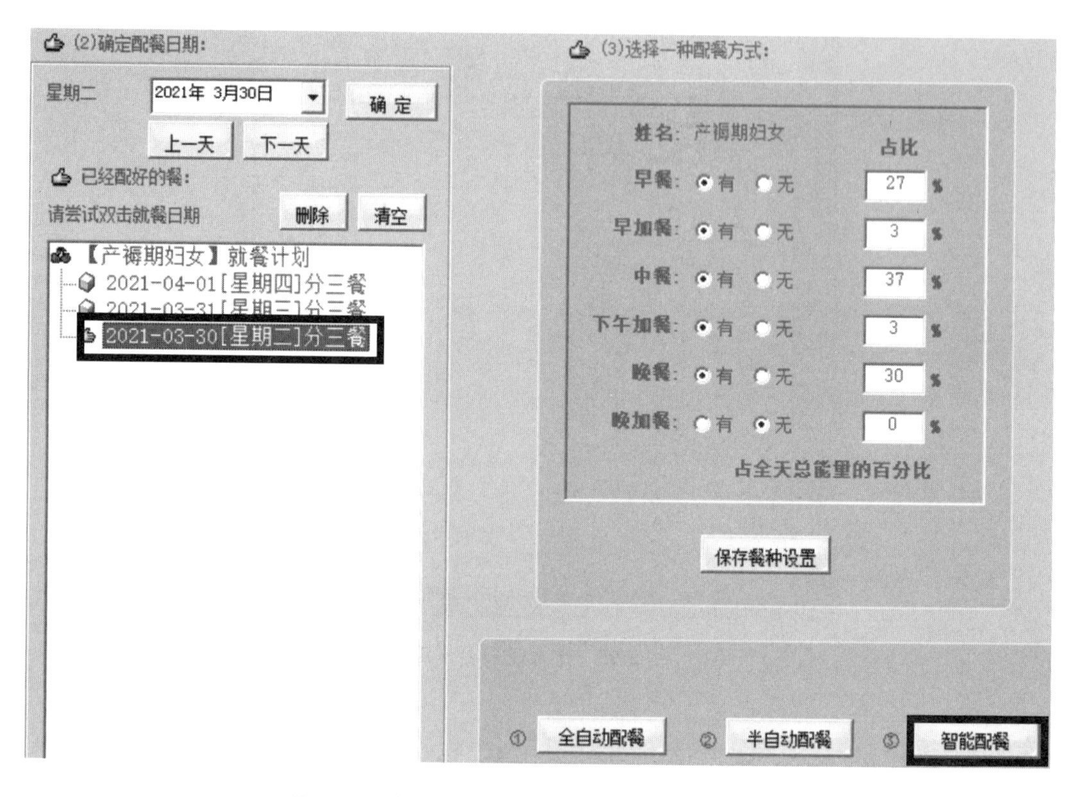

图 5.57　选择 3 月 30 日食谱,进入智能配餐模式

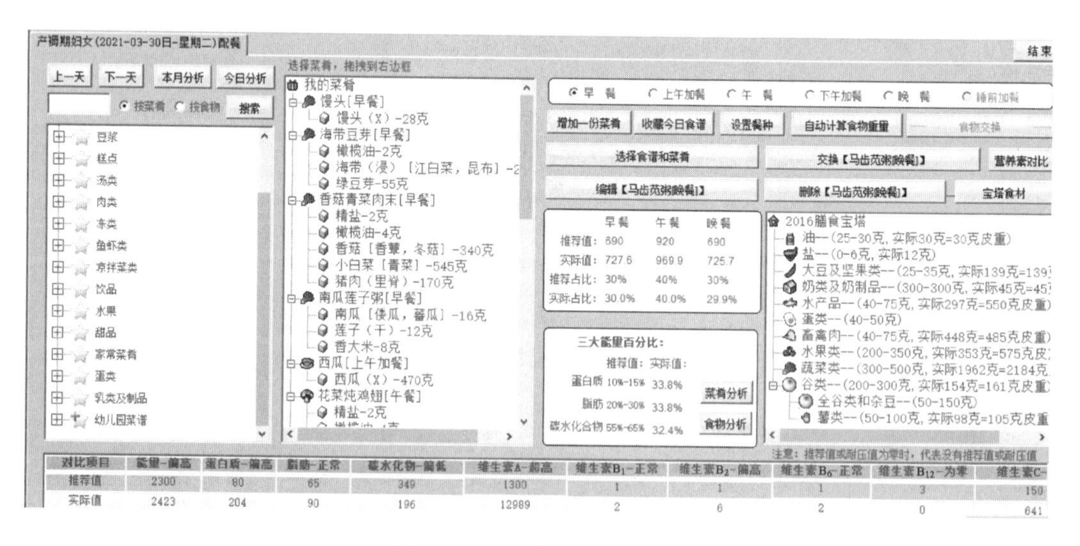

对比项目	能量-偏高	蛋白质-偏高	脂肪-正常	碳水化物-偏低	维生素A-超高	维生素B_1-正常	维生素B_2-偏高	维生素B_6-正常	维生素B_{12}-为零	维生素C-
推荐值	2300	80	65	349	1300	1	1	1	3	150
实际值	2423	204	90	196	12989	2	6	2	0	641

图 5.58　显示菜单详细信息

思考练习 5-3

1. 请你查阅孕妇的营养膳食原则，并根据此原则，利用任意一种营养配餐方法，为其设计一日营养食谱。

2. 请你查阅高血压患者的营养膳食原则，并根据此原则，利用任意一种营养配餐方法，为其设计一日营养食谱。

3. 请你查阅糖尿病患者的营养膳食原则，并根据此原则，利用任意一种营养配餐方法，为其设计一日营养食谱。

二、宴会菜单营养设计及实践应用

1. 宴会菜单设计要求

宴会是人们为了社会交往的需要根据预先计划而举行的群体聚餐活动。宴会菜单是经过精心设计的反映宴会膳食有机构成的专门菜单。

宴会菜单设计除了考虑用餐者需求、价格成本等经营原则之外，在菜品组配时需遵循以下原则：①营养平衡原则。宴会提供集体一餐膳食，应根据用餐者不同性别、不同年龄、不同职业、不同身体状况的基本营养需要进行配餐。改变以荤类菜肴为主的旧模式，遵循中国居民平衡膳食宝塔保证主食、蔬菜水果、豆制品及坚果的摄入，蔬菜原料花色品种要齐全，选用根（藕）、茎（芦笋等）、叶（芥蓝）、花（菜花）、瓜（黄瓜）、果（西红柿）以及豆荚类等多种蔬菜原料。烹饪方法应选择健康烹饪模式，保证营养不流失，同时菜品制作服务要确保卫生安全。②菜品味型多样原则。菜品的感官性状，如菜品的色、香、味、型、器等各方面必须合理搭配。菜品味型中的辣、酸、甜、咸、滋（口感）之间平衡搭配，以及菜品与酒水饮料之间的合理搭配，原则上同种原料菜品在同一宴会餐中不得重复出现。菜品的合理组合必须突出体现一种比较和谐的节奏感，菜品组合起来犹如一组优美的“交响曲”。③兼顾文化与美感原则。宴会菜单设计还需体现丰富的餐饮文化，呈现各流派菜品制作及技术要点，兼顾国内外菜品最新流行趋势。同时考虑美学原则，食品的造型、原料颜色搭配组合要具有独特之处。④节约粮食原则。目前全国上下厉行节约粮食新风尚，故而在设计中对原料的总量要加以控制，以免造成餐饮浪费。

宴会菜单设计，一般按照确定设计目标体系、确定菜品组合、确定菜品名称及菜目编排形式这 3 个步骤进行。因确定菜品名称及菜目编排形式与营养关系甚微，故此略去不提。以下就前两个步骤进行描述：①确定设计目标体系。构成宴会菜单的菜品，可用原料、成本、工艺加工要求、口感等一系列指标来描述，应从这些指标体系中挑选出最能反映本质特征的指标。如：一级目标由宴会的价格、宴会的主题及菜品风味特色共同构成。二级目标为反映菜品构成模式的宴会菜品格局。现代中式宴会菜品比较通行的一种模式是由冷菜、热菜、大菜、点心、水果五个部分组成，川式宴会菜品格局多一个小吃，广式宴会菜品格局则由开席汤替换冷菜。三级目标为各组菜品的菜品数目，各组菜品荤素原料构成的比例、占整个宴会菜品成本的比例等。四级目标是确定单个具体菜品，即构成该菜品的原料及其数量比例、烹饪加工方法及其标准、成品质量及风味特色、菜品成本等具体内容。②确定菜品组合。具体有以下方法：一是围绕宴会主题选择菜品，如松鹤延年冷盘适合寿宴，不适合婚宴；二是围绕主导风味选择“和而不同”的菜品，如淮扬菜品主导风味是清淡平和，川式宴会菜品主导风味是刚柔相济，广式宴会菜品主导风味是清新华丽；三是围绕主干菜选择菜品，主干菜应该是头菜、二菜、甜菜、座汤这四个菜，把四个主干菜确立后，其余的菜与之相配即可；四是围绕时令季节选择菜品，突出名特物产；五是围绕价格标准选择菜品。

2. 实践应用——婚宴菜单营养设计

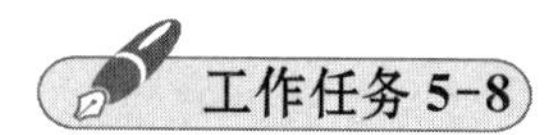

某酒店接到婚宴接待的订单，10 人/桌，午餐，请你从营养的角度设计宴席菜单。

工作步骤

步骤 1：分析用餐人群营养需求特点、口味需求及禁忌。

步骤 2：计划一日餐次。

步骤 3：用膳食宝塔法设计菜单。

步骤 4：菜单调整。

参考解析

1. 分析用餐人群营养需求特点、口味需求及禁忌

用餐者为结婚新人的亲朋好友，年龄跨度从儿童到老人，选取普通成人为代表，利用膳食宝塔法进行菜单设计。口味需求及禁忌未被提及，按照正常范围配餐。

2. 计划一日餐次

用餐者为成人，计划一日 3 餐，菜单中的菜肴为午餐。

3. 确定用膳食宝塔法配餐，按照流程进行设计

(1) 种类设计

膳食宝塔推荐每人一日 12 种以上食物，宴席菜单中的菜肴供 10 人午餐食用，也应多样化，设计至少 12 种食物作为原材料。设计谷类、薯类、杂豆类至少各 1 种；蔬菜水果类至少各 1 种；鱼、虾、蛋类、禽肉、畜肉至少各 1 种；奶、大豆、坚果类至少各 1 种。

(2) 主食设计

午餐食用量为一日膳食的 40%，膳食宝塔的目标量均是一日食用量，因此应乘以 40%，而膳食宝塔对应的是一人，设计的菜单供 10 人食用，故而再乘以 10。膳食宝塔设计目标为谷薯类食物 250～400 g，其中全谷物和杂豆类 50～150 g，薯类 50～100 g。该宴席菜单设计目标应为谷薯类食物 1 000～1 600 g，其中全谷物和杂豆类 200～600 g，薯类 200～400 g。因此设计五谷拼盘(玉米 200 g，小香薯 200 g，蚕豆 200 g，山芋 200 g，板栗 200 g)、桂花葛粉圆子 300 g、鸳鸯羹(大米 100 g)、脆皮炸酸奶(玉米淀粉 120 g)。

(3) 肉类设计

膳食宝塔设计目标为鱼虾 40～75 g，畜禽肉 40～75 g，蛋类 40～50 g，该宴席菜单设计目标应为鱼虾 160～300 g，畜禽肉 160～300 g，蛋类 160～200 g。设计红花双色虾球(虾仁 150 g)、珍珠鳜鱼(鳜鱼 150 g)、金蝉花牛肉茶(牛腿肉 100 g，牛肉 100 g)、明珠跑山鸡(山鸡 100 g，鸽蛋 160 g)。

(4) 蔬菜水果设计

膳食宝塔设计目标为蔬菜 300～500 g，新鲜水果 200～350 g，该宴席菜单设计目标应

为蔬菜 1 200～2 000 g,深色蔬菜 600 g 以上,新鲜水果 800～1 400 g。主要根据肉类进行配菜设计,设计红花双色虾球(南瓜 100 g,荠菜 100 g,白萝卜 200 g)、珍珠鳜鱼(莴苣100 g,黄灯笼椒 50 g)、金蝉花牛肉茶(胡萝卜 100 g,香芹 10 g,洋葱 10 g)、鸳鸯羹(菠菜 100 g)、翡翠时蔬(豌豆苗 500 g)、荠菜香干(荠菜 100 g)、餐后水果盘(橙子 200 g,甜瓜 200 g,桂圆 200 g,冬枣 200 g)。

(5) 奶、豆、坚果类设计

膳食宝塔设计目标为奶制品相当于液态奶 300 g,豆制品相当于大豆 25 g,坚果 10 g。该宴席菜单设计目标应为奶制品相当于液态奶 1 200 g,豆制品相当于大豆 100 g,坚果 40 g。因此设计脆皮炸酸奶(酸奶 750 g,牛奶 450 g)、荠菜香干(香干100 g)、醋浸花生仁(花生仁 40 g)。

(6) 油盐设计

膳食宝塔设计目标食盐不超过 5 g,烹饪油 25～30 g,糖 25 g 以下,该宴席菜单设计目标应为食盐不超过 20 g,烹饪油 100～120 g,糖 100 g 以下。一共 12 道菜,涉及油盐的有 8 道菜,平均每道菜用盐 2.5 g,油 12.5～15 g。

将以上设计总结如下:

蒸五谷拼盘(玉米 200 g,小香薯 200 g,蚕豆 200 g,山芋 200 g,板栗 200 g)

醋浸花生仁(花生仁 40 g,盐 2.5 g,油 10 g,糖 2 g)

红花双色虾球(虾仁 150 g,南瓜 100 g,荠菜 100 g,白萝卜 200 g,盐 2.5 g,油 15 g)

珍珠鳜鱼(鳜鱼 150 g,莴苣 100 g,黄灯笼椒 50 g,盐 2.5 g,油 15 g)

金蝉花牛肉茶(牛腿肉 100 g,牛肉 100 g,胡萝卜 100 g,香芹 10 g,洋葱 10 g,盐 2.5 g,油 15 g)

明珠跑山鸡(山鸡 100 g,鸽蛋 160 g,盐 2.5 g,油 15 g)

翡翠时蔬(豌豆苗 500 g,盐 2.5 g,油 13 g)

荠菜香干(荠菜 100 g,香干 100 g,盐 2.5 g,油 13 g)

桂花葛粉圆子(300 g,糖 10 g)

鸳鸯羹(大米 100 g,菠菜 100 g,盐 2.5 g,油 10 g)

脆皮炸酸奶(酸奶 750 g,牛奶 450 g,玉米淀粉 120 g,糖 20 g)

水果盘(橙子 200 g,甜瓜 200 g,桂圆 200 g,冬枣 200 g)

4. 食谱调整

食谱调整主要考虑用餐者的个性化需求、原料成本价格、宴会主题等因素,从餐饮经营的角度对该食谱进行调整,并进行菜名的重新包装命名,使其符合餐饮婚宴的具体市场需求。

知识链接 5-4

婚宴菜单设计的习俗

我国传统中,红喜事(婚宴)菜肴的数量为双数、白喜事(丧宴)菜肴的数量为单数。婚宴菜肴数量以八个菜象征发家,以十个菜象征浑然一体,以十二个菜象征月月幸福。

江南地域风行的“八八年夜发席”全席由八道冷菜、八道热菜构成。并且举行婚礼的日子也多选择夏历双月的初八、十八、二十八，暗扣“要得发，不离八、八上加八、发了又发”的吉利寄意。

菜肴的定名应尽量选用吉利用语以寄托对新人美好的祝贺，从心理上愉悦宾客，衬托氛围。如珍珠双虾可以取名为“凤凰于飞”，奶汤鱼圆可以取名为“鱼水相依”，红枣桂圆莲子花生羹可以取名为“早生贵子”。婚宴中的菜品如是色、料、味成双成对，可以采用鸳鸯定名，如鸳鸯鱼片、鸳鸯鸡淖、鸳鸯酥等，向新人致以圆满的祝贺。

资料来源：https://baijiahao.baidu.com/s? id=1558661697910319

思考练习 5-4

酒店接到老人 80 岁祝寿宴会的订单，请你设计宴席菜单。

三、集体食谱设计及实践应用

1. 集体食谱设计要求

集体膳食指的是人数较多的集中用餐，常见的有食堂、团膳等，是餐饮业的重要组成部分。集体膳食食谱直接关系居民的营养健康，因此应对集体膳食食谱进行营养设计。

与针对个体的营养配餐不同，集体食谱设计往往针对的是有共同特点的群体，如幼儿、老人或者职业相同的成人等，因此要考虑到就餐人群共同的营养需求，在做到物美价廉的同时，又要保证就餐者的营养摄入。在此以老年人为例，说明集体食谱的设计流程。

知识链接 5-5

老年人营养需求特点

针对老年人的生理特点及营养需求，中国营养学会发布了《中国老年人膳食指南》，在一般人群膳食指南的基础上，补充了适合老年人特点的膳食指导内容。

一、少量多餐细软，预防营养缺乏

老年人膳食应采用多种方法增加老年人的食欲和进食量，使他们吃好三餐。高龄老人、身体虚弱者以及体重明显下降的老人要少量多餐。老年人牙齿容易缺损，所以食物制作要细软。有咀嚼吞咽困难的老年人可选择软食、半流质和糊状食物，进食中要细嚼慢咽。

老年人群的膳食制作要将食物切小切碎，或延长烹调时间；肉类食物可切成肉丝或肉片后烹饪，也可剁碎成肉糜再制作成肉丸食用；鱼类可做成鱼片、鱼丸、鱼羹，虾可剥取虾仁；坚果、杂粮等坚硬食物可碾碎成粉末或细小颗粒，如芝麻粉、核桃粉、玉米粉等；多选嫩叶蔬菜，质地较硬的水果或蔬菜可粉碎榨汁食用；蔬菜可制成馅、碎菜，与其他食物一同制成可口的饭菜(如菜粥、饺子、包子、蛋羹等)，混合食用；多采用炖、煮、蒸、烩、焖、烧等烹饪方法，少用煎炸和熏烤等方法制作食物。

二、主动足量饮水，积极户外活动

老年人身体对缺水的耐受性下降。饮水不足可对老年人的健康造成明显影响，因此要养成定时和主动饮水的习惯，而不是在感到口渴时才喝水。正确的饮水方法是少量多次、主动饮水，每次 50～100 mL。如在清晨喝一杯温开水，睡前 1～2 小时喝一杯水，运动前后也需要喝点水。

三、延缓肌肉衰减,维持适宜体重

骨骼肌是身体的重要组成部分,延缓肌肉衰减对维持老年人活动能力和健康状况极为重要。延缓肌肉衰减的有效方法是吃动结合。吃的方面:每天要吃30～50 g大豆及其豆制品;吃足量的肉,鱼、虾、禽肉、猪牛羊的瘦肉等动物性食物都含有消化吸收率高的优质蛋白质以及多种微量营养素;天天喝奶,多喝低脂奶及其制品;有高脂血症和超重肥胖倾向者应选择低脂奶、脱脂奶及其制品;乳糖不耐受的老年人可以考虑饮用低乳糖奶、舒化奶或酸奶。豆类、肉及奶类都能保证老年人获得足够的优质蛋白质。另外,要进行有氧运动和适当的抗阻运动。

老年人体重应维持在正常稳定水平,不应过度苛求减重,体重过高或过低都对老年人的健康不利。从降低营养不良风险和死亡风险的角度考虑,老年人的BMI应在20～26.9为好,并时常监测体重变化。

四、摄入充足食物,鼓励陪伴进餐

注意食物多样化,保证老年人从膳食中获得足够的各种营养素,以达到平衡膳食的目的。每天应至少摄入12种及以上的食物,保证每日新鲜蔬菜、水果及富含膳食纤维食物的摄入,以缓解老年人便秘问题。

老年人应摒弃闭门不出的生活习惯,应积极主动与人交流,多参与群体活动。可以适当参与食物的准备和烹饪,烹制自己喜爱的食物,享受家庭共同进餐的愉悦。家人应对老年人更加关心照顾,陪伴交流。

资料来源:http://health.people.com.cn/n1/2017/0323/c404200-29164663.html

2. 实践应用——养老院食堂食谱设计

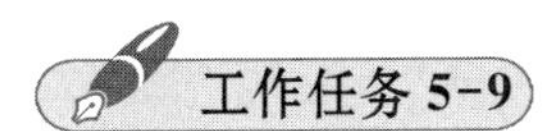
工作任务5-9

某养老院食堂,就餐人数为200人,男性70人,女性130人。需制定一日食谱,请你设计一日营养食谱。

工作步骤

步骤1:分析用餐人群营养需求特点、口味需求及禁忌。

步骤2:计划一日餐次。

步骤3:用营养配餐软件法设计食谱。

步骤4:食谱调整。

参考解析

1. 分析用餐人群营养需求特点、口味需求及禁忌

用餐人群为老年人群体(60～80岁),设定配餐对象时取中位数,即60～80岁中间的70岁,身体活动水平取轻,性别取女性,身高、体重设定为160 cm,70 kg。口味需求及禁忌未被提及,按照正常范围配餐。

2. 计划一日餐次

用餐者为老年人,计划一日3餐2点。

3. 确定用营养配餐软件法设计食谱

因“自动配餐王”软件无法进行人数较多的集体营养配餐,故而先采用营养配餐软件法配

出1个老年人的一日膳食,再利用计算法算出200个老人的一日膳食,按照以下流程进行设计。

(1) 输入用餐群体的代表信息:客户档案—添加用户—输入用户名—输入性别、出生日期—输入身高体重、身体活动水平为轻—保存。

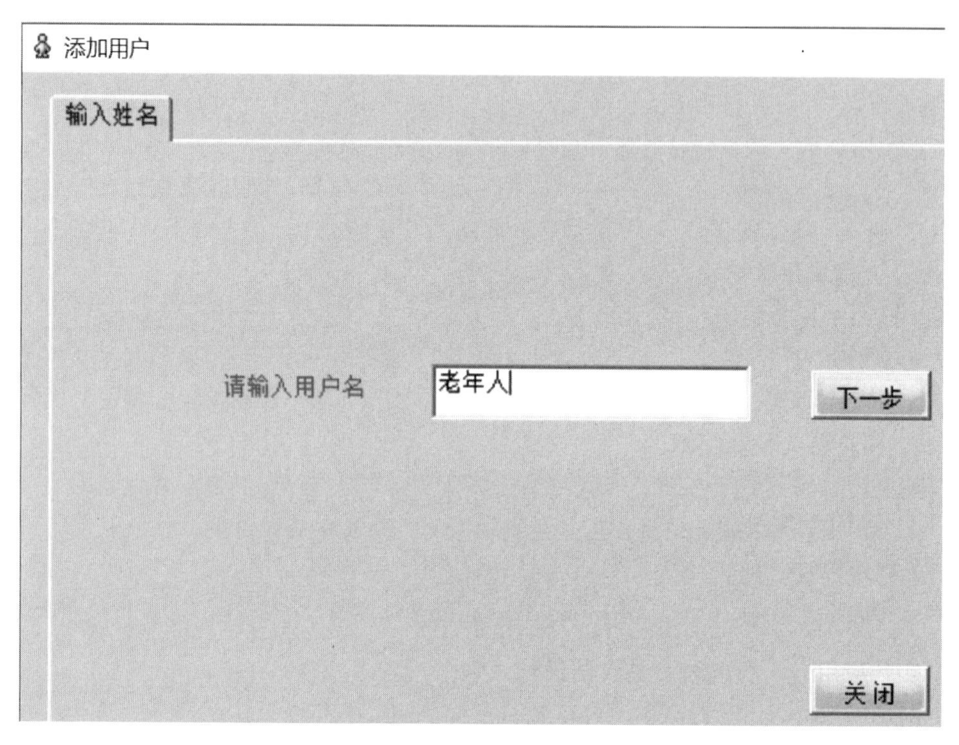

图 5.59 输入姓名

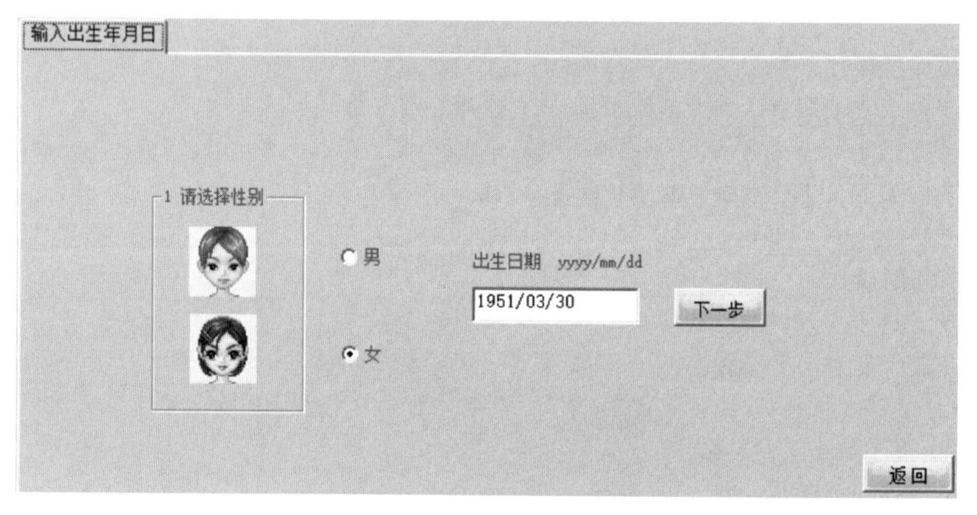

图 5.60 输入性别和出生日期

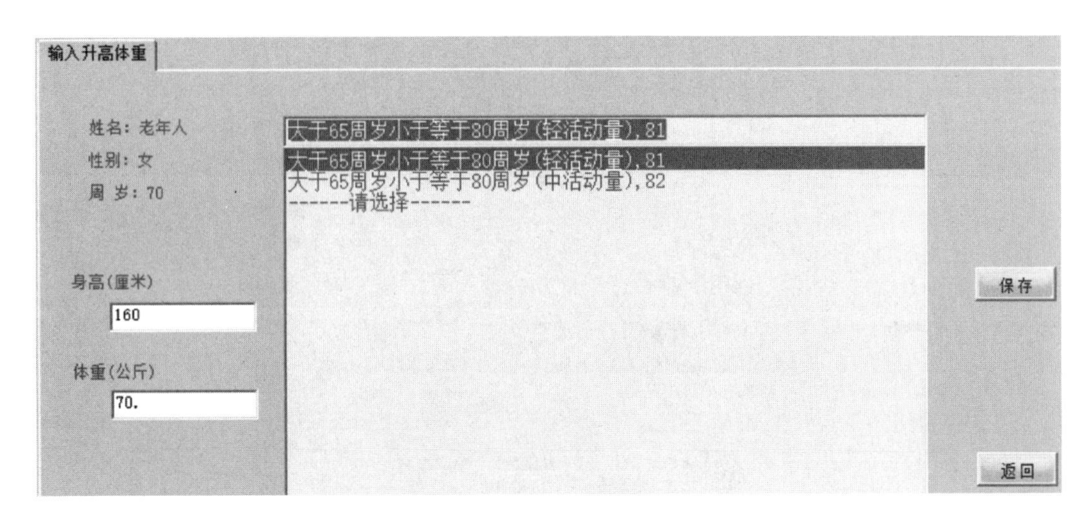

图 5.61　输入身高、体重、身体活动水平

(2) 食谱制作参数设置：进入食谱制作—选定客户(老年人)—确定配餐日期—设定餐种3餐2点制—保存餐种设置。

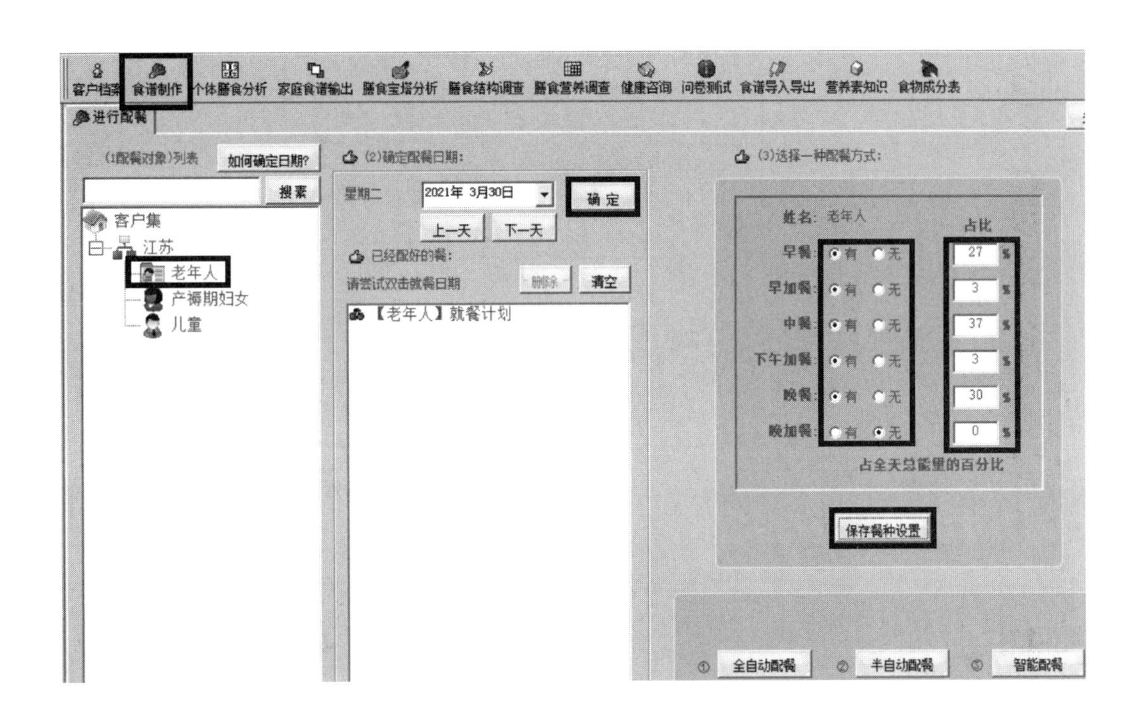

图 5.62　食谱制作参数设置

(3) 食谱制作：选择半自动配餐模式—选择特殊人群食谱库—选择老年人食谱库—输出食谱。

(3)选择一种配餐方式：
姓名：老年人
占比
早餐：有 无
27 %
早加餐：有 无
3 %
中餐：有 无
37 %
下午加餐：有 无
3 %
晚餐：有 无
30 %
老年人(2021/03/30)
半自动配餐，您手动挑选省份，例如四川省，
一次为您配置七天(四川)的食谱，
确定采用这种配餐方式吗？
是(Y)
否(N)
① 全自动配餐
② 半自动配餐
③ 智能配餐

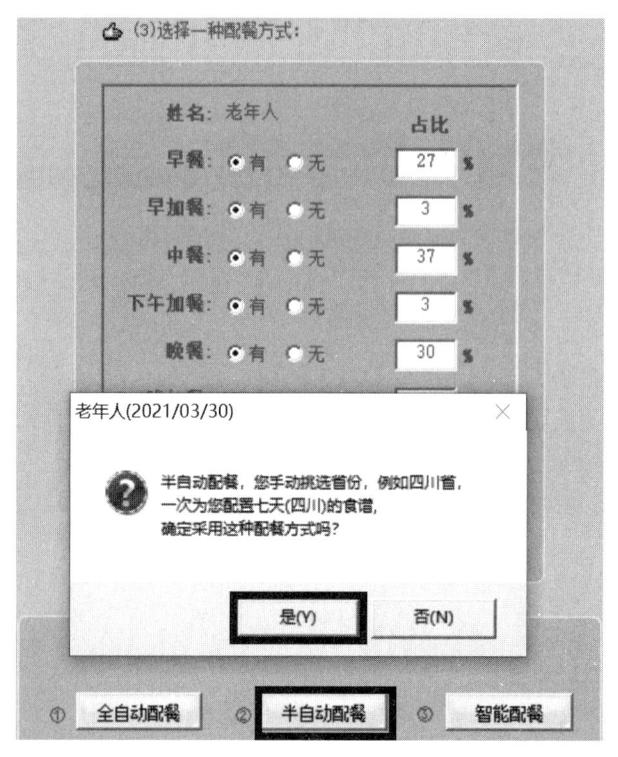

图 5.63　选择半自动配餐模式

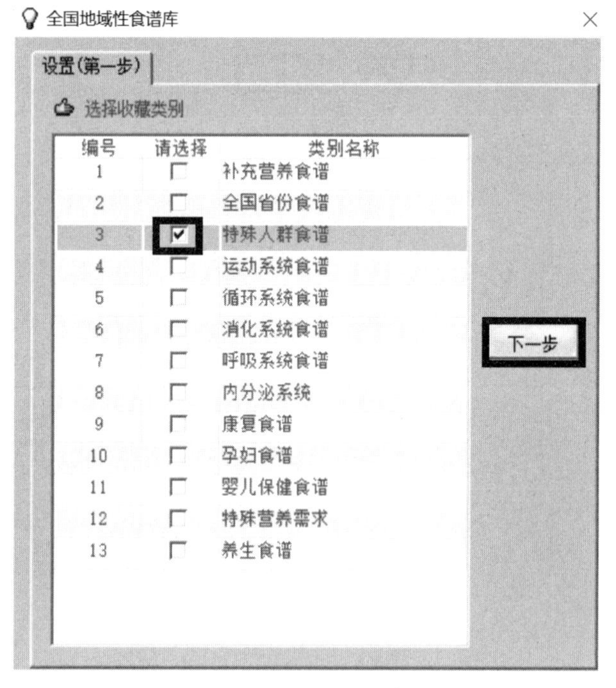

图 5.64　选择特殊人群食谱库

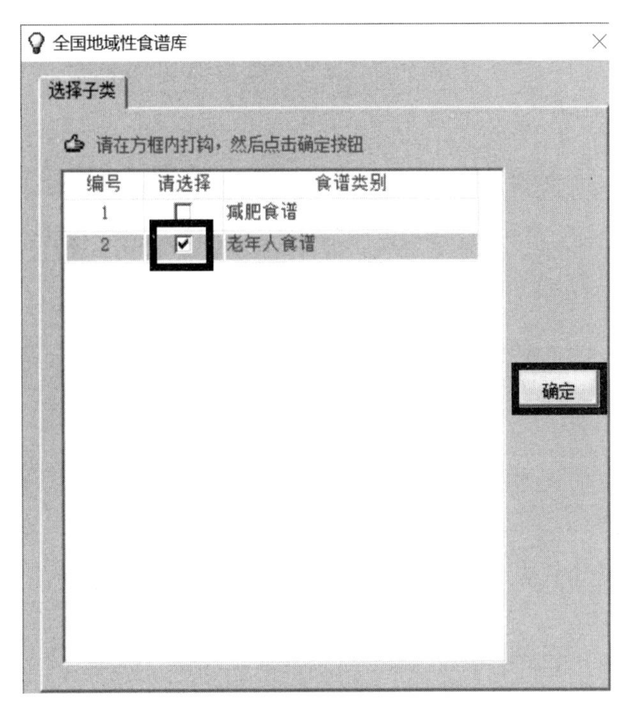

图 5.65 选择老年人食谱库

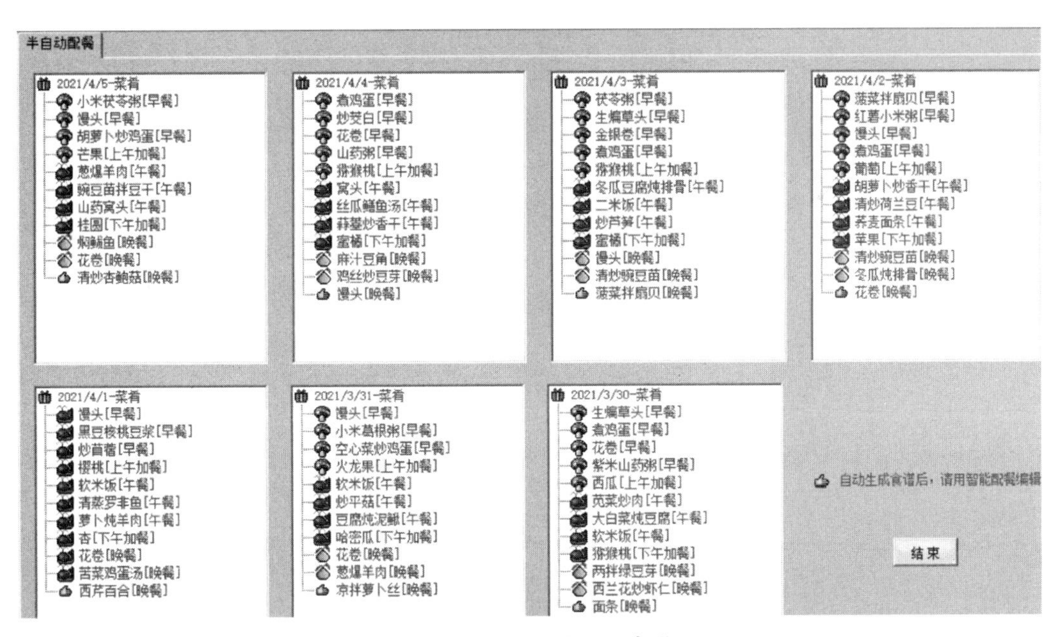

图 5.66 生成 1 人一周食谱

(4) 食谱查看及调整：选择 4 月 1 日食谱—进入智能配餐模式—根据实际情况进行调整—食谱主食含量太低，将午餐的“软米饭”按 500% 比例替换成“二米饭”—食谱能量较高，将午餐的“萝卜炖羊肉”按 20% 比例换成“炒甜菜叶”—形成 1 个女性老年人的一日食谱。

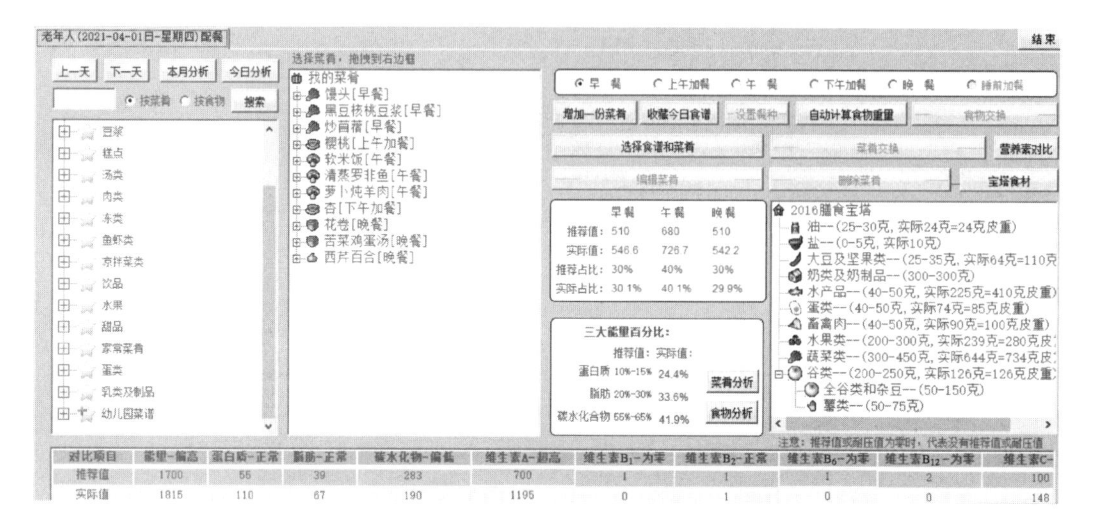

对比项目	能量-偏高	蛋白质-正常	脂肪-正常	碳水化物-偏低	维生素A-超高	维生素B_1-为零	维生素B_2-正常	维生素B_6-为零	维生素B_{12}-为零	维生素C-
推荐值	1700	55	39	283	700	1	1	1	2	100
实际值	1815	110	67	190	1195	0	1	0	0	148

图 5.67　选择 4 月 1 日食谱，进入智能配餐模式

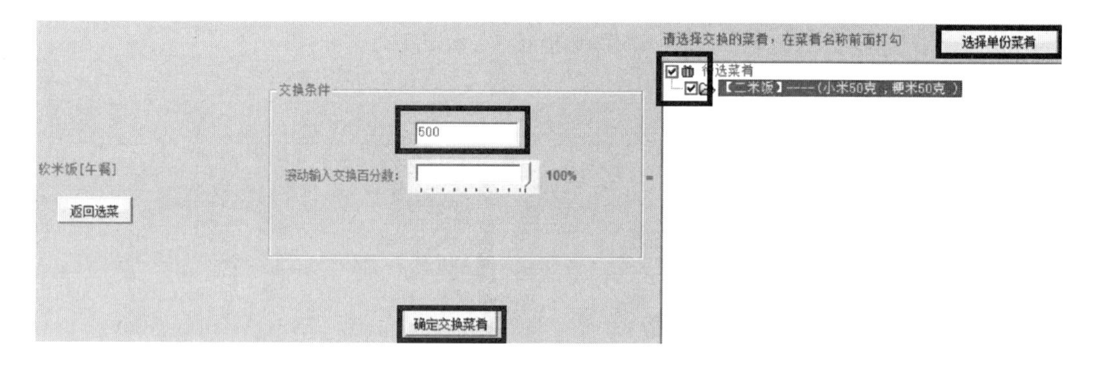

图 5.68　“软米饭”与“二米饭”进行交换

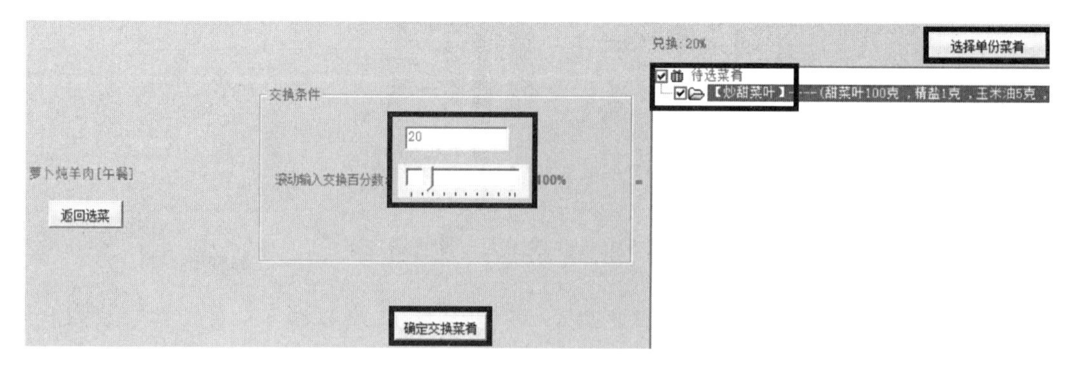

图 5.69　“萝卜炖羊肉”与“炒甜菜叶”进行交换

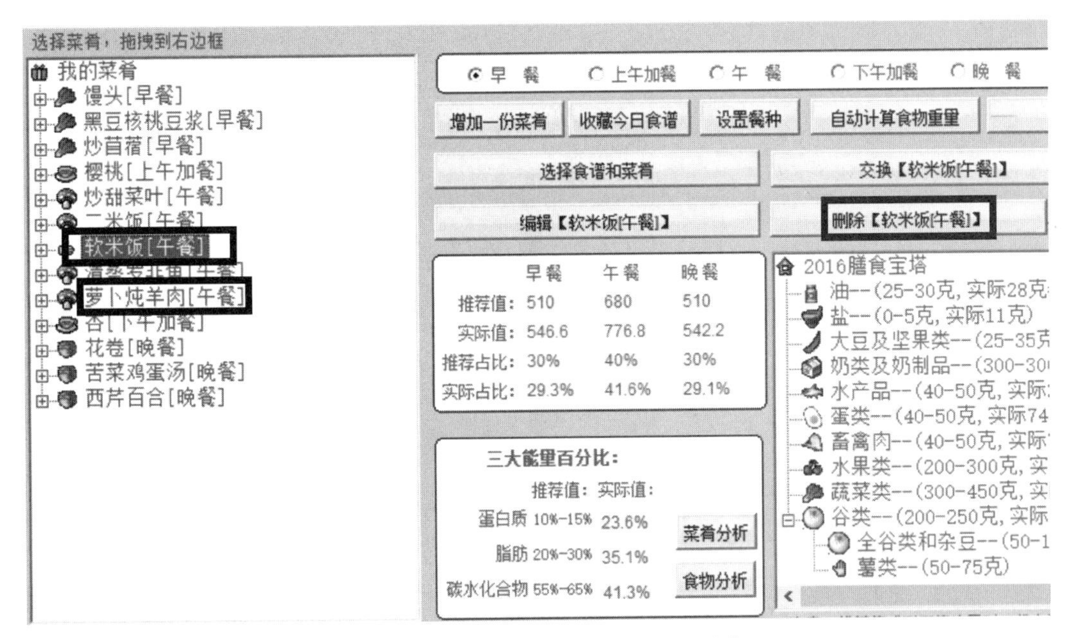

图 5.70　删除“软米饭”和“萝卜炖羊肉”

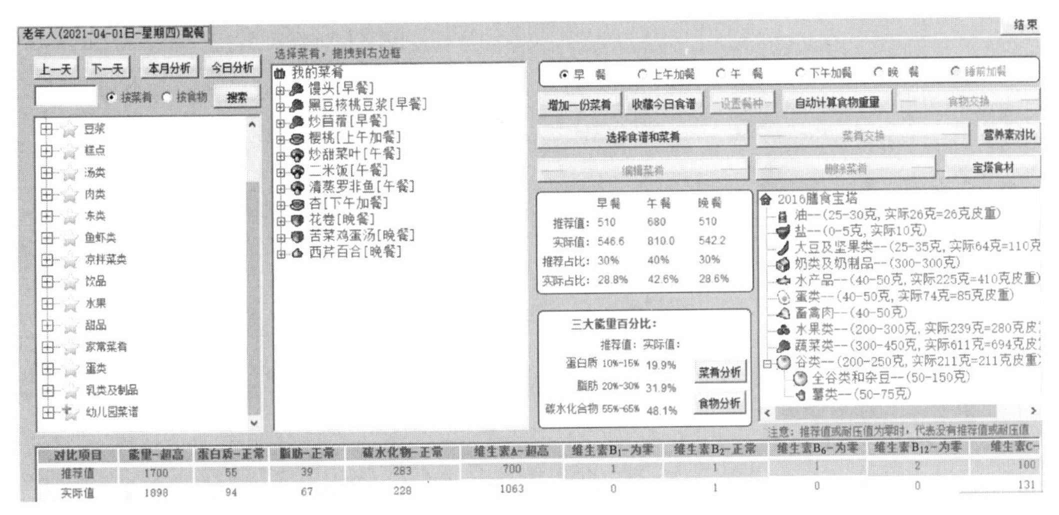

图 5.71　生成最终食谱

由营养配餐软件法得出的1个轻体力活动的女性老年人的一日食谱为：

餐次	食物	原料	供1人食用食物重量/g
早餐	馒头	标准粉	26
	黑豆核桃豆浆	黑豆	30
		核桃	80
	炒苜蓿	苜蓿	45
		盐	2
		核桃油	4

（续表）

餐次	食物	原料	供1人食用食物重量/g
加餐	樱桃	樱桃	140
午餐	二米饭	粳米	55
		小米	50
	清蒸罗非鱼	罗非鱼	410
		盐	2
		核桃油	6
	炒甜菜叶	甜菜叶	85
		盐	2
		玉米油	6
加餐	杏	杏	140
晚餐	花卷	标准粉	80
	苦菜鸡蛋汤	苦菜	50
		鸡蛋	85
		盐	2
		核桃油	4
	西芹百合	西芹	320
		百合	45
		盐	2
		核桃油	6

该老年人食堂就餐人员为200人，男性70人，女性130人，以上设计以老年女性轻体力活动为基准，因此：

男性折合轻体力活动女性系数＝轻体力活动老年男性能量参考摄入量(65岁)÷轻体力活动老年女性能量参考摄入量(65岁)×100%＝2 050÷1 700×100%＝1.21

该食堂总人日数＝女性人数＋男性人数×男性折合轻体力活动女性系数

＝130＋70×1.21＝215(人·日)

该食堂某食物一日食物原料总量＝某食物每人每日食物重量×总人日数，以馒头为例，一日标准粉用量＝26×215＝5 590 (g)＝5.59 (kg)，以此类推，结果见下表：

餐次	食物	原料	供1人食用食物重量/g	供200人食用食物重量/kg
早餐	馒头	标准粉	26	5.59
	黑豆核桃豆浆	黑豆	30	6.45
		核桃	80	17.2

（续表）

餐次	食物	原料	供1人食用食物重量/g	供200人食用食物重量/kg
早餐	炒苜蓿	苜蓿	45	9.68
		盐	2	0.43
		核桃油	4	0.86
加餐	樱桃	樱桃	140	30.1
午餐	二米饭	粳米	55	11.83
		小米	50	10.75
	清蒸罗非鱼	罗非鱼	410	88.15
		盐	2	0.43
		核桃油	6	1.29
	炒甜菜叶	甜菜叶	85	18.28
		盐	2	0.43
		玉米油	6	1.29
加餐	杏	杏	140	30.1
晚餐	花卷	标准粉	80	17.2
	苦菜鸡蛋汤	苦菜	50	10.75
		鸡蛋	85	18.28
		盐	2	0.43
		核桃油	4	0.86
	西芹百合	西芹	320	68.8
		百合	45	9.68
		盐	2	0.43
		核桃油	6	1.29

思考练习 5-5

某幼儿园食堂，就餐人数为500人，男生200人，女生300人，需制定一日食谱，请你设计一日营养食谱。

本章小结

1. 一日三餐中，早餐提供了一日能量的25%～30%，午餐提供了35%～40%，晚餐提供了 30%～35%，一般选用 30%、40%、30%，即餐次比为 3∶4∶3。

2. 中国居民平衡膳食餐盘分成四份，分别是谷薯类、鱼肉蛋豆类、蔬菜类、水果类，其中谷薯类、蔬菜类所占比例较高，占据盘子的大部分，鱼肉蛋豆类、水果类占据盘子较小的分量，餐盘旁放置一杯奶。

3. 每天主食的摄入量相当于两个拳头；蔬菜相当于 1 个拳头的非淀粉块茎蔬菜加上一大捧叶菜类；水果约是一个中等大小苹果的量，或者一捧浆果的量；肉类应控制在一个手掌心（不包括手指）大小；奶酪摄入量应控制在两个拇指大小，巧克力不超过一根食指大小。

4. 营养配餐的方法有计算法、膳食宝塔法、食物交换份法、营养配餐软件法等，在餐饮营养实际中较常用的方法是膳食宝塔法、食物交换份法、营养配餐软件法。

5. 营养配餐在餐饮业的应用，分为营养套餐设计、宴会菜单营养设计及集体食谱设计等。

本章测评

通过餐饮店的实地调研，研究现代餐饮业的菜单营养设计现状。以小组为单位，以《餐饮店营养菜单设计现状》为题写一篇不少于 1 000 字调研报告，在班级中进行交流。

第六章 餐饮食品安全卫生基础

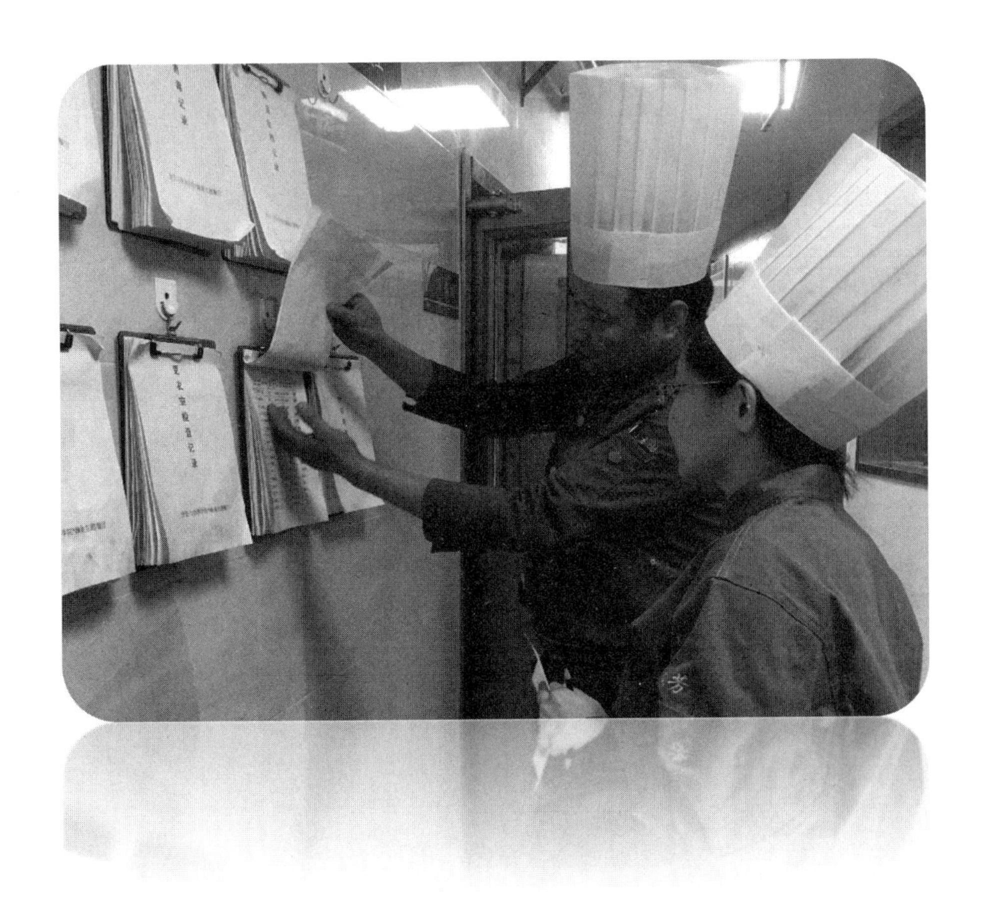

职业情境

作为餐饮从业人员，你需要了解餐饮业中的食品安全事故，了解食品安全事故的处理程序。同时应意识到食品安全事故对于餐饮业的严重危害，在厨房操作和管理中树立食品安全意识，掌握食物中毒的分类及原因，针对原因有效地做好预防措施，因为食品安全永远是事前预防重于事后处理。

学习目标

◆ 了解食物中毒及处理程序

◆ 掌握食物中毒的分类及原因

◆ 掌握食物中毒的预防措施

任务导入

某餐厅的食品安全经理某日下午接到投诉，有近十名中午用餐的顾客出现不同程度的腹泻、呕吐及全身乏力现象，食品安全经理该怎么办呢？

餐饮业食品安全事故：是指发生在餐饮行业中的，由有问题的食物而引起的，危害或者可能危害顾客身体健康的事故，包括食源性疾病（Foodborne Diseases）和食品污染（Food Pollution）。

食源性疾病：是指通过摄食而进入人体的有毒有害致病因子所造成的疾病，可分为中毒性和感染性，即常见的食物中毒和食源性传染病（如甲肝）。食源性疾病的概念比食物中毒更为宽泛，包含传染性和非传染性两种。本书仅对常见的食物中毒进行详细介绍。

食品污染：是指食物在餐饮运输、贮存、加工、销售到食用前的各个环节中，受到化学性（如洗洁精）、物理性（如钢丝球）、生物性（如蟑螂尸体）等异物污染的现象，虽然不一定对人体造成危害结果，但是影响顾客对餐饮品牌的食品安全评价。

应急预案制度：是指餐饮店为面对突发的食品安全事故，应建立一套完善的应急管理、指挥、抢救计划等。一般包含人员抢救计划、上报调查计划、原料追溯召回报废计划、危机公关计划、责任认定制度、应急演练计划等。

事故预防的食品安全方案：是指基于食品安全事故预防的视角，餐饮店制定的一系列关于人员、场所、设施、流程等的食品安全制度。无论餐饮店是否发生食品安全事故，食品安全方案的制定和实施都十分必要，它是保证餐饮企业安全经营的长久之道。

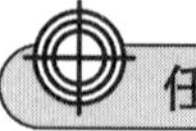

任务步骤

处理食品安全事故，你需要：

步骤1：启动应急预案——详见第一节。

步骤2：分析事故的原因——详见第二节。

步骤3：制定预防事故的食品安全方案——详见第三节。

第一节　食物中毒及处理

案例导入6-1

五星级酒店发生食物中毒！

2012年8月12日，三亚国光豪生度假酒店发生集体食物中毒事件，先后有141人进入医院医治，幸好并无病人死亡。据调查，这是由早餐自助餐中的蛋炒饭细菌超标引起的。

三亚市食品药品监督管理局给予其罚款 679 800 元的行政处罚决定，同时全国旅游星级饭店评定委员会根据国家标准《旅游饭店星级的划分与评定》，决定取消三亚国光豪生度假酒店的五星级旅游饭店资格。

◆ 你有过食物中毒的经历吗？
◆ 食物中毒对酒店会造成什么影响呢？

一、食物中毒

1. 食物中毒的定义

食物中毒是指食用含有毒有害物质后或误将有毒有害物质当作食物摄入后出现的，非传染性的急性或亚急性疾病，属于食源性疾病中最常见的一种。

食物中毒既不包括食源性传染病（如甲肝）和寄生虫病（如囊虫病），也不包括因暴饮暴食而引起的急性胃肠炎，更不包括长期少量摄入某些有毒有害物质而引起的以慢性毒性为主要特征（如致畸、致癌、致突变）的疾病。

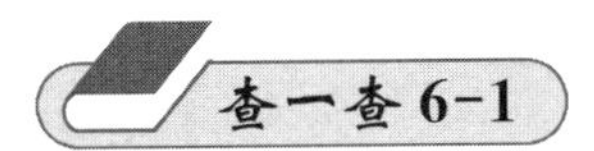

这些是食物中毒吗？（答案扫封底二维码）

① 暴饮暴食造成腹泻。　□是　□不是
② 食用发芽土豆造成呕吐。　□是　□不是
③ 感染诺如病毒造成腹泻。　□是　□不是
④ 误把亚硝酸盐当成食盐造成中毒。　□是　□不是

2. 食物中毒的特点

食物中毒一般具有以下特点：①发病急，食物中毒的潜伏期一般为 4～48 小时，往往能较快表现出症状，且出现集体暴发型，短时间内可能多数人发病。②中毒者一般具有相似的临床症状，如恶心、呕吐、腹痛、腹泻等消化道症状。③有共同的致病食物，发病范围局限在食用该类食物的人群，停止食用发病很快停止。④无直接的传染性，即停止食用可疑食物后，不再出现新患者。⑤具有明显的季节性、地区性特点。食物中毒全年皆可发生，但在第二、三季度为高发季节，尤其是第三季度，如细菌性食物中毒多发生在夏秋季节；肉毒梭菌中毒主要发生在新疆、青海等地；副溶血性弧菌中毒多发生在沿海省份；霉变甘蔗中毒多发生在北方且 99％的病例发生在 2～4 月份。

3. 食物中毒的高风险人群

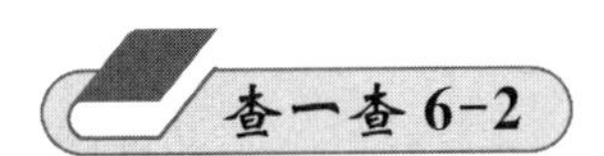

哪些人容易食物中毒？（答案扫封底二维码）

① 68 岁男性　② 45 岁女性　③ 接受化疗的 25 岁男性　④ 23 岁孕妇
⑤ 患有高血压的 41 岁男性　⑥ 3 岁女孩　⑦ 38 岁接受器官移植者

同样食用了致病食物，也并不是所有人都会食物中毒。食物中毒存在高风险人

群——儿童(尤其是婴幼儿)、老年人、孕妇和免疫力降低的病人。因为儿童尚未建立强大的免疫系统,同时人体免疫力随着年龄增长而下降,女性在怀孕期间免疫力会降低,一些疾病患者免疫力也会降低如癌症患者、艾滋病患者、器官移植者等,因此,餐厅在面对这些顾客时,对于他们的食物应该格外关注,如对于高风险人群,餐厅应规定仅提供全熟的牛排、汉堡等。

4. 食物中毒的分级响应

根据中毒人数及事态影响,我国关于食物中毒事件分级响应如表 6.1 所示:

表 6.1 食物中毒的分级及响应部门

等级	国家标准	应急响应部门
一级:特别重大食物中毒事件	国务院卫生行政部门认定	卫生部①
二级:重大食物中毒事件	>100 病例,并出现死亡病例;或者>10 死亡病例	省级卫生行政部门
三级:较大食物中毒事件	>100 病例;或者出现死亡病例	地(市)级卫生行政部门
四级:一般食物中毒事件	中毒人数 30~100 人,无死亡病例	县(区)级卫生行政部门

二、食物中毒处理

1. 投诉处理

任何与食品安全相关的投诉,无论看起来多么微不足道,都必须迅速处理并进行记录。顾客的食品安全投诉可能是由于食用食物而造成不适,但由于食物中毒的症状与其他感染或紧张情绪造成的症状非常相似(如航空旅行不适等),饮酒过度同样会引起类似食物中毒的症状,因此,任何上报的意外事件都只能被视为顾客单方面的指控,必须在进行充分调查后,才能确定疾病的起因。当处理投诉时,维护客人对餐厅的信心十分重要,应充分向客人表示关怀,展现出解决问题的意愿和决心,直至客人满意为止。然而,在事情调查清楚之前,不能轻率地包揽责任。

第一个接到客人投诉的员工应按如下步骤处理:①不要以餐厅的名义承认错误。②如果是客人当面投诉,将客人带至安静且舒适的单独区域休息,立即联系餐厅经理。对客人表示真挚的关心,询问是否需要帮助,并告知有关负责人将立即到场处理。③当接到客人的电话投诉,如果客人在酒店内,提议联系酒店医师或寻求其他帮助(注意费用由客人自己承担)。对客人表示关怀并平复其情绪,告诉客人你会将该事件上报至餐厅经理,并且他们会亲自给客人致电。如果客人要求,则可将电话直接转接至餐厅经理。③若客人通过邮件投诉,立即将邮件转发至餐厅经理并抄送总经理和驻店经理,留下顾客联系方式,将所获悉的第一手资料迅速报告。

若同时段有多于 2 单的类似投诉,应通知餐厅负责人。餐厅负责人应该:①组织各部门负责人安抚客人,稳定现场客人的情绪;②调配人员、车辆、资金;③下令保护现场(用餐场所及食物制作、储存场所),并停售可疑食品;④参照对外上报标准流程,安排上报;⑤将现

① 现为国家卫生健康委员会。

有的调查上报给集团总部；⑥视实际情况，决定是维持门店正常工作秩序还是停业；⑦指定信息对外发布窗口，严防谣言产生。

2. 人员抢救

一旦客人出现呕吐、腹泻、腹痛等疑似食物中毒症状，首先应立即让其停止食用可疑食物，并予以暂时封存。同时尽快将客人送往医院或立即拨打 120 呼救，在急救车到来前，不要自行乱用药。

3. 食物中毒的上报

一旦食物中毒人数或者疑似人数≥30 人，餐饮单位必须在 2 小时之内向当地卫生行政机构报告。不仅发生疑似食物中毒事件的单位有上报的责任，食品生产经营者发现其生产经营的食品造成或者可能造成公众身体健康损害的、接收疑似食物中毒患者治疗的医疗机构，都应当在 2 小时内向所在地区(县)卫生行政机构报告。

餐饮单位报告流程如图 6.1 所示，任何人接到食品安全相关投诉，应立即报告给餐厅食品安全委员会或者餐厅负责人，由餐厅负责人和食品安全委员会商讨后决定事件性质：① 怀疑投毒的，应立即上报公安部门、当地卫生部门和集团总部；②发生食物中毒人数≥30 人，应在 2 小时内上报当地卫生部门和集团总部；③发生食物中毒人数<30 人，应报告集团总部，交由集团总部决定。此外，无论何种性质的食品安全事件，都应该第一时间将患者送往医疗机构救治。

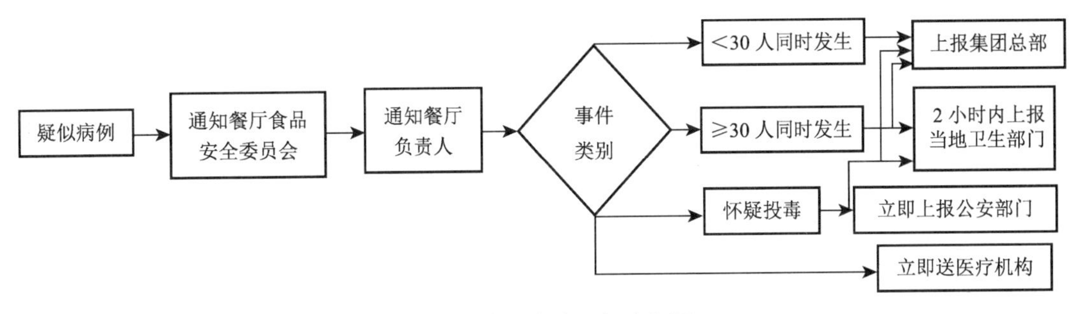

图 6.1 食物中毒上报流程图

知识链接 6-1

某五星级酒店发生食物中毒未上报！

上海外滩某五星级酒店于 2015 年 3 月发生疑似食物中毒事件，1.5 万元/桌的婚宴酒席导致 40 多人出现上吐下泻症状，可疑菜品为"灵芝菇煎神户牛肉"，但酒店方以还未得到最终检测结果为由，一直未将食物中毒事件上报。从黄浦区市场监管局获悉，经查婚宴菜品"灵芝菇煎神户牛肉"所用食材为国产牛肉。此外，酒店未在事故发生 2 小时内，向所在地区食品安全监管部门报告，并且未履行好为食药监部门的调查保护现场的义务，认定其存在违规，将依法追责。

资料来源：http://sh.sina.com.cn/news/economy/2015-03-24/detail-icczmvun7062971.shtml

4. 现场保护及食物封存

一旦出现食品安全问题，首先应立即收集和就地封存一切可疑食物，对已零售的同批食物应全部查清并立即召回，并将可疑食物的留样移送当地政府实验室进行微生物和其他相关检测。此外，对中毒现场（餐厅和厨房）进行现场保护，闲杂人员勿进，物件维持原样，以备相关部门调查。

5. 事件调查

卫生行政机构在酒店进行的任何形式的调查须通知食品安全经理并让其到场陪同调查。食品安全经理可以先行进行餐厅的食品安全调查。包括：可疑食物菜单描述的主要成分；收货日期、时间和温度；储存日期、时间和温度；储存环境的卫生状况；解冻日期、时间和温度；烹饪日期、时间和温度；冷却日期、时间和温度；再加热日期、时间和温度；保温温度；冷藏温度；设备器具清洁消毒情况；个人卫生情况；食品加工操作环境状况；收集可疑食品前 72 小时内各批次的加工步骤的相关记录等。

调查结束后，必须形成书面报告上报餐厅经理和集团总部，并告知宾客调查结果，提出相关解决方案，食品安全经理与有关人员建立预防性措施以防止再次发生食源性疾病。

三、食物留样及召回

1. 留样

为保证食品安全，预防食物中毒事故的发生，须及时查明食物中毒事故原因，采取有效的救治措施，实行食品留样制度。食物的留样制度是餐饮单位在食物中毒事件发生后，自证清白的有效证据，因此应该积极做好食物留样。

凡属下列情况时，餐饮单位应做好食物留样：重要接待活动；配送的集体用餐；经贸洽谈会、糖酒会、博览会、运动会等大型活动；婚丧嫁娶及各类集体聚餐等宴会；建筑工地食堂、集体用餐配送单位、重大活动餐饮服务和超过 100 人的一次性聚餐；中小学、幼儿园食堂每餐次加工的每种食品成品；高等学校食堂加工制作的大型活动集体用餐、批量制售的热食、非即做即售的热食、冷食类食品、生食类食品、裱花蛋糕；其他加工食品根据相关规定留样。

留样时应注意：大型宴会、重要接待，厨房对每样食品都必须由专人负责留样；留样的食品样品应采集在操作过程中或加工终止时的样品，不得特殊制作；每个品种不得少于 125 g；留样食品取样后，必须立即放入完好的食品罩内，以免被污染；留样食品应按品种分别盛放于清洗消毒后的密闭专用容器内；记录留样食品名称、留样量、留样时间、留样人员；留样食品必须在密封好、贴好标签后，立即存入专用留样冰箱内；不同食品品种分别用不同容器盛装留样，防止样品之间污染；留样食品应当用专柜冷藏，存放在 5 ℃左右的冷藏条件下，保存 48 小时以上，不得冷冻保存；留样冰箱为专用设备，留样冰箱内严禁存放留样食品以外的食品；留样的采集和保管必须由专人负责，配备经消毒的专用取样工具和样品存放的专用冷藏箱；一旦发生食物中毒或疑似食物中毒事故，应及时提供留样食品，配合卫生监督机构进行调查处理工作，不得有留样食品而不提供或提供不真实的留样食品，影响或干扰事故的调查处理工作。

2. 召回

食物召回制度，是指食品生产者按照规定程序，对由其生产原因造成的某一批次或类别的不安全食品，通过换货、退货、补充或修正消费说明等方式，及时消除或减少食品安全危害的活动。在餐饮实践中，常见的有供应商召回和餐厅召回。

如果是供应商供货出现问题，需要召回，应该做到：任何人收到来自政府相关机构或由供应商颁布的食品召回通知后，应立即通知采购部经理及食品安全经理；采购经理应核对被召回食品的相关信息，包括供应商名称、送至酒店的日期、产品保质期、生产日期、产品编号及存放区域；采购经理应进行产品追溯分析，可根据采购订单和收货记录、食品送至酒店的日期来确定收到的总数量；采购经理需通知成本部、餐饮部、厨房和客房部关于疑似食品的详细信息，包括收货日期、保质期、生产日期、生产批号及食品存放地点；必须清理食品库的疑似食品，集中隔离存放，并填写食品召回报告；成本部统计食品数量后，交由采购部将货品退还给供应商；所有来自政府机构或供应商的食品召回通知必须存放在召回文档中。

知识链接 6-2

食品召回的处罚制度

《中华人民共和国食品安全法》第一百二十四条第（九）项规定，食品生产经营者在食品安全监督管理部门责令其召回而不予召回时，应当对其用于违法生产经营的设施等物品加以没收，同时处以较大额度的罚款，情节严重的可能会面临营业执照和其他行政许可的吊销处理。《中华人民共和国食品安全法》第一百二十九条第（四）项对进口商不予召回的情形也有惩罚规定。《食品召回管理办法》第三十七条到第四十四条则对食品生产经营者不履行召回责任所应当承担的法律责任作了具体的规定。

资料来源：《中华人民共和国食品安全法》

如果是餐厅制备的食物需要召回，应明确召回的条件：①销售中或销售后发现不合格品食品；②食用者出现所投诉的可疑迹象，食用者出现可疑症状并与投诉相吻合（如两桌以上顾客食用同一批次食品投诉同类问题，或食用后发生相同的不良反应）；③食用者投诉食品安全问题，经查属实，且同样问题可能影响其他菜品。

餐厅食物召回的流程如下：①任何人员得到餐厅食物召回信息时，必须将情况及时反馈给餐饮总监、行政总厨和食品安全经理。②餐饮总监应立即通知停止销售。③食品安全经理、行政总厨判断可能存在问题的食品，确认召回食品的名称和数量。④食品安全经理、行政总厨追踪厨房制备的过程，判断食品受到污染的程度，评估受影响食品的范围，通知餐饮部立即停止受影响食品的销售，并尽可能追回已经销售的、未食用或未完全食用的可能存在问题的食品。⑤食品安全经理和行政总厨收集相关食品，集中隔离存放并填写食品召回报告。⑥如仅为质量问题，即未出现投诉，行政总厨负责将被召回的不合格食品报废，并填写食品报废记录。如已出现投诉，食品必须留样隔离封存直至调查结束。⑦食品安全经理和行政总厨应立即组织各相关人员，对已召回的食品及召回信息进行验证，分析产生不安全的原因，制定相应的纠正和预防措施，以防止类似问题的再次发生。

思考练习 6-1

餐厅的服务员某日下午接到顾客投诉食品安全问题的电话，服务员应该怎么做呢？

第二节 食物中毒的分类及原因

案例导入 6-2

食用小河鲀鱼发生食物中毒！

2015 年 11 月 10 日中午，福建福安市的老郑捕捞了 2 斤多小河鲀，经过简单宰杀烹饪，一家 5 口人很快就吃完了。5 个小时后，老郑一家人陆续出现了口唇和手脚麻木、四肢无力等症状。除老郑母亲吃得最少，症状轻微，未到医院治疗外，其余 4 人都被送到福安市医院就诊，经紧急抢救，均已康复出院。

河鲀毒素是神经性毒素，其毒性比剧毒的氰化钠还要高 1 250 多倍，0.5 mg 即可致人死亡。尽管小河鲀含毒素量相对较少，但进食后仍有中毒危险。

◆ 河鲀毒素中毒属于哪一种食物中毒类型呢？

餐饮行业较为常见的食物中毒可以分为微生物性食物中毒、有毒动植物食物中毒和化学性食物中毒。

一、微生物性食物中毒

微生物是指无法用肉眼观察到的微小生物，包括细菌、病毒、真菌和少数藻类等。很多微生物是无害的，但也有一部分会让人生病，可能是微生物本身致病，也可能是其产生的毒素致病。除了微生物外，寄生虫通过肉眼也难以观察到，存在于食物中也会致病。

1. 细菌性食物中毒

细菌性食物中毒是指摄入被细菌或细菌毒素污染的食物后而引起的急性或亚急性食物中毒，是最常见的一类食物中毒，具有发病率高、死亡率低、季节性明显等特点。

知识链接 6-3

厨房细菌的藏身之处

1. 擦手毛巾：研究发现擦手巾是厨房中最大的污染源，使用一次性纸巾擦手是避免交叉污染的最佳方法。其他研究发现沙门氏菌污染毛巾后，在短短一夜时间内就能够大量繁殖，即使清洗也无法彻底消灭。

2. 手机：在食物准备过程中，用手处理完生肉后立刻接触其他任何物品，都可以使其成为污染源，比如现在非常普及的手机。建议最好不要在备餐过程中使用手机。

3. 水龙头、冰箱、烤箱把手，垃圾桶盖：高达82%的受试者会把细菌污染到水龙头、冰箱、烤箱把手以及垃圾桶盖上。

4. 餐具：就餐用具不能接触生肉，万一接触要立即清洗。

5. 手：研究中两组受试者的洗手次数和洗手方式都没能达到有效降低细菌的标准。不仅在备餐开始前和结束后需要清洗双手，准备食物的整个过程中也要注意勤洗手。同时，在接触生肉后一定要洗手，并用一次性纸巾擦干，用完的纸巾立即丢弃。

6. 水果蔬菜：备餐时水果沙拉很容易受到细菌的交叉污染，污染率高达90%。因此，准备凉菜时需格外注意。

资料来源：http://health.sina.com.cn/hc/2017-11-21/doc-ifynwxum7184860.shtml

细菌的生长繁殖需要6个条件，即食物、酸碱度、温度、时间、氧气和水分。细菌生长繁殖需要能量物质，如碳水化合物或蛋白质，所以富含碳水化合物和蛋白质的食物更容易引发细菌性食物中毒。细菌喜欢低酸度和中性的食物，最适宜的pH范围为4.6～7.5，因此加酸可以防止细菌生长。5～57 ℃的温度范围有利于细菌生长，被称为危险温度范围，储存食物温度应<5 ℃（冰箱）或者>57 ℃（保温箱）；当处于危险温度范围时，细菌就会迅速生长繁殖，大多数细菌每20分钟就繁殖一代，4小时后细菌就会生长到足以致病的程度，因此食物放置4小时之后就应该丢弃或者重新再加热。有些细菌需要在有氧的环境中才能繁殖，因此可以采用真空包装进行控制；而有些细菌则需要无氧的环境，如肉毒梭菌等。细菌生长需要水分，适宜生长的水分活度>0.85，因此可以采取晒干、烘干食物等方法控制细菌繁殖。在餐饮食物制备中，主要从温度和时间两个方面控制细菌的生长繁殖。

针对细菌性食物中毒，一般采取的预防措施为：①防止原料被细菌污染。首先向合格的供应商采购原料，严把原料质量关；同时餐饮加工人员做好个人卫生，防止人体自身细菌（如金黄色葡萄球菌）污染食物；此外，防止食物之间的交叉污染。②控制繁殖。食物储存应该避免危险温度范围，应放于<5 ℃的冰箱或者>57 ℃的保温箱，时间不宜超过4小时。③食用前彻底加热。食物制备时应该严格控制中心温度，保证食物中的细菌被杀死，同时加热完后立即食用。

餐饮业中常见的细菌性食物中毒见表6.2。

表6.2 常见的细菌性食物中毒

原料	可能的细菌	处理方法
生鱼、生贝类、生海产品、咸肉等	副溶血性弧菌	充分加热；加醋和芥末；大型宴会不建议使用；外卖禁止使用
生奶（未经巴氏消毒）制成的奶制品，如软奶酪、蛋黄酱	大肠杆菌、沙门氏菌、李斯特菌、金黄色葡萄球菌	采购经商业杀菌的成品
未经巴氏灭菌的果汁	大肠杆菌、沙门氏菌、李斯特菌	大型宴会、外卖禁止提供
生的或者未熟透的鸡蛋	沙门氏菌	充分加热

（续表）

原料	可能的细菌	处理方法
禽蛋类	沙门氏菌、大肠杆菌、金黄色葡萄球菌等	对外壳进行清洗消毒，否则容易交叉污染
腐烂变质的白木耳、发黄的银耳	酵米面黄杆菌	不能食用，拒收或者丢弃
肉类、水产品类、乳类、豆制品和糕点类	沙门氏菌	充分加热
乳类、肉类、蛋类、鱼及其制品、含奶糕点、冷饮等	金黄色葡萄球菌	防止污染；控制细菌繁殖产毒
发酵食品、密封保存肉制品	肉毒梭菌	胀袋不能食用；密封前彻底杀菌；食用前彻底加热
米面制品	蜡样芽孢杆菌	低温保存，食用前彻底加热

2. 真菌性食物中毒

真菌是一类产生孢子的真核微生物，包括霉菌、酵母菌和蕈类等。大部分真菌只会导致食物腐败变质，但是也有部分霉菌会产生毒素，且毒素耐高温，有毒素的食物经高温蒸煮后仍会导致食物中毒，被称为真菌性食物中毒。如果是急性中毒，死亡率极高；长期慢性中毒往往引起人体癌变。餐饮业中常见的真菌性食物中毒见表6.3。

表6.3　常见的真菌性食物中毒

原料	可能的真菌及毒素	处理方式
一些干货类原科如大米、面粉、花生粒等	黄曲霉：黄曲霉毒素（肝癌）	贮存时要注意防潮、防霉变；发生霉变丢弃处理
黑斑红薯	黑斑病真菌：甘薯黑疤霉酮	不能食用，拒收或丢弃
腐烂生姜	黄樟素（肝损伤）	不能食用，拒收或丢弃
棕色芯的甘蔗	串珠镰刀霉菌、节菱孢霉菌（致死）	不能食用，拒收或丢弃
发霉的茶叶	青霉、曲霉（器官坏死）	不能食用，拒收或丢弃

容易受霉菌污染的食物包括粮谷、大米、面、花生、饼干，蛋白质含量丰富的猪肉、鱼肉、鸡肉等肉类以及奶粉，干木耳、干香菇、干笋、坚果、干果等干制食物等。防霉应注意：①保持食品干燥。②低温保存。霉菌在低温条件下繁殖速度会减慢。③保持通风。

3. 病毒性食源性传染病

病毒是一类由核酸和蛋白质等成分组成的“非细胞生物”，它的生存必须依赖于寄主的活细胞，在细胞外很快就会失去活性，因此在食物中也无法生长繁殖。病毒通过食物传播，只是将食物作为传播工具。因此往往具有传染性，是食源性传染病之一。此外，病毒在细胞外较容易被杀灭，加热或者紫外线等都能杀灭病毒。

厨房中病毒的来源可能是原料自身，也可能是受病毒感染的员工，也可能是健康员工的排泄物。因此应该保证食品加工人员处于健康状态，加工时正确洗手，避免裸手接触即食食物等。餐饮业中常见的病毒性食源性传染病见表6.4。

表6.4　常见的病毒性食源性传染病

原料	可能的病毒	处理方式
蚶类（毛蚶、泥蚶、赤贝）	甲肝、戊肝、伤寒、痢疾等	国家法规明令禁止采购经营销售
禽类	禽流感	原料选购控制，产品验收控制，禁止采购疫区的禽类；做好对生的禽类初加工的卫生工作
即食食物、污染的贝壳类海产品等	诺如病毒（诺瓦克病毒）	有腹泻、呕吐症状的员工禁入餐厅；洗手、避免裸手接触即食食物；应该向合格供应商采购贝壳类海产品
冷冻海产品等	新冠病毒	冷冻食品采购区应为新冠病毒低风险区域；做好包装消毒；员工的健康管理
牛肉类	疯牛病病毒	监控国外进口牛肉的检验检疫

4. 寄生虫食物中毒

寄生虫是一类依附于寄主体内或体外，以获取维持其生存、发育或者繁殖所需的营养或庇护的低等真核生物。源于寄生虫的食物中毒较为少见，但在餐饮行业也偶有发生。寄生虫无法在食物中生长繁殖，需要寄主才能生存。食物中的寄生虫往往源于动物性原料，或者源于交叉污染，可以传染给人类从而造成伤害。餐饮业中常见的寄生虫食物中毒见表6.5。

表6.5　常见的寄生虫食物中毒

原料	可能的寄生虫	处理方式
炝虾	肺吸虫，肝吸虫	国家法规明令禁止采购经营销售
醉虾，醉蟹，醉泥螺，咸蟹	肺吸虫，肝吸虫	5～10月禁止采购经营
福寿螺等螺类	广州管圆线虫病	食用前彻底加热；预防交叉污染
猪肉等	猪肉绦虫、猪囊虫	食用前彻底加热；预防交叉污染

二、有毒动植物食物中毒

1. 有毒动物食物中毒

有毒动物是指动物本身含有毒素或者从生长环境中吸附毒素或者腐败变质产生毒素。人食用有毒动物后产生中毒反应，被称为有毒动物食物中毒。餐饮业中常见的有毒动物食物中毒见表6.6。

表 6.6　常见的有毒动物食物中毒

原料	可能存在的毒素	处理方式
河鲀及其制品(干制品、生制品、熟制品,巴鱼也是河鲀的一种)	本身含有河鲀毒素(剧毒)	国家法规明令禁止采购经营销售
织纹螺	贝类吸附生长水域有毒海藻,麻痹性毒素(麻痹性贝类中毒)	国家法规明令禁止采购经营销售
深海鱼,包括红斑、老虎斑、东星斑、西星斑、豹星斑、杉斑、燕尾星斑、老鼠斑、蓝瓜子斑、波纹唇鱼、花斑鳗鱼、龙趸等品种,大多产于热带珊瑚礁周围	雪卡毒素	不建议大型宴会使用,外卖禁止使用;在原料选用和采购过程中控制;吃鱼前一定要把内脏尤其是卵巢剔除干净;食用时还要避免同时喝酒及吃花生或豆类食物,以免加重中毒的程度
不新鲜的青皮红肉鱼,如鲐鱼、青占鱼、秋刀鱼、鲣鱼、沙丁鱼、竹荚鱼、金枪鱼、三文鱼等	细菌污染鱼肉分解出大量组胺,产生过敏性(类过敏)中毒	不建议大型宴会使用,外卖禁止使用。贮藏在适宜的条件下(5 ℃以下的冰箱)

2. 有毒植物食物中毒

有毒植物是指植物本身含有毒素或者被毒素污染,人食用有毒植物后产生中毒反应,被称为有毒植物食物中毒。餐饮业中常见的有毒植物食物中毒见表 6.7。

表 6.7　常见的有毒植物食物中毒

原料	可能存在的毒素	处理方式
野生菌类(蕈类)	蕈类毒素(可能致死)	禁止采购经营销售
发芽和发青的土豆	龙葵素(茄碱)	原料选用控制,产品验收控制,加工时需去除该部分
青西红柿	生物碱	要加热至熟,且少食,切不可生食
白果(银杏)	氢氰酸(毒性很强),遇热后毒性减小,故生食更易中毒	要加热至熟,且少食,切不可生食
苦杏仁	苦杏仁甙(维生素 B_{17}),是氰甙类中的一种	要加热至熟,且少食,切不可生食
木薯	木薯毒甙(亚麻仁苦甙)	要加热至熟,且少食,切不可生食
竹笋	生氰糖苷	食用时应将竹笋切成薄片,彻底煮熟
苹果、杏、梨、樱桃、桃、梅子等水果种子及果核	生氰糖苷(儿童最易受影响)	食用时最好去核
豆类,如四季豆、东北面豆、秋扁豆、红腰豆、白腰豆等	植物凝集素、皂苷	大型宴会、外卖严禁提供;员工餐厅不建议提供,使用时充分加热
未熟透的菜豆、扁豆等,含有过敏源的食物如花生	血凝素	大型宴会、外卖严禁提供;员工餐厅不建议提供,使用时充分加热
生豆浆	蛋白酶抑制剂	高温烧煮,煮沸时间持续 5 分钟以上

（续表）

原料	可能存在的毒素	处理方式
鲜蚕豆	有些人体内缺少某种酶，食用鲜蚕豆后会引起过敏性溶血综合征，可能因极度贫血致死	此类特殊人群禁食
鲜金针菇、鲜黄花菜	秋水仙碱（可引起嗓子发干、胃部烧灼感、血尿等中毒症状）	宴会不建议使用；使用前应开水冲烫一下，在冷水中浸泡2小时，中间换一次水，烹饪时加热要彻底
变色的紫菜	若凉水浸泡后的紫菜呈蓝紫色，说明紫菜被有毒物质污染	不能食用，拒收

三、化学性食物中毒

化学性食物中毒是指摄入正常数量、感官无异常，但含有较大量化学性有害物的食物后引起的急性中毒。这些化学性有害物有可能是食物自身产生的，有可能是食品添加剂使用不当导致的，有可能是误食，也有可能是故意投毒等。餐饮业中常见的化学性食物中毒见表6.8。

表6.8　常见的化学性食物中毒

原料	可能的有毒化合物	处理方式
猪肉	瘦肉精	原料选用和采购过程中控制，要求供应商提供瘦肉精检测报告
胖大的豆芽	用化肥发的豆芽都是又白又胖，其中残留大量的氨，在细菌的作用下产生亚硝胺（头昏、恶心、呕吐）	不能食用，拒收
未腌透的腌菜	亚硝酸盐（腌制后一星期达到高峰，食用后可能发生急性中毒）	不能食用，拒收
腊肉、肉类罐头	亚硝酸盐为肉类发色剂，滥用可使肉制品亚硝酸盐含量过高而引起中毒	不能食用，拒收
食盐与亚硝酸盐混淆	亚硝酸盐误食	亚硝酸盐用专用容器保存，贴好标签，存放于非食品库房；学校食堂禁止存储、使用亚硝酸盐
投毒	有机磷农药、老鼠药等	厨房严格门禁管理，厨房内部员工佩戴识别标志（名牌），做好监控等

知识链接6-4

亚硝酸盐的是是非非

2017年10月，世界卫生组织国际癌症研究机构公布的致癌物清单中，硝酸盐或亚硝酸盐被列入2A类致癌物清单，但是亚硝酸盐在食品工业中有着不可替代的作用，肉类制品中允许将其作为发色剂限量使用。亚硝酸盐可与肉品中的肌红蛋白反应生成玫瑰色亚硝基肌红蛋白,增进肉的色泽,还可增进肉的风味,并具有防腐剂的作用,还能防止肉毒梭菌的生成和延长肉制品的保质期。

资料来源:https://baike.baidu.com/item/%E4%BA%9A%E7%A1%9D%E9%85%B8%E7%9B%90/2727976? fr=aladdin

思考练习 6-2

夏季的一天,厨师小李忘记将剩米饭放入冰箱,在室温下放了一夜。第二天早上接到自助餐菜品有蛋炒饭,于是小李将前一天的剩饭取出翻炒,翻炒时又因急着上厕所,所以胡乱炒了几下就出了锅。结果中午时接到 6~7 人出现上吐下泻的食物中毒消息。请问该食物中毒应该属于哪一类?该如何预防?小李哪些地方做错了呢?

第三节　食物中毒的预防

案例导入 6-3

2018 年 5 月 31 日,卫生监督员到云南西双版纳某酒店进行日常监督检查时发现:该酒店正在营业,员工却未能出示有效健康合格证明。景洪市卫健局认定该酒店安排未获得有效健康合格证明的从业人员上岗工作属于违规行为,给予该酒店警告,以及罚款人民币 2 000 元的行政处罚,同时责令限期改正上述行为。

◆ 餐饮从业人员为什么要取得健康证才能上岗?

一、从业人员要求

人本身就是带菌体,即使是健康的人,身上也携带着大量的微生物甚至致病微生物。只是健康的人免疫力较强,能够与这些致病微生物抗衡,一旦人体免疫力减弱,致病微生物就会侵入人体导致生病。因此在食品加工中,患病的工作人员、不当处理的伤口或已脓肿的伤口、不洁的双手都可能将致病微生物传播到食物中,给予合适的温度和时间,这些致病微生物就会繁殖到足以令人生病的数量。尤其是病毒,即使量少也可使人生病。因此,对食品操作人员、服务人员以及相关人员甚至是访客的管控,都影响着餐厅的食品安全。

1. 从业人员健康状况

(1) 健康证

在岗的食品从业人员需持有健康证,且健康证应在有效期限内。食品从业人员每年至少进行一次健康检查,并获得当地认可的健康证明。新员工、临时遣派人员及外包服务的人员，均应获得地方认可的合格健康证方可进行食品或食品相关工作。

2018 年修订的《中华人民共和国食品安全法》第四十五条第二款要求“从事接触直接入口食品工作的食品生产经营人员应当每年进行健康检查，取得健康证明后方可上岗工作”，食品生产经营人员包括食品从业人员、新员工、临时遣派人员、外包服务的人员及外籍人员等。从事接触直接入口食品工作的人员，如厨师、服务员、酒吧员、传菜员等，以及其他食品相关人员及供应商送货人员均建议取得健康证再上岗。

知识链接 6-5

健康证，了解一下！

根据《中华人民共和国食品安全法》《公共场所卫生管理条例》等法规，从事食品生产经营、公共场所服务、化妆品、一次性医疗卫生用品等专业生产、幼托机构保育这五大行业的相关人员必须持有健康证。健康检查主要筛查的疾病为：痢疾、伤寒、活动期肺结核、皮肤病（传染性）等。

资料来源：《中华人民共和国食品安全法》

（2）岗前健康检查

每日应进行岗前健康检查，确保在岗食品及食品相关人员无易传染疾病或传染病症状，如黄疸、恶心呕吐、腹泻、发烧、咳嗽等。员工在上班前或期间有感不适须立即告知上级主管，如有传染病症状应立即安排离岗。

（3）皮肤伤口处理

应保证食品及相关员工无明显的皮肤症状，如开放性伤口、脓肿、疖子、皮疹等，员工如果有任何可能污染食品的伤口，应告知管理人员。员工手上的微小创伤，必须使用防水并易于识别的创可贴覆盖，然后戴上一次性手套。肉色的创可贴不可在厨房中使用，创可贴应为颜色鲜艳的才易于识别，一般使用蓝色。

此外，员工应当经常洗头洗澡，做好皮肤的清洁，因为不洁的皮肤附着大量的致病菌如金黄色葡萄球菌等。从事接触直接入口食品工作的从业人员，其工作服应每天清洗更换。

2. 从业人员卫生要求

（1）仪容仪表

厨房应张贴食品及食品相关人员仪容仪表示例，相关员工须遵循标准。所有进入加工区域的人员均须遵守个人卫生要求（白大褂、帽子及鞋套），包括厨房以外的工作人员、供应商、参观检查人员、维保人员、服务商。

进入食品间/加工区域的人员必须穿着清洁制服和橡胶底封闭鞋；头发应用帽子或发网完全覆盖；手和手指干净，指甲短且不藏污垢，不涂指甲油，不能化妆；厨房内工作人员不戴任何首饰包括手表。个人物品，包括衣服、财物、水杯等应存放于更衣室。厨房内水杯统一存放，应远离制作区，且水杯为非易碎材质，并带盖。专间内不可存放私人水杯。

员工制服按照厨房的“清洁操作区（专间）”“准清洁操作区”“一般操作区”的分类，采用不同颜色或者标记，如清洁操作区使用白色大褂、准清洁操作区为白色厨师服、一般操作区为黑色或其他颜色厨师服。另外，进出清洁操作区应该进行二次更衣。

（2）操作卫生

在食物加工过程中，任何可能污染食品的操作均须禁止，如吸烟、饮食、饮水、对着食物说话、打喷嚏、吐痰或咳嗽等；不能使用制服、围裙等来擦手、擦餐具等。专间内或者制备熟食时应正确佩戴口罩，疫情期间厨房所有人员均应佩戴口罩。厨房进出口处、员工洗手间进口处或适当地方应装配挂钩供厨师、服务员离开食品制作区域或进入洗手间时悬挂围裙使用。

厨师应有正确的试味程序。可使用一次性汤匙，或每次更换汤匙；也可使用固定的试味碟，即先将食品盛装到试味碟再进行试味；切不可直接使用烹饪工具进行试味。

（3）手部卫生

员工应养成良好的洗手习惯。以下情况需要洗手：①连续处于同一工作状态，最少每小时彻底清洗双手一次；②如厕后；③处理生食后；④存放食物后；⑤接触垃圾、化学品，进行清洁、维修或磨刀后；⑥离开高风险区域如肉房、饼房、寿司房或中途休息后；⑦制作寿司（并非生鱼片）时，可能不需要佩戴手套，但应确保开始制作前双手已经过彻底清洗，且每隔30分钟清洗一次。

正确的洗手步骤为：①温水湿润双手；②抹上洗手液；③搓洗双手约20秒（6步洗手法，见图6.2）；④冲洗双手及双臂；⑤擦干手；⑥擦上消毒液。

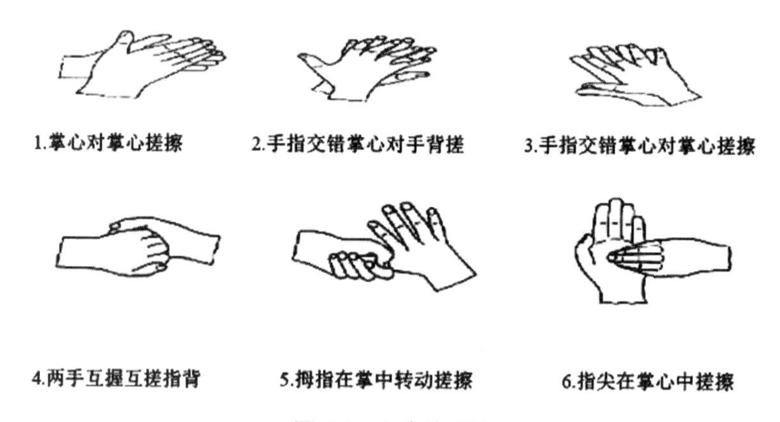

图6.2　六步洗手法

图片来源：青岛新闻网，http://health.qingdaonews.com/content/2020-01/27/content_21143132.htm

制备即食食品时、接触干净器具或餐具的食品接触面时应佩戴一次性手套或使用工具。佩戴手套前需先彻底清洗双手。接触生禽、畜肉时，在不影响个人操作安全的情况下，尽量佩戴一次性手套作自我保护。一次性手套需适时更换（持续使用1小时、不同任务间、破损或接触污染源后）。

应尽量避免裸手直接加工即食食物。如必须裸手，一定做好双手的清洗和消毒，并且每隔30分钟清洗一次。

二、设施及场所要求

设施、布局的设计将影响到食物加工流程的便捷程度，同时有可能增加交叉污染的机会，如设备设施本身不清洁会污染食物。

同时，设备的维护保养也至关重要，如冰箱温度不达标而引起食品变质、外墙天花等的孔隙裂缝成为虫害进入的渠道、不良的通风导致油脂和凝聚物的积聚等。因此应对设备设施进行有计划的维护保养。

1. 场所布局及设施要求

餐饮单位应具有与经营的食品品种、数量相适应的场所、设施和设备。

厨房选址不得选择易受到污染的区域，应距离粪坑、污水池、暴露垃圾场（站）、旱厕等污染源 25 m 以上，并位于粉尘、有害气体、放射性物质和其他扩散性污染源的影响范围外。宜选择地面干燥、有给排水条件和电力供应的区域。饲养和宰杀畜禽等动物的区域，应位于餐饮服务场所外，并与餐饮服务场所保持适当距离。食品处理区应设置在室内，分以下区域：

一般操作区——指清洁要求一般的操作场所，一般为处理原料的场所。包括粗加工操作场所、切配场所、餐用具清洗消毒场所和食品库房等。

准清洁操作区——指清洁要求较高的操作场所，一般为原料品烹饪加热、处理半成品的场所，包括烹饪场所、餐用具保洁场所等。

清洁操作区（专间）——清洁要求最高的操作场所，处理或短时间存放即食食品的专用操作间，是处理熟食的场所。包括凉菜间、生食海产品加工间、裱花间、备餐专间、集体用餐分装专间等。

厨房应按照原料进入、原料加工制作、半成品加工制作、成品供应的流程合理布局，宜为生进熟出的单一流向，分开设置原料通道及入口、成品通道及出口、使用后餐用具的回收通道及入口。防止食物之间的交叉污染。清洁工具应存放于独立隔间、区域，远离食品加工区，且有明显的区分标识。

2. 室内材料及设施设备卫生要求

建筑结构应易于维修、清洁或消毒，建筑围护结构的设置应能避免有害生物侵入和栖息。各区域无外露的电线。

（1）天花板

天花板的涂覆或装修材料无毒，无异味，不吸水，易清洁。天花板无裂缝、无破损；无霉斑、无灰尘积聚、无有害生物隐匿；天花板宜距离地面 2.5 m 以上。

食品处理区天花板的涂覆或装修材料须耐高温、耐腐蚀。天花板与横梁或墙壁结合处宜有一定弧度。水蒸气较多区域的天花板有适当坡度。清洁操作区、准清洁操作区天花板平整。

（2）墙壁

食品处理区墙壁的涂覆或铺设材料须无毒、无异味、不透水。墙壁平滑、无裂缝、无破损、无霉斑、无积垢。需经常冲洗的场所（包括粗加工制作、切配、烹饪和餐用具清洗消毒等场所），应铺设 1.5 m 以上、浅色、不吸水、易清洗的墙裙。专间的墙裙应铺设到墙顶。

（3）门窗

食品处理区的门、窗闭合严密，无变形、无破损。与外界直接相通的门和可开启的窗，应设置易拆洗、不易生锈的防蝇纱网或空气幕。与外界直接相通的门能自动关闭。食品相关区域玻璃设施，包括玻璃隔断、玻璃门窗等应使用防爆玻璃或有效的防爆设施。

需经常冲洗的场所及各类专间的门应坚固、不吸水、易清洗。专间的门、窗闭合严密，无变形、无破损，专间的门能自动关闭。专间的窗户为封闭式（用于传递食品的除外）。专间内外运送食品的窗口应专用、可开闭，大小以可通过运送食品的容器为准。

（4）地面

食品处理区地面的铺设材料应无毒、无异味、不透水、耐腐蚀。地面平整、无裂缝、无破损、无积水积垢。清洁操作区不得设置明沟，地漏应能防止废弃物流入及浊气逸出。就餐区不宜铺设地毯。如铺设地毯，应定期清洁，保持卫生。

（5）供水设施

食品加工制作用水的管道系统应引自生活饮用水主管道，与非饮用水（如冷却水、污水或废水等）的管道系统完全分离，不得有逆流或相互交接现象。

（6）排水设施

排水设施应通畅，便于清洁、维护。

需经常冲洗的场所和排水沟要有一定的排水坡度。排水沟内不得设置其他管路，侧面和底面接合处宜有一定弧度，并设有可拆卸的装置。排水的流向宜由高清洁操作区流向低清洁操作区，并能防止污水逆流。排水沟出口设有防止有害生物侵入的装置。

（7）清洗消毒保洁设施

清洗、消毒、保洁设施设备应放置在专用区域，容量和数量应能满足加工制作和供餐需要。各类水池应使用不透水材料（如不锈钢、陶瓷等）制成，不易积垢，易于清洁，并以明显标识标明其用途。应设置存放消毒后餐用具的专用保洁设施，标识明显，易于清洁。

食品工用具的清洗水池应与食品原料、清洁用具的清洗水池分开。采用化学消毒方法的，应设置接触直接入口食品的工用具的专用消毒水池。

（8）个人卫生设施和卫生间

① 洗手设施

厨房、酒吧、二次更衣间、洗碗间、员工餐厅、收货平台等区域的入口处应配备洗手池，且洗手池仅用于洗手，不挪作他用。洗手池应不透水，易清洁。水龙头宜采用脚踏式、肘动式、感应式等非手触动式开关。宜设置热水器，提供温水，温水尽量设置在38 ℃或略高。洗手池配备齐全。洗手设施附近配备洗手液（皂）、消毒液、擦手纸、干手器等。从业人员专用洗手设施附近应有洗手方法标识。如设置指甲刷，指甲刷必须浸泡在消毒液内，且消毒液应每 4 小时更换一次。洗手设施的排水设有防止逆流、有害生物侵入及臭味产生的装置。

② 卫生间

卫生间不得设置在食品处理区内。卫生间出入口不应直对食品处理区，不宜直对就餐区。卫生间与外界直接相通的门能自动关闭。

设置独立的排风装置，有照明；与外界直接相通的窗户设有易拆洗、不易生锈的防蝇纱网；墙壁、地面等的材料不吸水，不易积垢，易清洁；应设置冲水式便池，配备便刷。

排污管道与食品处理区排水管道分设，且设置有防臭气水封。排污口位于餐饮服务场所外。

③ 更衣区

与食品处理区处于同一建筑物内，宜为独立隔间且位于食品处理区入口处。设有足够大的更衣空间、足够数量的更衣设施（如更衣柜、挂钩、衣架等）。

（疫情时）酒店收货区域及员工入口处，应配备红外线温度计来监测供货人员及来访者体温。所有外来人员要进入酒店后场，应先进行登记及测温，保安部并发放访客挂牌作为区分。挂牌有突出的区分标识，如挂绳的颜色区分或标牌本身的颜色区分。

（9）照明设施

食品处理区应有充足的自然采光或人工照明设施，工作面的光照强度不得低于

220 lux，光源不得改变食品的感官颜色。其他场所的光照强度不宜低于 110 lux。

安装在暴露食品正上方的照明灯应有防护装置，避免照明灯爆裂后污染食品。冷冻(藏)库应使用防爆灯。

(10) 通风排烟设施

食品处理区(冷冻库、冷藏库除外)和就餐区应保持空气流通。专间应设置独立的空调设施。应定期清洁消毒空调及通风设施。

产生油烟的设备上方，设置机械排风及油烟过滤装置，过滤器应便于清洁、更换。产生大量蒸汽的设备上方，设置机械排风排汽装置，并做好凝结水的引泄。排气口设有易清洗、耐腐蚀、防止有害生物侵入的网罩。

(11) 库房及冷冻(藏)设施

冷冻柜、冷藏柜有明显的区分标识。冷冻、冷藏柜(库)设有可正确显示内部温度的温度计，宜设置外显式温度计。温度计应当定期校验，必须配备至少一个由质量技术监督部门所校准的标准温度计，除该标准温度计外，食品区其他温度计均不得为玻璃温度计。设施温控装置精确度应在 1 ℃以内。库房应设有通风、防潮及防止有害生物侵入的装置。

同一库房内应分设存放区域，贮存不同类别的食品和非食品(如食品包装材料等)，不同区域有明显的区分标识。库房内应设置足够数量的存放架，其结构及位置能使贮存的食品和物品离墙离地，距离地面应在 10 cm 以上，距离墙壁宜在 10 cm 以上。

设有存放清洗消毒工具和洗涤剂、消毒剂等物品的独立隔间或区域。

(12) 加工制作设备设施

根据加工制作食品的需要，配备相应的设施、设备、容器、工具等。不得将加工制作食品的设施、设备、容器、工具用于与加工制作食品无关的用途。工具、容器和设备，宜使用不锈钢材料，不宜使用木质材料。必须使用木质材料时，应避免对食品造成污染。盛放热食类食品的容器不宜使用塑料材料。添加邻苯二甲酸酯类物质制成的塑料制品不得用于盛装、接触油脂类食品和乙醇含量高于 20%的食品。不得重复使用一次性用品。

设备的摆放位置，应便于操作、清洁、维护和减少交叉污染。固定安装的设备设施应安装牢固，与地面、墙壁无缝隙，或保留足够的清洁、维护空间。

设备、容器和工具与食品的接触面应平滑、无凹陷或裂缝，内部角落部位避免有尖角，便于清洁，防止聚积食品碎屑、污垢等。

(13) 专间设备设施

裱花间、巧克力间、烧腊熟食间、凉菜间、鱼生间等即食食品制作区应遵从专间设置。专间预进间内有洗手消毒设施及二次更衣措施。如未设预进间，则需在专间附近设有洗手池且有制服更换措施。

专间内设独立空调，室内温度≤25 ℃，配备室温温度计进行监控。专间内配备空气消毒设备。若使用紫外线灯，应带反光罩，并维持在良好状态下。应在无人工作时开启 30 分钟以上，并做好记录。

专间内设置地漏，没有明沟。专间内设传菜窗，且能正常使用。专间内外门应为双向开合，并设置闭门器。专间用水、制冰机、可乐机均应配置净水器，最少每月对过滤装置进行冲选，3～6 个月进行过滤装置的更换。

三、加工流程要求

1. 采购及验货、储存要求

（1）原料采购

选择的供应商应具有相关合法资质。特定餐饮服务提供者应建立供应商评价和退出机制，对供应商的食品安全状况等进行评价，将符合食品安全管理要求的列入供应商名录，并及时更换不符合要求的供应商。鼓励其他餐饮服务提供者建立供应商评价和退出机制。建立固定的供货渠道，与固定供应商签订供货协议，明确各自的食品安全责任和义务。鼓励根据每种原料的安全特性、风险高低及预期用途，确定对其供应商的管控力度。

（2）原料运输

运输前，对运输车辆或容器进行清洁，防止食品受到污染。运输过程中，做好防尘、防水，食品与非食品、不同类型的食品原料（动物性食品、植物性食品、水产品）应分隔，食品包装完整、清洁，防止食品受到污染。运输食品的温度、湿度应符合相关食品安全要求。不得将食品与有毒有害物品混装运输，运输食品和运输有毒有害物品的车辆不得混用。

（3）原料验收

餐饮企业原料验收，主要包括：

随货证明文件查验：①从食品生产者采购食品的，查验其食品生产许可证和产品合格证明文件等；采购食品添加剂、食品相关产品的，查验其营业执照和产品合格证明文件等。从食品销售者（商场、超市、便利店等）采购食品的，查验其食品经营许可证等。②从食用农产品个体生产者直接采购食用农产品的，查验其有效身份证明。从食用农产品生产企业和农民专业合作经济组织采购食用农产品的，查验其社会信用代码和产品合格证明文件。③从集中交易市场采购食用农产品的，索取并留存市场管理部门或经营者加盖公章（或负责人签字）的购货凭证。④采购畜禽肉类的，还应查验动物产品检疫合格证明；采购猪肉的，还应查验肉品品质检验合格证明。⑤实行统一配送经营方式的，可由企业总部统一查验供应商的相关资质证明及产品合格证明文件，留存每笔购物或送货凭证。⑥各门店能及时查询、获取相关证明文件的复印件或凭证。⑦采购食品、食品添加剂、食品相关产品的，应留存每笔购物或送货凭证。

入库查验和记录主要包括：①外观查验。预包装食品的包装完整、清洁、无破损，标识与内容物一致；冷冻食品无解冻后再次冷冻情形；具有正常的感官性状；食品标签标识符合相关要求；食品在保质期内。②温度查验。查验期间，尽可能减少食品的温度变化。冷藏食品表面温度与标签标识的温度要求不得超过＋3 ℃，冷冻食品表面温度不宜高于－9 ℃。

（4）原料贮存

餐饮企业应分区、分架、分类、离墙、离地存放食品。分隔或分离贮存不同类型的食品原料。

在散装食品（食用农产品除外）贮存位置，应标明食品的名称、生产日期或者生产批号、使用期限等内容，宜使用密闭容器贮存。

按照食品安全要求贮存原料。有明确的保存条件和保质期的，应按照保存条件和保质期贮存。保存条件、保质期不明确的及开封后的，应根据食品品种、加工制作方式、包装形式等针对性地确定适宜的保存条件和保存期限，并应建立严格的记录制度来保证不存放和使用超期食品或原料,防止食品腐败变质。

及时冷冻(藏)贮存采购的冷冻(藏)食品,减少食品的温度变化。冷冻贮存食品前,宜分割食品,避免使用时反复解冻、冷冻。冷冻(藏)贮存食品时,不宜堆积、挤压食品。

使用食品原料、食品添加剂、食品相关产品遵循先进、先出、先用的原则。及时清理腐败变质等感官性状异常、超过保质期等的食品原料、食品添加剂、食品相关产品。

2. 预处理的卫生要求

(1) 餐饮菜品加工制作基本要求

加工制作食品过程中,应采取下列措施,避免食品受到交叉污染:不同类型的食品原料、不同存在形式的食品(原料、半成品、成品)分开存放,其盛放容器和加工制作工具分类管理、分开使用,定位存放;接触食品的容器和工具不得直接放置在地面上或者接触不洁物;食品处理区内不得从事可能污染食品的活动;不得在辅助区(如卫生间、更衣区等)内加工制作食品、清洗消毒餐饮具;餐饮服务场所内不得饲养和宰杀禽、畜等动物。对国家法律法规明令禁止的食品及原料,应拒绝加工制作。

知识链接 6-6

工具分颜色,安全有保障!

从 2017 年 2 月开始,呼和浩特市食品药品监督管理局率先在餐饮食品安全示范街、示范店推行"红黄绿白"色标管理制度。标示为红、黄、绿、白 4 种不同颜色的砧板、刀具、工用具、容器等分别用于加工和存放不同食材。红色的用于肉类食材加工,黄色的用于水产类食材加工,绿色的用于果蔬类食材加工,白色的用于熟食类食材加工。"色标管理"对餐饮服务环节涉及的设施、用品、用具使用不同颜色的标识予以标注,厨房区域严格执行"红黄绿白"色标管理方法,确保生熟分离,用具分类清晰,做到定位存放、分类使用。色标管理是餐饮业正在推行的一种行之有效的科学管理手段,具有形象直观、信息清晰、警示明显等特点。通过对餐饮环节加工制作器具的管理,规范从业人员按照色标器具操作,减少操作过程中的交叉污染。

资料来源:http://nmg. sina. com. cn/news/pinglun/2017 - 02 - 27/detail-ifyavvsh6866864.shtml

(2) 粗加工制作与切配

食品原料应洗净后使用。盛放或加工制作不同类型食品原料的工具和容器应分开使用。盛放或加工制作畜肉类原料、禽肉类原料及蛋类原料的工具和容器宜分开使用。使用禽蛋前,应清洗禽蛋的外壳,必要时消毒外壳。破蛋后应单独存放在暂存容器内,确认禽蛋未变质后再合并存放。

冷冻(藏)食品出库后,应及时加工制作。冷冻食品原料不宜反复解冻、冷冻。宜使用冷藏解冻或冷水解冻方法进行解冻,解冻时应合理防护,避免原料受到污染。使用微波解冻方法的,解冻后的食品原料应被立即加工制作。

3. 食物制备卫生要求

(1) 专间加工制作

不得在专间内从事非清洁操作区的加工制作活动。蔬菜、水果、生食的海产品等食品原料应清洗处理干净后，方可传递进专间。预包装食品和一次性餐饮具应去除外层包装并保持最小包装清洁后，方可传递进专间。在专用冷冻或冷藏设备中存放食品时，宜将食品放置在密闭容器内或使用保鲜膜等进行无污染覆盖。

加工制作生食海产品，应在专间外剔除海产品的非食用部分，并将其洗净后，方可传递进专间。加工制作时，应避免海产品可食用部分受到污染。加工制作后，应将海产品放置在密闭容器内冷藏保存，或放置在食用冰中保存并用保鲜膜分隔。放置在食用冰中保存的，加工制作后至食用前的间隔时间不得超过 1 小时。

加工制作裱花蛋糕，裱浆和经清洗消毒的新鲜水果应当天加工制作、当天使用。蛋糕胚应存放在专用冷冻或冷藏设备中。打发好的奶油应尽快使用完毕。加工制作好的成品宜当餐供应。

(2) 烹饪区加工制作

加工的食品由于体积较大，所以里外温度可能不一样，会外面高里面低，中心温度指所加工食品最中间的温度，生产过程中一般都是用探针扎到食品中心部位检测温度。测定食品中心温度是掌握菜品在热处理烹饪工艺中最终效果的重要依据。

烹饪食品的温度和时间应能保证食品安全。需要烧熟煮透的食品，加工制作时食品的中心温度应达到 70 ℃以上。对采用特殊加工制作工艺，中心温度低于 70 ℃的食品，餐饮服务提供者应严格控制原料质量安全状态，确保经过特殊加工制作工艺制作成品的食品安全。

盛放调味料的容器应保持清洁，使用后加盖存放，宜标注预包装调味料标签上标注的生产日期、保质期等内容及开封日期。

宜采用有效的设备或方法，避免或减少食品在烹饪过程中产生有害物质。

油炸类食品，选择热稳定性好、适合油炸的食用油脂。与炸油直接接触的设备、工具内表面应为耐腐蚀、耐高温的材质(如不锈钢等)，易清洁、维护。油炸食品前，应尽可能减少食品表面的多余水分。油炸食品时，油温不宜超过 190 ℃。油量不足时，应及时添加新油。定期过滤在用油，去除食物残渣。

烧烤类食品，烧烤场所应具有良好的排烟系统。烤制食品的温度和时间应能使食品被烤熟。烤制食品时，应避免食品直接接触火焰或烤制温度过高，减少有害物质产生。

火锅类食品，不得重复使用火锅底料。使用醇基燃料(如酒精等)时，应在没有明火的情况下添加燃料。使用炭火或煤气时，应通风良好，防止一氧化碳中毒。

糕点类食品，使用烘焙包装用纸时，应考虑颜色可能对产品的迁移，并控制有害物质的迁移量，不应使用有荧光增白剂的烘烤纸。使用自制蛋液的，应冷藏保存蛋液，防止蛋液变质。

自制饮品，加工制作现榨果蔬汁、食用冰等的用水，应为预包装饮用水、使用符合相关规定的水净化设备或设施处理后的直饮水、煮沸冷却后的生活饮用水。自制饮品所用的原料乳，宜为预包装乳制品。煮沸生豆浆时，应将上涌泡沫除净，煮沸后保持沸腾状态 5 分钟以上。

(3) 冷却

需要冷冻(藏)的熟制半成品或成品，应在熟制后立即冷却。应在清洁操作区内进行熟制成品的冷却，并在盛放容器上标注加工制作时间等。冷却时，可采用将食品切成小块、搅拌、冷水浴等措施或者使用专用速冷设备，使食品的中心温度在 2 小时内从 60 ℃降至 21 ℃，再经 2 小时或更短时间降至 8 ℃。

(4) 食品再加热

高危易腐食品熟制后，在 8～60 ℃条件下存放 2 小时以上且未发生感官性状变化的，食用前应进行再加热。再加热时，食品的中心温度应达到 70 ℃以上。

(5) 食品添加剂使用

按照《食品安全国家标准 食品添加剂使用标准》(GB 2760—2014)规定的食品添加剂品种、使用范围、使用量使用食品添加剂。不得采购、贮存、使用亚硝酸盐(包括亚硝酸钠、亚硝酸钾)。

专柜(位)存放食品添加剂，并标注“食品添加剂”字样。使用容器盛放拆包后的食品添加剂的，应在盛放容器上标明食品添加剂名称，并保留原包装。

应专册记录使用的食品添加剂名称、生产日期或批号、添加的食品品种、添加量、添加时间、操作人员等信息，《食品安全国家标准 食品添加剂使用标准》规定按生产需要适量使用的食品添加剂除外。使用《食品安全国家标准 食品添加剂使用标准》规定了“最大使用量”的食品添加剂，应精准称量使用。

4. 供餐

(1) 供餐

在烹饪后至食用前需要较长时间(超过 2 小时)存放的高危易腐食品，应在高于 60 ℃或低于 8 ℃的条件下存放。在 8～60 ℃条件下存放超过 2 小时，且未发生感官性状变化的，应再加热后方可供餐。宜按照标签标注的温度等条件，供应预包装食品，食品的温度不得超过标签标注的温度+3 ℃。

改刀菜肴、整理造型的工具使用前应清洗消毒。加工制作围边、盘花等的材料应符合食品安全要求，使用前应清洗消毒。供餐过程中，应对食品采取有效防护措施，避免食品受到污染。使用传递设施(如升降笼、食梯、滑道等)的，应保持传递设施清洁。供餐过程中，应使用清洁的托盘等工具，避免从业人员的手部直接接触食品(预包装食品除外)。

(2) 用餐服务

垫纸、垫布、餐具托、口布等与餐饮具直接接触的物品应一客一换。撤换下的物品，应及时清洗消毒(一次性用品除外)。消费者就餐时，就餐区应避免进行引起扬尘的活动(如扫地、施工等)。

(3) 食品配送

应使用专用的密闭容器和车辆配送食品，容器的内部结构应便于清洁。配送前，应清洁运输车辆的车厢和配送容器，盛放成品的容器还应经过消毒。配送过程中，食品与非食品、不同存在形式的食品应使用容器或独立包装等分隔，盛放容器和包装应严密，防止食品受到污染。食品的温度和配送时间应符合食品安全要求。

中央厨房的食品配送，食品应有包装或使用密闭容器盛放。包装或容器上应标注中央厨房的名称、地址、许可证号、联系方式，以及食品名称、加工制作时间、保存条件、保存期限、加工制作要求等。高危易腐食品应采用冷冻(藏)方式配送。

集体用餐配送单位的食品配送，食品应使用密闭容器盛放。容器上应标注食用时限和食用方法。从烧熟至食用的间隔时间(食用时限)应符合以下要求：①烧熟后 2 小时，食品的中心温度保持在 60 ℃以上(热藏)的,其食用时限为烧熟后 4 小时;②烧熟后按照高危易腐食品冷却要求,将食品的中心温度降至 8 ℃并冷藏保存的,其食用时限为烧熟后 24 小时,供餐前应对食品进行再加热。

餐饮外卖,送餐人员应保持个人卫生。外卖箱(包)应保持清洁,并定期消毒。使用符合食品安全规定的容器、包装材料盛放食品,避免食品受到污染。高危易腐食品应冷藏配送,并与热食类食品分开存放。从烧熟至食用的间隔时间(食用时限)应符合以下要求:烧熟后 2 小时,食品的中心温度保持在 60 ℃以上(热藏)的,其食用时限为烧熟后 4 小时。宜在食品盛放容器或者包装上,标注食品加工制作时间和食用时限,并提醒消费者收到后尽快食用,应对食品盛放容器或者包装进行封签。

思考练习 6-3

餐饮企业在生产经营中应如何预防食物中毒?

本章小结

1. 餐饮业食品安全事故包括食源性疾病和食品污染,食源性疾病包括食物中毒和食源性传染病(如甲肝)。根据中毒人数及事态影响,我国对食物中毒事件建立了四级分级响应制度。

2. 食物中毒应急处理流程包括投诉处理、人员抢救、上报、现场及食物封存、事件调查,必要时对可疑食物进行召回报废处理。

3. 餐饮行业较为常见的食物中毒可以分为微生物性食物中毒、有毒动植物食物中毒和化学性食物中毒。

4. 食物中毒的预防包括从业人员的要求,设施及场所的要求和加工流程的要求。

本章测评

通过餐饮店的实地调研,研究现代餐饮业的食品安全现状。以小组为单位,以《餐饮店食品安全现状》为题做成 PPT,在班级中进行交流。

参考文献

[1] 熊敏,王鑫.餐饮食品安全[M].南京:东南大学出版社,2015.
[2] 尤海燕.中医饮食营养学[Z/OL].[2020-11-30]. http://www.zysj.com.cn/lilunshuji/yinshiyingyangxue/index.html.
[3] 孙长灏.营养学发展的历史回顾及展望[J].中华预防医学杂志,2003,37(5):323-324.
[4] 孙长颢,赵秀娟.中国现代食品卫生学发展历程与成就[J].中国公共卫生,2019,35(8):929-932.
[5] 孙长颢.营养与食品卫生学[M].7版.北京:人民卫生出版社,2012.
[6] 郇建立.慢性病的社区干预:芬兰北卡项目的经验与启示[J].中国卫生政策研究,2016,9(7):8-14.
[7] 国家市场监督管理总局.餐饮服务食品安全操作规范[S],2018.
[8] 袁仲.食品营养与卫生[M].北京:科学出版社,2012.
[9] 中国就业培训技术指导中心.公共营养师国家职业资格三级[M].北京:中国劳动社会保障出版社,2007.
[10] 高秀兰.食品营养与卫生[M].重庆:重庆大学出版社,2015.
[11] 李京东,倪雪朋.食品营养与卫生[M].北京:中国轻工业出版社,2011.
[12] 葛可佑.中国营养科学全书[M].北京:人民卫生出版社,2004.
[13] 赵建民.烹饪营养与食品安全[M].2版.北京:中国旅游出版社,2017.
[14] 彭景.烹饪营养学[M].北京:中国纺织出版社,2008.
[15] 孙耀军,邹建.营养与配餐[M].上海:上海交通大学出版社,2011.
[16] 中国营养学会.中国居民膳食指南:2016[M].北京:人民卫生出版社,2016.
[17] 何宇纳.你知道自己每天的饮食,属于哪种膳食模式吗?[EB/OL].(2016-05-26)[2020-11-30]. http://health.people.com.cn/n1/2016/0526/c404225-28382362.html.
[18] 向芳.肥胖的营养性影响因素及营养干预研究进展[J].食品工程,2020(1):1-4.
[19] 颜忠,陶宗虎,向芳.糖尿病人群食谱设计及营养分析[J].美食研究,2015(3):51-53.
[20] 颜忠.营养配餐与设计[M].北京:中国旅游出版社,2017.
[21] 林天送.地中海饮食与心血管疾病的风险[EB/OL].(2015-05-05)[2020-11-30]. http://ltxc.fjnu.edu.cn/bb/6b/c2411a113515/page.psp.
[22] 常翠青.专家解读:新版膳食指南(二):吃动平衡,保持健康体重,塑造美好生活[EB/OL].(2016-09-30)[2020-11-30]. http://dg.cnsoc.org/article/04/8a2389fd575f695101577a41453002d8.html.
[23] 韩军花.专家解读:新版膳食指南(六):杜绝浪费,兴新食尚[EB/OL].(2016-09-30)[2020-11-30]. http://dg.cnsoc.org/article/04/8a2389fd575f695101577a270f7102d4.html.
[24] 黄刚平.烹饪化学[M].上海:复旦大学出版社,2011.
[25] 杨津利,王晶星.不同烹饪方式对胡萝卜营养品质的影响[J].中国调味品,2019,44(11):109-112.
[26] 赖灯妮,彭佩,李涛,等.烹饪方式对马铃薯营养成分和生物活性物质影响的研究进展[J].食品科学,2017,38(21):294-301.
[27] 鲍诗晗,李诗雯,何玉英,等.烹饪方式对胡萝卜感官品质及营养素含量的影响[J].食品与发酵工业,2020,46(8):149-156.

[28] 姜慧娴，张瑞娟，焦阳，等.加热方式对南美白对虾和南极磷虾虾肉糜中的游离氨基酸含量的影响[J].食品工业科技，2019，40(11)：241-248.

[29] 杨国青，吴次南，王华磊，等.蒸煮和微波加热对鲤鱼肌肉氨基酸含量的影响[J].山地农业生物学报，2015(2)：57-60.

[30] 郭新晋.营养强化鸡精的研制开发[J].发酵科技通讯，2004(4)：30.

[31] 刘志皋.食品营养学[M].2 版.北京：中国轻工业出版社，2008.

[32] 中国烹协美食营养专委会.餐饮业营养标签规则[S]，2010.

[33] 卫生部.食品营养标签管理规范[S]，2008.

[34] 劳动和社会保障部教育培训中心.营养配餐员[M]. 北京：中国劳动社会保障出版社，2007.

[35] 王兴国，范志红.吃出健康很容易[M].北京：人民军医出版社，2010.

[36] 高鹏翔.中医学[M].北京：人民卫生出版社，2013.

[37] 中医基础理论[EB/OL].[2020-11-30]. http://www.zysj.com.cn/lilunshuji/jichulilun/44-3-2.html.

[38] 中药学[EB/OL].[2020-11-30]. http://www.zysj.com.cn/lilunshuji/zhongyaoxue/69-1-3.html#hi-627.

[39] 马冠生.专家解读：学龄儿童膳食指南核心信息[EB/OL].(2016-09-30)[2020-10-05]. http://dg.cnsoc.org/article/04/8a2389fd575f695101577a545b0102db.html.

[40] 杨晓光.专家解读：新版膳食指南(一)：食物多样，谷类为主[EB/OL].(2016-09-30)[2020-11-30]. http://dg.cnsoc.org/article/04/8a2389fd575f695101577a46cda302d9.html.

[41] 杨月欣.专家解读：新版膳食指南(三)：多吃蔬果、奶类、大豆[EB/OL].(2016-09-30)[2020-11-30]. http://dg.cnsoc.org/article/04/8a2389fd575f695101577a3abfdd02d7.html.

[42] 郭俊生.专家解读：新版膳食指南(四)：适量吃鱼、禽、蛋、瘦肉[EB/OL].(2016-09-30)[2020-11-30]. http://dg.cnsoc.org/article/04/8a2389fd575f695101577a35d9b602d6.html.

[43] 翟凤英.专家解读：新版膳食指南(五)：少盐少油，控糖限酒[EB/OL].(2016-09-30)[2020-11-30]. http://dg.cnsoc.org/article/04/8a2389fd575f695101577a31ca7602d5.html.

[44] 陈秋月，孙忠，吴蕴棠.采用食物交换份法生成食谱的膳食质量评估[J].营养学报，2015：37(3)：297-299.

[45] 中国营养学会"中国产褥期(月子)妇女膳食"工作组.中国产褥期(月子)妇女膳食建议[J].营养学报，2020：42 (1)：3-6.

[46] 凌强.饭店宴会菜单设计探析[J].黑龙江科技信息，2008(12)：18.

[47] 丁应林.宴会菜单设计初论[J].扬州大学烹饪学报，2007(3)：22-27.

[48] Zeng Q Y, Zeng Y. Eating out and getting fat? A comparative study between urban and rural China [J]. Appetite, 2018，120：409-415.

[49] 国家卫生健康委，国家市场监管总局.食品安全国家标准 餐饮服务通用卫生规范：GB 31654—2021 [S].北京：中国工商出版社，2021.

[50] 国家卫生健康委.关于印发《餐饮食品营养标识指南》等 3 项指南的通知(国卫办食品函〔2020〕975 号)[EB/OL].(2020-12-4). http://www.nhc.gov.cn/sps/s7885u/202012/95a58c9edaa645e1adab956e278c2794.shtml.